AF636627

E-Book inside

Mit dem Kauf dieses Buchs erhalten Sie das zugehörige E-Book gratis. Sie können dabei aus drei Dateiformaten wählen: EPUB (gängiges Format für E-Reader und Tablets), PDF (für PC und Laptop) oder MOBI (für den Amazon Kindle). So kommen Sie an Ihr kostenloses E-Book:

Rufen Sie im Internet diese Website auf:
↗ http://www.junfermann.de/ebook-inside

Geben Sie den unten stehenden Code in das dafür vorgesehene Feld ein und klicken Sie → Code einlösen. Nach Eingabe Ihrer E-Mail-Adresse und Auswahl des E-Book-Formats erhalten Sie sofort einen Download-Link für das gewünschte E-Book an Ihre E-Mail-Adresse.

Bitte beachten Sie, dass der Code für Sie personalisiert wird und nur einmal gültig ist. Die Datei müssen Sie zunächst auf Ihrem Computer speichern, bevor Sie sie auf ein mobiles Endgerät überspielen können.

Q6J6YLVK

Glenn R. Schiraldi

Belastende Kindheitserlebnisse hinter sich lassen

Ein Arbeitsbuch

www.junfermann.de

blogweise.junfermann.de

www.facebook.com/junfermann

twitter.com/junfermann

www.youtube.com/user/Junfermann

www.instagram.com/junfermannverlag

GLENN R. SCHIRALDI

BELASTENDE KINDHEITSERLEBNISSE HINTER SICH LASSEN

EIN ARBEITSBUCH

Aus dem Amerikanischen übersetzt von
Renate Weitbrecht

Junfermann Verlag
Paderborn
2022

Copyright © Junfermann Verlag, Paderborn 2022

Copyright der Originalausgabe © 2020 Glenn R. Schiraldi

Coverfoto © Milan_Jovic (https://www.istockphoto.com)

Covergestaltung / Reihenentwurf JUNFERMANN Druck & Service GmbH & Co. KG, Paderborn

Die Originalausgabe ist 2021 unter dem Titel *The Adverse Childhood Experiences Recovery Workbook: Heal the Hidden Wounds from Childhood Affecting Your Adult Mental and Physical Health* bei New Harbinger Publications, Inc., erschienen.

Übersetzung Renate Weitbrecht

Satz & Layout JUNFERMANN Druck & Service GmbH & Co. KG, Paderborn

Alle Rechte vorbehalten.

Das Werk einschließlich aller seiner Teile ist urheberrechtlich geschützt. Jede Verwendung außerhalb der engen Grenzen des Urheberrechtsgesetzes ist ohne Zustimmung des Verlages unzulässig und strafbar. Dies gilt insbesondere für Vervielfältigungen, Übersetzungen, Mikroverfilmungen und die Einspeicherung und Verarbeitung in elektronischen Systemen.

Bibliografische Information der Deutschen Nationalbibliothek Die Deutsche Nationalbibliothek verzeichnet diese Publikation in der Deutschen Nationalbibliografie; detaillierte bibliografische Daten sind im Internet über http://dnb.d-nb.de abrufbar.

ISBN 978-3-7495-0320-9
Dieses Buch erscheint parallel als E-Book.
ISBN 978-3-7495-0321-6 (EPUB), 978-3-7495-0323-0 (PDF),
ISBN 978-3-7495-0322-3 (EPUB für Kindle).

Leid bereitet dich auf Freude vor. Es fegt alles gewaltsam aus deinem Haus, sodass neue Freude Raum zum Einzug findet. Es schüttelt die gelben Blätter vom Geäst deines Herzens, sodass frische grüne Blätter an ihrer Stelle wachsen können. Es zieht die verfaulten Wurzeln heraus, sodass darunter verborgene neue Wurzeln Platz zum Wachsen haben. Was das Leid auch von deinem Herzen schüttelt, weit bessere Dinge werden seinen Platz einnehmen.

– Jalaluddin Rumi

Inhalt

Einleitung

Das Leben ist hart. Niemand würde einem geliebten Menschen Leid wünschen, doch ohne Leid würden wir nie Vertrauen in unsere Fähigkeit entwickeln, Widrigkeiten zu überwinden. Wir würden nie lernen zu heilen, zum Wohle von uns selbst und anderen. Viele von uns machten jedoch besonders belastende Erfahrungen. Ob Missbrauch, Vernachlässigung oder zerrüttete häusliche Verhältnisse, der toxische Stress belastender Kindheitserfahrungen (auf Englisch: *adverse childhood experiences,* kurz ACEs) schadet jeder Gemeinschaft. Wenn wir ihn nicht auflösen, verändert er unser Gehirn, unsere Körperbiologie und unser Selbsterleben derart, dass unser Wohlbefinden lebenslang und sogar generationenübergreifend beeinträchtigt werden kann. Belastende Kindheitserfahrungen können wegen ihrer verheerenden Auswirkungen durchaus als das größte nicht angegangene Volksgesundheitsproblem bezeichnet werden.

Zum Glück lässt sich toxischer Kindheitsstress auflösen. Dieses Arbeitsbuch wird Sie anleiten, wie Sie die inneren Wunden heilen können, die Ihre belastenden Kindheitserfahrungen verursachten, und wie Sie sich das Leben aufbauen können, das Sie sich wünschen. Es geht darin um Hoffnung und die Übernahme von Verantwortung für das eigene Wohlbefinden. Sie werden es heilsam finden, Ihre persönlichen Herausforderungen – die Widrigkeiten, mit denen Sie konfrontiert sind oder waren – zu verstehen. Es wird Sie trösten und erleichtern, wenn Sie erkennen, dass es triftige Gründe für Ihren seelischen Schmerz gibt, dass Sie nicht verrückt oder unnormal sind. Sie werden sehen, dass es viele Heilungsmöglichkeiten gibt, selbst wenn Sie schon ein älterer Mensch sind. Dieses Arbeitsbuch wird Ihnen helfen, den Ursachen Ihrer verborgenen Wunden auf den Grund zu gehen, statt sie zu ignorieren oder die Auseinandersetzung mit ihnen zu scheuen.

In diesem Arbeitsbuch geht es nicht darum, der Vergangenheit die Schuld an Problemen zu geben. Durch Schuldzuweisungen fühlen wir uns nur wie hilflose Opfer. Es geht auch nicht darum, irgendwen zu verurteilen – weder Ihre Eltern noch Sie selbst, denn alle wussten damals wohl nicht anders zu handeln. Durch harsche Urteile oder Kritik bleiben wir nur in Bitterkeit gefangen und verlieren den Antrieb. Stattdessen geht es in diesem Arbeitsbuch darum, neue Chancen und Wege zur Heilung zu erkennen, die Sie aktiv verfolgen können. Wenn Sie mit Willenskraft allein bisher nicht so gut vorankamen wie erhofft, eröffnet Ihnen dieses Arbeitsbuch viele weitere Möglichkeiten, zu heilen.

Warum dieses Arbeitsbuch?

Wir wissen inzwischen, dass die Art, wie wir uns selbst erleben, tiefgreifenden Einfluss auf unsere allgemeine psychische Gesundheit und Funktionsfähigkeit hat. In der Regel scheitern Versuche, dieses Selbsterleben durch die ausschließliche Konzentration auf bisherige Denkmuster zu verändern. Es braucht einen neuen Ansatz – einen, der verborgene Wunden aus der Vergangenheit auf einer tieferen Ebene direkt angeht. Mithilfe dieses Arbeitsbuches werden Sie Schritt für Schritt lernen, Leid und Scham, die oft aus der frühen Kindheit stammen und unterhalb der bewussten Wahrnehmungsebene existieren, in ein sicheres und gesundes Selbstgefühl umzuwandeln. Sie werden das unterschwellige Gefühl, dass mit Ihnen etwas nicht stimmt – dieses wortlose Unbehagen, das Sie anscheinend nicht abschütteln können –, ans Licht bringen und diese negativen Empfindungen durch eine stille innere Freude darüber ersetzen, dass Sie sind, wer Sie sind.

Mit den Fertigkeiten, die Ihnen dieses Arbeitsbuch vermittelt, können Sie nicht nur verborgene Wunden aus der frühen Kindheit heilen, sondern auch Ihre allgemeine geistige und körperliche Gesundheit verbessern (Weinberg 2013). Wenn Sie Ihr ganzes (geheiltes) Selbst in die Gegenwart bringen, können Sie endlich das Leben voll genießen und ganz für sich selbst und die Menschen, die Ihnen am Herzen liegen, da sein.

Wie Sie den größten Nutzen aus diesem Arbeitsbuch ziehen

In diesem Buch geht es darum, Fertigkeiten einzuüben, bis Sie sie beherrschen, denn Wissen allein genügt nicht, um Ihr Gehirn zu verändern. Das Buch folgt einem logischen Konzept. Jede Fertigkeit baut auf die vorherige auf. Vielleicht würden Sie gern hin und her springen. Doch den größten Nutzen haben Sie wahrscheinlich, wenn Sie das Buch systematisch von vorne bis hinten durcharbeiten und erst dann, wenn Sie eine Fertigkeit einigermaßen beherrschen, zur nächsten übergehen. Auf der Junfermann-Website in der Mediathek zu diesem Buch werden auch Materialien zum Download angeboten ⤓. Siehe: ↗ https://www.junfermann.de/titel/belastende-kindheitserlebnisse-hinter-sich-lassen/1540

Wie dieses Arbeitsbuch aufgebaut ist

In Teil I erfahren Sie, wie der toxische Stress von belastenden Kindheitserfahrungen (ACEs) Ihrem Körper und Ihrer emotionalen Gesundheit schadet und wie liebevolle Bindungen in der Kindheit dem Gehirn helfen, sich gesund zu entwickeln.

Teil II führt Sie systematisch durch den Genesungsprozess. Kapitel 4 erklärt, warum begründete Hoffnung auf eine Genesung von ACEs besteht. Wir haben in den letzten Jahren sehr viel über traumatische Erinnerungen gelernt und über Möglichkeiten, sie zu heilen, sowohl durch eigene Anstrengungen als auch, falls erforderlich, mithilfe einer professionellen Psychotherapie.

Die Kapitel 5, 6 und 7 stärken Ihr Gehirn und bereiten es auf Ihre Genesungsreise vor. Kapitel 5 und 6 lehren Sie, Stress und starke aufwühlende Gefühle zu regulieren, sodass Ihr Gehirn optimal funktionieren kann. Kapitel 7 zeigt Ihnen Wege auf, die Gesundheit, Funktionsfähigkeit und Stimmung Ihres Gehirns zu optimieren – und es so darauf vorzubereiten, sich schnell und auf eine gesunde Art neu zu vernetzen.

Imaginationen (vorgestellte Bilder oder Szenen) von fürsorglicher Zuwendung simulieren die liebevollen Bindungen, die eine gesunde Gehirnentwicklung fördern. Die Kapitel 8 bis 11 lehren Sie, neue Erfahrungen von fürsorglicher Zuwendung zu schaffen – das sind notwendige frühkindliche Erfahrungen, die in Ihrer Kindheit möglicherweise fehlten. Diese imaginierten notwendigen Erfahrungen von fürsorglicher Zuwendung – ob durch imaginäre ideale Fürsorgepersonen oder durch Sie selbst – erzeugen konstruktive neuronale Muster im Gehirn, die eine nachteilige Vernetzung aufgrund von belastenden Kindheitserfahrungen mit der Zeit kompensieren können. Neu gebildete neuronale Pfade werden Ihnen helfen, sich rundum wohlzufühlen und Ihr Leben bestmöglich zu meistern. In Kapitel 12 beginnen Sie, das Muster zur Linderung schwieriger Erfahrungen durch Trost, Schutz und Ermutigung einzuüben. Die Fertigkeiten, die Sie bis dahin erlernt haben, bereiten Sie darauf vor, auf Ihrer weiteren Reise Ihre frühesten Wunden anzugehen und zu heilen.

In den Kapiteln 13 und 14 werden Sie erkennen lernen, wie aufwühlende Ereignisse oder Gedanken aus der jüngsten Zeit mit Kindheitserlebnissen zusammenhängen, die Ihr gegenwärtiges Leben beeinflussen. Sie werden lernen, sowohl die aktuellen Ereignisse als auch die alten Wunden zu verarbeiten.

Sehr oft steckt Scham hinter dem Leid von Überlebenden belastender Kindheitserfahrungen. Die Kapitel 15 bis 23 dringen zum Kern Ihres Leids vor und zeigen Ihnen, wie Sie schmerzhafte Scham durch innere Sicherheit und eine stille Freude darüber, dass Sie sind, wer Sie sind, ersetzen können.

Jeder Mensch erfährt Leid, aber das Leben ist mehr als Leid und selbst mehr als Heilung. Die Kapitel 24 bis 28 zeigen Ihnen Wege auf, die über die Genesung hinaus zu einem erfüllten und freudvollen Leben führen.

Kapitel 29 gibt Ihnen schließlich Gelegenheit, über die Prinzipien und Fertigkeiten nachzudenken, die Ihnen am meisten geholfen haben, und einen Plan zu erstellen, um Ihre erworbenen Fertigkeiten ein Leben lang aufrechtzuerhalten.

Mein Wunsch ist, dass Sie ein Meister oder eine Meisterin der Selbstheilung werden – mit dem nötigen Wissen, um so gesund wie möglich zu werden und zu bleiben –, dass Sie ein gesundes Selbstwertgefühl und innere Sicherheit entwickeln und sich in Ihrer Haut wohlfühlen. Das sind die Ziele dieses Arbeitsbuches. Nehmen Sie sich die Zeit, die Sie brauchen. Diese Genesungsreise ist Ihre Zeit und Mühe wert. Reisen Sie in Ihrem eigenen Tempo. Sollten Sie sich von irgendeinem Teil dieses Buches überfordert fühlen, legen Sie es eine Weile beiseite. Nutzen Sie die Beruhigungstechniken, die Sie erlernen werden. Vielleicht möchten Sie sich auch einen kompetenten Psychotherapeuten oder eine kompetente Psychotherapeutin suchen, der / die Sie auf Ihrer Genesungsreise unterstützt. Machen wir uns nun gemeinsam auf den Weg.

Teil I

Über belastende Kindheitserfahrungen (ACEs)

1. Toxischer Stress und belastende Kindheitserfahrungen

Jeder Mensch erlebt normalerweise drei Arten von Stress: positiven, erträglichen und toxischen (McEwen 2017). Jeder Stress kann bewirken, dass wir über uns hinauswachsen, aber toxischer Stress stellt uns vor besondere Herausforderungen, vor allem in der Kindheit. Die drei Arten von Stress lassen sich nicht klar voneinander abgrenzen, das heißt, die Unterschiede zwischen ihnen sind eher graduell, aber im Allgemeinen werden sie folgendermaßen definiert:

- *Positiver Stress* fordert uns heraus, ohne uns zu überwältigen. Wir haben uns emotional unter Kontrolle und treffen gute Entscheidungen. Denken Sie an eine Studentin, die sich auf eine wichtige Prüfung vorbereitet hat, oder an einen trainierten Sportler, der in einem großen Wettkampf eine gute Leistung erbringt. Die Stressreaktion – Kampf oder Flucht – ist kurz und der Stresshormonspiegel nur vorübergehend erhöht.
- Bei *erträglichem Stress* kann die Kampf-oder-Flucht-Reaktion mit intensiven körperlichen Veränderungen und einem stärker erhöhten Stresshormonspiegel einhergehen. Doch der Körper kehrt schließlich in den Normalzustand zurück, besonders wenn erwachsene Vertrauenspersonen dem Kind helfen, den Stress abzupuffern. Er wird abgebaut, bevor ein dauerhafter körperlicher oder psychischer Schaden entsteht. Denken Sie zum Beispiel an den (natürlichen) Tod eines geliebten Menschen oder an eine Gemeinschaft, die nach einem Hurrikan zusammenkommt.
- *Toxischer Stress* ist überwältigend. Er ist so stark und anhaltend, dass er die betroffene Person „aus dem Gleichgewicht bringt" und dauerhaft belastet. Die nachteiligen Auswirkungen dieser Art von Stress auf das Gehirn und die Körperbiologie beeinträchtigen im Erwachsenenalter die Gesundheit, die Arbeitsleistung, Beziehungen, das Urteilsvermögen, die Impulskontrolle, die Spiritualität und das Selbstwertgefühl – besonders wenn keine erwachsene Vertrauensperson da ist, die diesen Stress abpuffert. Die schädlichen Auswirkungen von toxischem Stress können sogar von einer Generation an die nächste weitergegeben werden, wenn nichts gegen sie unternommen wird.

Das bringt uns zu einer faszinierenden Forschungsarbeit über toxischen frühkindlichen Stress.

1.1 Die Studie über belastende Kindheitserfahrungen

Die 1998 veröffentlichte Studie über belastende Kindheitserfahrungen oder kurz ACE-Studie stammt von zwei Medizinern: Vincent Felitti, dem damaligen Leiter der Abteilung für Präventivmedizin der Kaiser-Permanente-Klinik in San Diego, Kalifornien, und Robert Anda, der für die Zentren für Krankheitskontrolle und -prävention (eine Behörde des amerikanischen Gesundheitsministeriums) forschte. Sie analysierten die medizinischen Daten von mehr als 17000 Klinikpatient*innen und fanden heraus, dass zehn oft genannte belastende Kindheitserfahrungen ein sehr breites Spektrum von psychologischen, medizinischen und funktionellen Problemen vorhersagen. Diese zehn belastenden Kindheitserfahrungen sind:

Drei Arten von Missbrauch

- sexueller
- körperlicher (Misshandlungen)
- emotionaler

Zwei Arten von Vernachlässigung

- emotionale
- körperliche

Fünf Arten von häuslichen Problemen

- geschiedene oder getrennte Eltern
- Gewalt gegen die Mutter oder Stiefmutter im Beisein des Kindes
- Alkohol- oder Drogensucht eines Haushaltsmitglieds
- ein selbstmordgefährdetes oder psychisch krankes Haushaltsmitglied
- ein Haushaltsmitglied im Gefängnis

Felitti und Anda (2014) stellten fest, dass etwa zwei Drittel der Erwachsenen in ihrer Kindheit mindestens eine dieser belastenden Erfahrungen gemacht hatten. Und in der Regel war es nicht die einzige: Bei den meisten, die eine belastende Kindheitserfahrung gemacht hatten, kam noch mindestens eine weitere hinzu. Zum Beispiel kann ein alkoholkranker Vater auch gewalttätig sein.

Störungen – Abweichungen vom Normalzustand – haben oft vielfältige Ursachen: z. B. eine Infektion, eine giftbelastete Umwelt, ein Mangel an sozialer Unterstützung, ein ungesunder Lebensstil, eine genetische Veranlagung. Doch die ursprüngliche Studie von Felitti und Anda und viele Nachfolgestudien haben gezeigt, dass belastende Kindheitserfahrungen unabhängig voneinander viele Störungen bedingen, wobei ihre Anzahl eine wichtige Rolle spielt. Je mehr belastende Kindheitserfahrungen gemacht werden, desto größer ist die Wahrscheinlichkeit, eine Störung zu entwickeln. Nachfolgend sind diverse negative Auswirkungen aufgelistet, die belastende Kindheitserfahrungen oft haben:

Körperliche Probleme / Erkrankungen

- Fettleibigkeit (Essen könnte eine Selbsttherapie gegen Schmerz sein: „Vielleicht lassen die Leute mich in Ruhe, wenn ich unattraktiv bin oder den starken Mann markieren kann.")
- Diabetes Typ 2
- Herz-Kreislauf-Erkrankungen (Herzleiden, Schlaganfall)
- Krebs
- Schmerzen
- Autoimmunerkrankungen (rheumatische Arthritis, Diabetes Typ 1, Multiple Sklerose, Lupus, Schuppenflechte, Zöliakie, entzündliche Darmerkrankungen, Basedow-Krankheit, Weißfleckenkrankheit, idiopathische Lungenfibrose, primär biliäre Zirrhose)
- Fibromyalgie
- chronische Erschöpfung
- Hepatitis
- fast alle Schlafstörungen (Schlafapnoe, Albträume, Schlaflosigkeit, Narkolepsie, Schlafwandeln, Essen im Schlaf)
- Fortpflanzungsprobleme (Geschlechtskrankheiten, Frühgeburten)
- Geschwüre
- Brüche
- kürzere Lebenserwartung (bei sechs oder mehr ACEs verkürzt sie sich um fast zwanzig Jahre)
- schlechtere Einschätzung der eigenen Gesundheit

Psychische Probleme / Erkrankungen

- geringes Selbstwertgefühl
- Depressionen (einschließlich bipolarer Störung)
- Angstzustände (einschließlich Panikstörung)
- Posttraumatische Belastungsstörung (PTBS) und komplexe PTBS
- Borderline-Persönlichkeitsstörung
- Aufmerksamkeitsdefizit-Hyperaktivitätsstörung (ADHS)

Risikoreiche Verhaltensweisen

- Drogenmissbrauch (Rauchen, Substanzgebrauchsstörung, Injizieren von Drogen, Missbrauch von rezeptpflichtigen Medikamenten – diese werden in zu hohen Dosen oder zu oft eingenommen – dazu werden Rezepte gesammelt – oder ohne ärztliche Verschreibung konsumiert)
- Selbstmordversuche
- frühe sexuelle Aktivität (größere Wahrscheinlichkeit von Geschlechtsverkehr vor dem 16. Lebensjahr, wechselnden Intimpartnern, einer Mutterschaft oder Vaterschaft im Teenageralter, einer ungewollten Schwangerschaft)

- Gewalt durch Intimpartner (größere Wahrscheinlichkeit der Viktimisierung oder Gewaltanwendung, einschließlich späterer Vergewaltigung)
- Bewegungsmangel
- Kriminalität

Beeinträchtigte Leistungsfähigkeit

- berufliche und finanzielle Schwierigkeiten (ernste Probleme, einer geregelten Arbeit nachzugehen oder sich zu konzentrieren, häufige Fehlzeiten, ernste finanzielle Probleme, geringeres Lebenseinkommen)
- Gedächtnisstörungen
- mehr Ehen
- niedrigerer Bildungsabschluss

Wie hoch ist das Risiko, dass belastende Kindheitserfahrungen solche negativen Auswirkungen haben? Verglichen mit Personen ohne belastende Kindheitserfahrungen ist dieses Risiko für Personen mit vier oder mehr belastenden Kindheitserfahrungen typischerweise zwei- bis fünfmal so hoch. Besonders hoch sind ihre Risiken für Alkoholismus (siebenmal so hoch), Selbstmordversuche (zwölfmal so hoch) sowie für Lernschwierigkeiten und Verhaltensprobleme (bis zu dreiunddreißigmal so hoch für Störungen wie die ADHS, die oft als bipolare Störung fehldiagnostiziert wird). Die verschiedenen belastenden Kindheitserfahrungen können ungefähr gleich viel Schaden anrichten.

> „Das Initialtrauma eines kleinen Kindes kann in den Untergrund abtauchen, aber es wird zurückkommen und uns verfolgen.“
>
> – James Garbarino

Die Forschung zu belastenden Kindheitserfahrungen hat zu den folgenden Schlussfolgerungen geführt:

- Belastende Kindheitserfahrungen vergrößern das Risiko für sieben von zehn der häufigsten Todesursachen, und zwar unabhängig von Einkommen, Ethnie, Bildungsstand und Zugang zur Gesundheitsversorgung.
- Oft heilt die Zeit nicht die Wunden, die von belastenden Kindheitserfahrungen herrühren, sondern überdeckt nur den Schmerz.
- Je früher eine belastende Kindheitserfahrung gemacht wird, desto schwieriger ist es, sie zu verstehen, besonders wenn die Unterstützung einer erwachsenen Vertrauensperson fehlt.
- Oft bekämpfen wir den Rauch und nicht das Feuer, indem wir die Symptome von Störungen behandeln, statt ihre Ursachen anzugehen: belastende Kindheitserfahrungen.
- Anfangs beschränkte sich die Forschung größtenteils auf Personen aus der oberen Mittelschicht – Weiße mit College-Abschluss, guten Jobs und einer Krankenversicherung. Bei Risikogruppen wie Armen, großstädtischen Randgruppen, Minderheiten, Militärangehörigen und Häftlingen sind die Bedingungen oft schlechter und die Auswirkungen gravierender.

Diese Statistiken sind alarmierend, doch wir wissen inzwischen, dass wir vieles tun können, um den negativen Auswirkungen von belastenden Kindheitserfahrungen entgegenzuwirken, sobald wir die Herausforderungen verstehen, mit denen wir es zu tun haben. Beginnen wir damit, Ihr eigenes Bewusstsein für belastende Kindheitserfahrungen zu schärfen. Eine Kopie dieses Arbeitsbogens und aller nachfolgenden finden Sie auf der Website ↗ https://www.junfermann.de/titel/belastende-kindheitserlebnisse-hinter-sich-lassen/1540.

Wie viele belastende Erfahrungen (ACEs) machten Sie in Ihrer Kindheit und Jugend?

Es ist hilfreich, sich seine Gesundheitsrisiken bewusst zu machen, um geeignete Maßnahmen gegen sie ergreifen zu können. Beantworten Sie die nachfolgenden Fragen, die sich auf die Lebensjahre bis zu Ihrem 18. Geburtstag beziehen, mit JA oder NEIN:

	JA	NEIN
1. Hat ein Elternteil oder eine andere erwachsene Person aus Ihrem Haushalt ... Sie **oft** beschimpft, beleidigt, schlechtgemacht oder gedemütigt? **ODER** oft ein Verhalten gezeigt, das Sie befürchten ließ, Sie könnten körperlich verletzt werden?		
2. Hat ein Elternteil oder eine andere erwachsene Person aus Ihrem Haushalt ... Sie **oft** gestoßen, grob angepackt, geohrfeigt oder etwas nach Ihnen geworfen? **ODER** Sie **jemals** so heftig geschlagen, dass Spuren zu sehen waren oder Sie verletzt wurden?		
3. Hat eine erwachsene Person oder jemand, der mindestens fünf Jahre älter war als Sie ... Sie **jemals** auf sexuelle Art berührt oder Sie dazu gebracht, ihren/seinen Körper auf eine sexuelle Art zu berühren? **ODER** **jemals** versucht, oralen, analen oder vaginalen Sex mit Ihnen zu haben oder tatsächlich oralen, analen oder vaginalen Sex mit Ihnen gehabt?		

	JA	NEIN
4. Hatten Sie **oft** das Gefühl, dass … niemand in Ihrer Familie Sie liebte oder Sie als einen wichtigen oder besonderen Menschen betrachtete? **ODER** dass Ihre Familienmitglieder nicht aufeinander achteten, sich einander nicht nahe fühlten oder einander nicht unterstützten?		
5. Hatten Sie **oft** das Gefühl … dass Sie nicht genug zu essen bekamen, schmutzige Kleidung tragen mussten und niemanden hatten, der Sie beschützte? **ODER** dass Ihre Eltern zu betrunken oder zu high waren, um sich um Sie zu kümmern oder Sie zum Arzt zu bringen, wenn Sie ärztliche Hilfe benötigten?		
6. Lebten Ihre Eltern jemals getrennt oder waren geschieden?		
7. Wurde Ihre Mutter oder Stiefmutter … **oft** gestoßen, grob angepackt, geohrfeigt oder mit etwas beworfen? **ODER** **manchmal** oder **oft** getreten, gebissen oder mit der Faust oder einem harten Gegenstand geschlagen? **ODER** **jemals** mindestens ein paar Minuten lang wiederholt geschlagen oder mit einer Schusswaffe oder einem Messer bedroht?		
8. Haben Sie mit jemandem zusammengewohnt, der / die ein/e Problemtrinker/in oder Alkoholiker/in war oder Drogen konsumierte?		
9. War ein Haushaltsmitglied depressiv oder psychisch krank, oder unternahm ein Haushaltsmitglied einen Selbstmordversuch?		
10. Kam ein Haushaltsmitglied ins Gefängnis?		
Zählen Sie zusammen, wie oft Sie mit JA geantwortet haben. Das Ergebnis ist die Anzahl Ihrer belastenden Kindheitserfahrungen.		

Der hier übersetzte Fragebogen entspricht dem offiziellen ACE-Questionnaire (Public Domain).

1.2 Weitere belastende Kindheitserfahrungen

Die Forschung untersuchte ursprünglich nur den Zusammenhang zwischen zehn belastenden Kindheitserfahrungen, die von Mittelschicht-Patient*innen häufig genannt wurden, und unerwünschten gesundheitlichen Folgen. Doch viele weitere belastende Kindheitserfahrungen können die Gesundheit unter Umständen ebenfalls nachhaltig beeinträchtigen. Einige sind eindeutig, andere sind subtiler und vielleicht nicht einmal in bewusster Erinnerung geblieben. Vorläufige Daten legen nahe, dass die typischen belastenden Kindheitserfahrungen, die mit Stressoren im eigenen Haushalt zusammenhängen, stärkere Auswirkungen auf die Gesundheit und die Funktionsfähigkeit haben als Stressoren auf der Ebene einer größeren Gemeinschaft. Die nachfolgende Liste soll Ihr Bewusstsein um weitere belastende Erfahrungen erweitern, die Ihr Wohlbefinden beeinträchtigen könnten.

Erweiterte Liste von belastenden Kindheitserfahrungen

Kreuzen Sie von den aufgeführten Situationen / Ereignissen diejenigen an, die Sie vor Ihrem achtzehnten Geburtstag selbst erlebt oder beobachtet haben.

☐ 1. Verlust eines Elternteils oder einer Fürsorgeperson (durch Tod, Mord, Deportation, Entführung, Entsendung in ein Kriegsgebiet etc.)

☐ 2. Verlust eines nahen Familienmitglieds oder eines engen Freundes / einer engen Freundin (durch Tod, Mord, Deportation, Entführung, Entsendung in ein Kriegsgebiet etc.)

☐ 3. Schwere Erkrankung eines geliebten Menschen

☐ 4. Jede ausgeübte oder angedrohte Gewalt im eigenen Haushalt (ein Mitglied Ihres Haushalts verletzt ein anderes oder droht ihm körperliche Gewalt an, z. B. ein Elternteil wird gewalttätig gegen den anderen)

☐ 5. Feindselige Eltern oder Fürsorgepersonen (die die Beherrschung verlieren, Zwang ausüben, nicht zuhören)

☐ 6. Zerrüttete Ehe der Eltern (z. B. ständig streitende Eltern)

☐ 7. Zu viele Kinder, um elterliche Aufmerksamkeit zu erhalten

☐ 8. Pränataler oder perinataler Stress der Mutter

☐ 9. Angst, nicht zu genügen (z. B. sehr kritische oder überbehütende Eltern vermitteln Minderwertigkeitsgefühle; das Gefühl, dass Sie sie nie zufriedenstellen können, dass zu viel von Ihnen erwartet wird; das „leise Flüstern der Unzulänglichkeit“)

- ☐ 10. Sexueller, körperlicher oder emotionaler Missbrauch durch Geschwister oder andere Personen, einschließlich Vergewaltigung während einer Verabredung (gezwungen werden, etwas Sexuelles zu tun oder anzusehen; mitansehen müssen, wie eine andere Person zu sexuellen Aktivitäten gezwungen wird oder wie eine Schwester oder ein Bruder sexuell missbraucht wird)
- ☐ 11. Gewalt in der Gemeinde, Nachbarschaft oder Schule (z. B. sich im eigenen Wohnviertel nicht sicher fühlen; sehen oder hören, wie jemand im echten Leben niedergestochen, angeschossen oder ermordet wird; Schüsse hören; körperlich angegriffen, überfallen oder ausgeraubt werden; Gangs oder Unruhen ausgesetzt sein; das eigene Zuhause wurde verwüstet oder es wurde eingebrochen; von Lehrer*innen, Mitschüler*innen oder anderen Personen aus dem sozialen Umfeld schikaniert oder drangsaliert werden oder online gemobbt oder belästigt werden)
- ☐ 12. Diskriminierung (wegen der ethnischen Zugehörigkeit, Herkunft, sexuellen Orientierung, Religion, einer Behinderung etc. schlecht behandelt werden)
- ☐ 13. Isolation, ausgegrenzt werden (keine engen Freunde)
- ☐ 14. In Armut aufwachsen
- ☐ 15. Obdachlosigkeit
- ☐ 16. In einem Kriegsgebiet leben
- ☐ 17. Zeuge von grausamen Verletzungen, Tod oder Völkermord werden
- ☐ 18. Terrorismus
- ☐ 19. Gekidnappt oder entführt werden
- ☐ 20. Kinderhandel, Sklaverei
- ☐ 21. Gewaltsame Vertreibung; prekäre Lebensverhältnisse nach der Auswanderung
- ☐ 22. Sekten, Kultgemeinschaften
- ☐ 23. Inhaftierung
- ☐ 24. Zur Heirat gezwungen werden
- ☐ 25. Naturkatastrophen (wie Fluten, Tornados, Orkane oder Erdbeben)

Es gibt noch keine Studien, die zeigen, wie diese belastenden Kindheitserfahrungen zusammenwirken und die geistige und körperliche Gesundheit beeinträchtigen. Aber die Fertigkeiten aus diesem Arbeitsbuch können das Leid, das diese Erfahrungen verursachen, ebenfalls lindern helfen.

1.3 Spezielle ACEs von Säuglingen und Kleinkindern

Ihre Erfahrungen im Mutterleib, besonders im dritten Trimester der Schwangerschaft, und die ersten drei Lebensjahre sind entscheidend für Ihre Gehirnentwicklung, Ihre spätere geistige Gesundheit und Stressreaktivität und die Art, wie Sie sich selbst erleben (Lipsitt 2012). Werfen wir einen Blick auf Widrigkeiten, die das Gehirn unter Umständen auf negative Weise vernetzen können, selbst ohne eine bewusste Erinnerung an sie. Wenn Sie über diese Problematik nachdenken, werden Sie die Bedeutung der Fertigkeiten, mit denen Sie später in diesem Arbeitsbuch vertraut gemacht werden, besser verstehen.

Der Stress der Mutter

Selbst im Mutterleib nimmt das sich entwickelnde Kind den Stress der Mutter wahr. Dieser Stress kann durch Hormone, die ins Fruchtwasser gelangen, über die Herzfunktion der Mutter, über das Gehör des Fötus und auf anderem Wege übertragen werden. Nach der Geburt ist die von Stress überwältigte oder völlig erschöpfte Mutter möglicherweise nicht fähig, dem Säugling das Gefühl von Sicherheit, Schutz und Liebe zu vermitteln, das jedes Kind braucht. Wenn die Interaktionen der Mutter mit dem Kind gestört sind, ist das spätere Krankheitsrisiko des Kindes interessanterweise sogar höher als bei sexuellem Kindesmissbrauch (Meewisse et al. 2011). Der Stress, den Ihre Mutter während und nach der Schwangerschaft erlebte, kann zu Ihren belastenden Kindheitserfahrungen beitragen. Zu den Belastungserfahrungen der Mutter gehören:

- eine körperliche oder psychische Erkrankung, einschließlich Wochenbettdepressionen, Angstzuständen, Drogensucht oder dem Genesungsprozess nach einer Operation
- die chronische Krankheit eines anderen Kindes oder Familienmitglieds
- die unbewältigte Trauer über einen früheren Verlust eines Babys
- der kürzliche Tod oder die kürzliche chronische Erkrankung eines anderen Familienmitglieds
- Die Mutter wurde von traumatisierten Eltern großgezogen.
- Eheprobleme (z. B. wenn der Ehepartner die Mutter betrügt oder sie weder emotional noch physisch unterstützt)
- Die Schwangerschaft ist von keinem Elternteil gewünscht.
- Die Mutter hat finanzielle Sorgen oder Ängste, weil sie in einer gefährlichen Gegend lebt (z. B. in einem Viertel mit Gangs oder in einem Kriegsgebiet).
- Die Mutter fühlt sich abgelehnt, weil der Säugling sich abwendet, wenn sie versucht, ihn zu stillen oder ihm Zuneigung zu schenken, oder weil er sich nicht von ihr beruhigen lässt.

Physische Trennung von der primären Fürsorgeperson (Hauptbezugsperson)

Eine weitere mögliche Ursache von toxischem Stress ist die Trennung von einer primären Fürsorgeperson (Anmerkung: *Mutter* und *primäre Fürsorgeperson* werden synonym verwendet, auch wenn die Mutter vielleicht nicht immer die primäre Fürsorge- oder Hauptbezugsperson ist [Schore 2012]). Als Kleinkind von seiner primären Fürsorgeperson getrennt zu werden kann furchteinflößender sein als ein Kampfeinsatz für einen Soldaten und führt bei manchen im Erwachsenenalter zu Flashback-Erfahrungen, wenn sie von anderen getrennt werden (McKenzie & Wright 1996), oder zu einer Panikstörung (Bandelow et al. 2002) oder zu einer Sozialphobie (Bandelow et al. 2004). Einige Beispiele für eine Trennung von der primären Fürsorgeperson:

- Ein Säugling kommt auf die Intensivstation für Neugeborene oder nach einer Frühgeburt in einen Brutkasten und hat dadurch wenig Kontakt zur Mutter; die Mutter ist nach einem Kaiserschnitt narkotisiert oder sehr krank.
- Ein Säugling wird der Mutter weggenommen, um ihn zu beschneiden.
- Ein Kind wird von angestellten Betreuungspersonen großgezogen.
- Ein Kind wird adoptiert, in Pflege gegeben, in einem Waisenhaus untergebracht oder auf ein Internat geschickt.
- Ein Kind wird wegen Misshandlung aus seinem Zuhause herausgeholt.

Vorgeburtliches Trauma oder Geburtstrauma

Folgende Geschehnisse können unter Umständen vom reifenden Gehirn des Babys registriert werden und zu belastenden Kindheitserfahrungen beitragen:

- Geburtshilfliche Eingriffe, absichtliches Eröffnen der Fruchtblase, Anbringen von Elektroden auf der Kopfhaut, Blutentnahme aus der Kopfhaut des Fötus (Mikroblutanalyse) oder andere intrauterine Tests (Tinnin & Gantt 2013)
- Zangengeburt, an den Fußknöcheln mit dem Kopf nach unten gehalten werden, auf eine kalte Waage gelegt werden, Atemwegsabsaugung (tracheal), Blutentnahme aus der Ferse beim Neugeborenen-Screening, Frühgeburt, beim Beatmen fixiert oder ruhiggestellt werden, eine Magensonde gelegt bekommen, oft ohne Lokalanästhesie (Tinnin & Gantt 2013)
- mit der Nabelschnur um den Hals geboren werden, eine langwierige, schmerzhafte oder schwierige Entbindung, eine Steißgeburt oder ein Kaiserschnitt (Heller & LaPierre 2013)
- rektales Fiebermessen, Zäpfchen oder Einläufe (Rothschild 2011)

Schwere Unfälle, Verletzungen, Krankheiten oder medizinische Eingriffe

Weitere Faktoren, die zu belastenden Kindheitserfahrungen beitragen, sind Unfälle, Verletzungen, Krankheiten und medizinische Eingriffe. Eine furchteinflößende Operation in jungen Jahren kann traumatisch sein. Bis 1987 operierten Chirurgen Kleinkinder routinemäßig ohne Analgesie, in der irrigen Annahme, dass Kleinkinder keinen Schmerz empfinden. Wenn Erinnerungen an Unfälle, Verletzungen, Krankheiten oder medizinische Eingriffe in der Kindheit ins Bewusstsein gebracht werden, sodass sie verarbeitet und bewältigt werden können, kann das Symptome im Erwachsenenalter reduzieren (Annand & Hickey 1987). Der nachfolgende Arbeitsbogen soll Ihr Bewusstsein für Wunden schärfen, die möglicherweise geheilt werden müssen. Diesem Prozess widmen wir uns dieses ganze Buch hindurch.

Denken Sie über Ihre belastenden Kindheitserfahrungen nach

Schauen Sie zurück auf Ihre Ja-Antworten im Fragebogen zu belastenden Kindheitserfahrungen, auf die Situationen, die Sie auf der erweiterten Liste belastender Kindheitserfahrungen angekreuzt haben, und auf die speziellen ACEs von Säuglingen und Kleinkindern. Wählen Sie drei belastende Erfahrungen aus, an die Sie sich erinnern können. Notieren Sie sie in den dafür vorgesehenen Leerzeilen und denken Sie über sie nach, indem Sie die anschließenden Fragen beantworten, ohne über sich selbst zu urteilen.

Belastende Kindheitserfahrung #1:

____

Welche Botschaft vermittelte sie Ihnen über Sie selbst? Welchen Einfluss hatte sie möglicherweise darauf, wie Sie sich selbst erleben? Wie Sie andere Menschen wahrnehmen? Wie Sie die Welt erfahren?

____

____

____

Wie versuchten Sie, mit diesen Botschaften zurechtzukommen?

____

____

____

Belastende Kindheitserfahrung #2:

___

Welche Botschaft vermittelte sie Ihnen über Sie selbst? Welchen Einfluss hatte sie möglicherweise darauf, wie Sie sich selbst erleben? Wie Sie andere Menschen wahrnehmen? Wie Sie die Welt erfahren?

___

___

___

Wie versuchten Sie, mit diesen Botschaften zurechtzukommen?

___

___

___

Belastende Kindheitserfahrung #3:

___

Welche Botschaft vermittelte sie Ihnen über Sie selbst? Welchen Einfluss hatte sie möglicherweise darauf, wie Sie sich selbst erleben? Wie Sie andere Menschen wahrnehmen? Wie Sie die Welt erfahren?

___

___

___

Wie versuchten Sie, mit diesen Botschaften zurechtzukommen?

___

___

___

2. Wie belastende Kindheitserfahrungen dem Körper schaden

Die Mechanismen, wie ACEs dem Körper schaden, beginnen mit der Stressreaktion. Wenn wir bedroht oder herausgefordert werden, bereitet uns das Gehirn auf schnelles Handeln vor – auf einen Kampf oder eine Flucht vor der Gefahr. Das Herz schlägt schneller und stärker, um mehr Blut in die Muskeln zu pumpen. Glukose wird ins Blut transportiert, um den Muskeln mehr Energie zuzuführen, und die Atemwege nehmen mehr Sauerstoff auf, um den Muskeln zu helfen, die Energie zu verbrennen. Diese und viele andere Veränderungen sind auf Bewegung ausgelegt. Im Idealfall geht die Krise vorüber, wir haben die Energie der Stressreaktion verbraucht und unser Körper kehrt in den Normalzustand zurück. Die Stressreaktion ist hilfreich, um akute Krisen zu überleben.

Aber was ist, wenn die Bedrohung so massiv oder anhaltend ist, dass der Körper nicht in den Normalzustand zurückkehrt? Dann wird die Reaktion, die eigentlich lebensrettend sein soll, zum Problem. Diese Art von Stress wird in der Psychologie dysregulierter Stress genannt. Er ist ein entscheidender Faktor bei belastenden Kindheitserfahrungen und deren gesundheitlichen Folgen. Dysregulierter Stress, also übermäßiger oder chronischer Stress, stört die Systeme des Körpers: das Hormonsystem, das Herz-Kreislauf-System, das Immunsystem, die Entzündungssteuerung, das genetische System und das Nervensystem. Sehen wir uns genauer an, wie dysregulierter Stress die Systeme des Körpers aus dem Gleichgewicht bringen kann:

2.1 Das Hormonsystem

Cortisol ist ein wichtiges Stresshormon. Bei Stress wandelt Cortisol Körperprotein in Glukose um und liefert dem Körper damit Energie für den Kampf oder die Flucht. Gleichzeitig trägt es zu einer Erhöhung des Blutdrucks bei. Kurzzeitig sind diese Veränderungen hilfreich, weil sie die Muskeln mit Glukose, Sauerstoff und Blut versorgen. Doch wenn der Stress chronisch wird, begünstigt Cortisol – um uns in höchster Alarmbereitschaft zu halten oder unsere gesteigerte Fähigkeit, zu kämpfen oder zu fliehen, zu verlängern – Veränderungen, von denen viele auf Dauer ungesund sind:

- Erhöhter Blutdruck und Blutzucker stehen mit Herz-Kreislauf-Erkrankungen und Diabetes in Zusammenhang.
- Eine gesteigerte Fettspeicherung geht mit Heißhunger auf Zucker und Fett einher.

- Die Umwandlung von Protein in Glukose unterdrückt Immunreaktionen und beeinträchtigt die Entwicklung von Nerven-, Schilddrüsen- und Lungengewebe.
- Der Schlaf wird gestört, weil wir wach und auf der Hut bleiben sollen.
- Die kognitiven Fähigkeiten und die Stimmung werden beeinträchtigt, weil neuronale Verbindungen in Schlüsselregionen des Gehirns, die für das logische Denken und die ordnungsgemäße Speicherung von Erinnerungen zuständig sind, weniger und schwächer werden (Harvard University o. J.). Nun entsteht ein Teufelskreis: Stress stört den Schlaf, was wiederum die Stimmung und die Konzentrationsfähigkeit weiter verschlechtert.

Toxischer Stress stört auch das Gleichgewicht der Hormone, die die Fortpflanzung, das Wachstum und das Gewicht regulieren. Es ist besonders schädlich für den Körper, wenn er in der frühen Kindheit und über einen längeren Zeitraum hinweg zu viel Cortisol ausgesetzt ist.

2.2 Das Immunsystem

Das gesunde Immunsystem ist fein ausbalanciert, also weder unter- noch überaktiv. Doch toxischer Stress kann dieses empfindliche Gleichgewicht stören. Zum Beispiel ist eine Entzündung, genau wie Stress, kurzzeitig gut – sie zerstört Krankheitserreger und erleichtert die Reparatur beschädigter Zellen. Doch eine chronische Entzündung kann den Körper in einem ständigen Alarmzustand halten, der seine vollständige Genesung dauerhaft verhindert. Toxischer Stress in der frühen Kindheit kann die Fähigkeit des Immunsystems, Freund von Feind zu unterscheiden, beeinträchtigen. Im späteren Leben kann das Immunsystem unter Umständen gesundes Gewebe angreifen oder chronische Entzündungen wie Autoimmunstörungen, Allergien, Asthma und viele andere Störungen auslösen. Beispielsweise werden neuroinflammatorische Prozesse im Gehirn mit der Alzheimer-Krankheit und Depressionen in Verbindung gebracht.

Cortisol spielt eine Schlüsselrolle bei der Regulation des Immunsystems. Zu viel Cortisol unterdrückt die Immunität, da es die Widerstandsfähigkeit gegen Erkältungen, Grippe und andere Infekte verringert. Wenn die Cortisolausschüttung nach jahrelangem toxischem Stress nachlässt, kann das Immunsystem hyperaktiv werden, was Autoimmunstörungen und entzündliche Erkrankungen begünstigt. Es ist ein Zuviel an Cortisol in den frühen Lebensjahren, das die Fähigkeit des Immunsystems, Freund von Feind zu unterscheiden, beeinträchtigt.

2.3 Gene und Epigenome

Jede der unzähligen Zellen im Körper repliziert sich nach einem vererbten genetischen Code, der in unseren DNA-Strängen enthalten ist. Es wird oft angenommen, dass Gene unsere Krankheitsanfälligkeit bestimmen. Doch die Forschung der letzten Jahre hat faszinierende Erkenntnisse über Zusammenhänge zwischen toxischem Stress und intrazellulären Aktivitäten geliefert. Sie ergab, dass nur etwa fünf Prozent der Krankheiten ausschließlich genetisch bedingt sind (Pelletier 2019). Die anderen gesundheitlichen Störungen spiegeln ein Wechselspiel zwischen Genen und Epigenomen wider, wobei die Epigenome die größere Rolle spielen. Epigenome sitzen entlang der DNA-Stränge. Das Epigenom ist wie der Dimmschalter an einer Lampe – es schaltet Gene an und aus und reguliert ihren Aktivitätsgrad. Epigenome bestimmen also mit, wie das Gehirn und der Körper sich entwickeln.

Toxischer Stress in der frühen Kindheit beeinflusst das Epigenom, das wiederum die Entwicklung des Gehirns beeinflusst. Das Gehirn wird darauf programmiert, den Körper in ständiger Alarmbereitschaft zu halten und auf Stress überzureagieren. Außerdem verschlechtert sich die Fähigkeit des Gehirns, Emotionen zu regulieren, wodurch das Risiko für psychische Störungen steigt. Wurde das Epigenom erst durch toxischen Stress verändert, kann es die Genexpression lebenslang beeinflussen und unter Umständen sogar von einer Generation an die nächste weitergegeben werden, wodurch zukünftige Generationen ebenfalls ein erhöhtes Risiko für stressbedingte Krankheiten haben.

Die gute Nachricht ist, dass das Epigenom sich umprogrammieren lässt. So, wie es durch toxischen Stress negativ beeinflusst werden kann, lässt es sich auch – oft recht schnell – vorteilhaft verändern, und zwar durch Strategien, mit denen wir uns an späterer Stelle beschäftigen werden.

2.4 Telomere

Telomere sind DNA-Moleküle an den Enden von Chromosomensträngen. So, wie die Plastikspitzen an Schnürsenkeln diese vor dem Ausfransen schützen, schützen Telomere den DNA-Strang vor Schäden und gewährleisten eine ordnungsgemäße Zellreplikation. Längere Telomere bieten einen größeren Schutz vor Zelltod, Entzündungen, oxidativem Stress und vorzeitigem Altern.

Telomere verkürzen sich durch chronischen Stress und mit dem Älterwerden. Belastende Kindheitserfahrungen und wahrgenommene Bedrohungen, Unzulänglichkeiten und Niederlagen können Stress auslösen. Rauchen, Trinken und Bewegungsmangel sind weitere Stressoren, die Telomere verkürzen können (Ridout, Khan & Ridout 2018). Kürzere Telomere verändern das sich entwickelnde Gehirn. Es kommt zur Ausschaltung von Genen, die für die Regulation von Cortisol zuständig sind, zu Abbauprozessen in der Gehirnregion, die die exekutiven Funktionen reguliert, und zum Zusammenbruch von neuronalen Verbindungen zwischen Regionen, die Stress und Entzündungsprozesse regulieren.

Telomere können durch die Stimulation des Enzyms Telomerase erhalten oder verlängert werden. Zum Glück können Aktivitäten, die das Epigenom vorteilhaft verändern – darunter Sport, Meditation und das Kultivieren von Mitgefühl und Freude –, die Telomerase-Spiegel ebenfalls erhöhen. Damit werden wir uns in diesem Buch auch noch näher befassen.

2.5 Das Nervensystem

Das letzte Trimester der Schwangerschaft und die ersten drei Lebensjahre sind entscheidend für die Gehirnentwicklung. Das Gehirn des Kindes bildet während seines Wachstumsschubs mehr als eine Million neuronale Verbindungen pro Sekunde aus (Thompson 2018). Die Prägung unseres Gehirns durch belastende Erfahrungen in dieser frühen Lebensphase beeinflusst in hohem Maße unser emotionales Wohlbefinden in späteren Jahren.

Die linke Gehirnhälfte befähigt uns, Dinge zu tun, die wir bei der Arbeit und in der Schule schätzen – logisch zu denken, uns in Worten auszudrücken und uns an nüchterne Fakten bewusst zu erinnern. Allerdings ist das linke Gehirn ungefähr bis zum dritten Lebensjahr noch nicht voll aktiv. Daher sind Erinnerungen aus den ersten Lebensjahren oft unvollständig oder nicht bewusst abrufbar oder schwer in Worte zu fassen.

Vieles von dem, was es uns erlaubt, Stress und Emotionen zu regulieren, und was uns beziehungsfähig macht, spielt sich in der rechten Gehirnhälfte ab. Das rechte Gehirn ist in den ersten zwei Lebensjahren schon größtenteils aktiv, in den ersten drei Lebensjahren dominant und bleibt über das dritte Lebensjahr hinaus dominant für emotionale Prozesse, einschließlich der unbewussten Aspekte der emotionalen Verarbeitung.

Das rechte Gehirn ist nicht nur für die Regulation von Stress und Emotionen zuständig, sondern auch für die Verarbeitung und Speicherung von allem auf der nachfolgenden Liste. Anzumerken ist, dass vieles davon nonverbal ist und unter der Ebene der bewussten Wahrnehmung bleibt, besonders bei Prägungen aus den ersten Lebensjahren:

- Nonverbale Kommunikation, einschließlich Bilder, Gesichtsausdrücke und Gesten (Schore 2009, van der Kolk 2019)
- Sinneseindrücke wie Geräusche, Berührungen, Druckempfindungen, Anblicke, Gerüche, Geschmäcker, Schmerzen und Vibrationen
- Wahrnehmung von körperlichen Zuständen und ihrer Verbindung zu Emotionen – zum Beispiel wie das Herz oder der Magen auf emotionale Erregung reagiert (Schore 2012, van der Kolk 2019)
- Überlebenstendenzen. Zum Beispiel kann toxischer Stress die Neigung verfestigen, in Belastungssituationen zu fliehen, zu kämpfen, zu erstarren, die Schultern hochzuziehen oder den Bauch anzuspannen (Ogden & Fisher 2015).
- Selbstbewusstheit, das Grundgefühl sich selbst gegenüber, und das implizite Gedächtnis (das weiter unten besprochen wird). Die rechte Gehirnhälfte ist zuständig für das Selbstwertgefühl, das sich in den ersten drei Lebensjahren als eine Empfindung einprägt und *implizit* unterhalb der bewussten Wahrnehmungsebene gespeichert wird (Wilkinson 2010). Solchen Prägungen ist mit Logik oder Worten in der Regel nicht beizukommen.

Später werden wir uns damit beschäftigen, wie Prägungen aus den frühen Lebensjahren neu vernetzt werden können, nicht durch Logik und Worte, sondern durch Strategien, die auf Bilder, Emotionen und körperbasierte Skills setzen.

Was ist das implizite Gedächtnis?

Ein Grundverständnis des impliziten Gedächtnisses ergänzt das Verständnis des Nervensystems. Das linke Gehirn verarbeitet und speichert *explizite* Erinnerungen – das sind jene Erinnerungen, die bewusst abgerufen und mitsamt den dazugehörigen Emotionen detailliert mit Worten beschrieben werden können. Das rechte Gehirn verarbeitet und speichert dagegen *implizite* Erinnerungen. Diese Erinnerungen sind nonverbal und werden unterhalb der bewussten Wahrnehmungsebene gespeichert. Sie sind gefühlsbetont und haben eine „gespürte Bedeutung", einen sogenannten Felt Sense. Vielleicht nimmt man ein tiefes durchdringendes Gefühl wahr – eine namenlose Angst, das Gefühl, nicht gut genug zu sein, eine vage Ahnung, dass etwas ganz und gar nicht stimmt, eine innere Unruhe oder Selbsthass. Vielleicht spürt man es auf der emotionalen Ebene oder tief im Körper, ohne fähig zu sein, es in Worte zu fassen, oder zu verstehen, wo es herkommt. Vielleicht regt sich ein Impuls, zu fliehen oder sich zu verstecken. Wie Sie im nächsten Kapitel sehen werden, kann sich dieser Felt Sense in den ersten drei Lebensjahren als Ergebnis belastender Kindheitserfahrungen in die rechte Gehirnhälfte eingeprägt haben. Zum Beispiel kann sich dort eine Erinnerung daran, schlecht behandelt worden zu sein, mit allen ursprünglichen Emotionen, Körperempfindungen, Sinneseindrücken, Bildern und instinktiven Gefühlen festgesetzt haben. Die Gefühle können Hilflosigkeit, Wut, Furcht oder Scham sein – und es kommt einem so vor, als wäre man das, was man empfindet (Wilkinson 2010). Alle Aspekte dieser verschütteten Erinnerungen können durch gegenwärtige Ereignisse getriggert werden, die die gleichen Gefühle und Empfindungen und den gleichen Felt Sense aufwühlen. Wir werden dieses Thema in Kapitel 3 vertiefen, das die Psychologie von belastenden Kindheitserfahrungen erklärt.

Implizite Erinnerungen können sich in jedem Alter als Ergebnis von überwältigendem Stress bilden. Sie prägen sich insbesondere in den ersten Lebensjahren ein, bevor das linke Gehirn reift. (Je früher man belastende Kindheitserfahrungen macht, desto wahrscheinlicher ist es, dass die Erinnerungen als implizite Erinnerungen gespeichert werden). Durch epigenetische Einflüsse können belastende Kindheitserfahrungen die Entwicklung von Schlüsselregionen des Gehirns beeinträchtigen, die zuständig sind für die Regulation von Stress und Emotionen, für die Speicherung von Erinnerungen mit den dazugehörigen Emotionen und für die Übertragung von Erinnerungen in Regionen, die sie bewusst abrufen und verbalisieren können.

Implizite Erinnerungen können auch in späteren Jahren entstehen, wenn toxischer Stress Schlüsselregionen des Gehirns, die fürs Verbalisieren, Denken, Beruhigen und Fühlen zuständig sind, ganz ausschaltet. In Notlagen hat es für das Gehirn Vorrang, dass man kämpft oder sich durch Flucht in Sicherheit bringen kann. Die anderen genannten Funktionen sind für das unmittelbare Überleben nicht entscheidend.

Explizite Erinnerungen verblassen in der Regel mit der Zeit, implizite Erinnerungen dagegen nicht (Lewis, Amini & Lannon 2000). Wie gesagt, bereits vorhandene implizite Erinnerungen können durch gegenwärtige Ereignisse getriggert werden. Weil diese Erinnerungen nicht vom logischen Verstand verwaltet werden, tauchen sie mitsamt den Gefühlen und Empfindungen wieder auf, die die ursprüngliche Erfahrung hervorrief. So kann sich Kritik vom Chef genauso anfühlen wie eine als Kind erhaltene Standpauke von einem kritischen Elternteil, auch wenn der/die kritisierte Erwachsene inzwischen „erfolgreich“ ist. Weil implizite Erinnerungen nicht im verbalen und logischen Gehirn gespeichert sind, ist ihnen mit Worten und Logik schwer beizukommen. Wie wir bald sehen werden, bedarf es dazu anderer Ansätze, die nicht primär auf das logische, verbale linke Gehirn abzielen, sondern auf die Hirnregionen, die Emotionen, Bilder und Körperempfindungen regulieren.

Sie können beginnen, Ihre impliziten Erinnerungen zu bearbeiten, indem Sie sich auf eine ruhige, akzeptierende und urteilslose Art bewusst machen, wie Sie sie erleben. Die nachfolgende Übung wird Ihnen dabei:

Wie erleben Sie implizite Erinnerungen?

Gibt es Zeiten, in denen Sie mit unangenehmen Gefühlen, Körperempfindungen, Gedanken oder Verhaltensweisen zu kämpfen haben und vielleicht nicht so recht wissen, warum? Registrieren Sie das einfach mit neugierigem Interesse, ohne ein Urteil darüber zu fällen, ob es gut oder schlecht ist. Schreiben Sie darüber. Was erleben Sie? Wann? Wo genau in Ihrem Körper spüren Sie es?

Stellen Sie sich vor, dass Sie sich morgen beim Aufwachen anders fühlen, und zwar auf eine angenehme Art anders. Wie könnte sich das anfühlen? Wo würden Sie das in Ihrem Körper spüren?

3. Wie belastende Kindheitserfahrungen die Psyche prägen

Kürzlich beobachtete ich in einem Lebensmittelgeschäft vor mir in der Kassenschlange eine Mutter und ihre vier Kinder. Mit freundlicher Effizienz halfen die zwei älteren Kinder ihrer Mutter beim Einscannen der Artikel. Gelegentlich wandten sie sich mit einem Lächeln oder einem besänftigenden Wort an die zwei jüngeren Kinder, die im Einkaufswagen saßen. Die Kinder strahlten ein sicheres Selbstverständnis und eine stille innere Freude aus. Sie wirkten verbunden miteinander und mit ihrer Mutter, die entspannt mit ihnen interagierte. Eines der älteren Kinder bemerkte, dass ich ihnen lächelnd zusah, und lächelte mit den Augen zurück. Ich dachte: „Was für ein Glück diese Kinder haben, dass sie so sicher gebunden sind."

Bindung – ob sicher oder unsicher – spielt eine entscheidende Rolle bei der Entwicklung unseres Selbstgefühls und unseres Gehirns. Wie Sie bald sehen werden, stärkt eine sichere Bindung Menschen auf unterschiedliche Arten, während belastende Kindheitserfahrungen oft zu Bindungsstörungen führen, die heranwachsenden Kindern auf viele Arten schaden können. Betrachten wir zuerst die sichere Bindung.

3.1 Die sichere Bindung

Bindung spiegelt ein normales, wunderbares angeborenes Bedürfnis wider, sich mit Eltern oder Fürsorgepersonen auf liebevolle Weise zu verbinden. Bindungsfiguren können ein Vater, Großeltern, Geschwister oder andere Personen sein, aber die meisten Kinder suchen vorzugsweise bei der Mutter Trost, wenn sie etwas quält, und entwickeln sich am besten, wenn sie zu zwei Fürsorgepersonen sichere Bindungen haben (Cassidy 2008).[1] Eine *sichere* Bindung entspricht der tiefen emotionalen Beziehung, die in den ersten Lebensmonaten eines Kleinkinds zwischen ihm und seiner wichtigsten Fürsorgeperson entsteht, wenn es sich von ihr beständig geliebt und umsorgt fühlt. Die Fürsorgeperson vermittelt dem Kind auf viele Arten, dass es sicher und geschützt ist und geschätzt wird: indem sie es in den Armen hält und herumträgt, durch Berührungen, Küsse, Umarmungen, liebevolle Blicke und Gesichtsausdrücke,

---

1 Um unterschiedlichen familiären Konstellationen Rechnung zu tragen, werde ich – wie der Neurologe und Bindungsforscher Allan Schore (2012) – die Begriffe „Mutter" und „wichtigste Fürsorgeperson" im ganzen Buch synonym verwenden. Dasselbe gilt für die Begriffe „Elternteil/e", „primäre Fürsorgeperson/en" und „Vater / Väter".

Stimmlaute und sichere rhythmische Bewegungen, rechtzeitiges Eingehen auf seine Bedürfnisse und indem sie lächelt, lacht und mit ihm Spaß hat. Durch wiederholte Begegnungen, bei denen die Fürsorgeperson aufmerksam auf die Bedürfnisse des Kindes reagiert, lernt es, dass sie verfügbar und zugänglich ist und dass sie es nicht im Stich lassen wird.

Das Ergebnis ist ein Felt Sense, eine gespürte Bedeutung, die nicht bewusst erinnert werden kann. Die sichere Bindung prägt sich während der ersten Lebensmonate in die emotionsverarbeitende rechte Gehirnhälfte ein und wirkt in der Regel ein Leben lang nach (Schore 2009). Diese Prägungen entstehen in den frühesten Lebensmonaten, bevor die verbalen und logischen Bereiche des linken Gehirns sich entwickeln. Neugeborene verstehen zwar keine Worte, doch sie spüren nonverbale Botschaften, die sich ihnen einprägen.

Ein Kleinkind mit einer sicheren Bindung an einen Elternteil, der auf es eingestimmt ist, verinnerlicht diese Botschaften, die es eher spürt als begreift: „Ich werde so geliebt, wie ich bin. Ich bin wichtig und wertvoll, weil meine Eltern mich schätzen.“ Das Baby gewinnt einen Eindruck, wie Liebe sich anfühlt, lange bevor Erinnerungen an Ereignisse entstehen. Und das heranwachsende Kind wird sich selbst ebenso lieben, wie seine Mutter es geliebt hat (Lewis, Amini & Lannon 2000).

Eine sichere Bindung verändert das Gehirn vorteilhaft, was in späteren Jahren folgende positive Auswirkungen hat:

- einen besseren Selbstwert und ein stärkeres Selbstgefühl (siehe u. a. Brisch 2020, Karen 1994, Schore 2012, Wilkinson 2010)
- eine bessere geistige und körperliche Gesundheit (McEwen 2017). Zum Beispiel schützt eine sichere Bindung vor PTBS (Allen, Coyne & Huntoon 1998).
- eine bessere Verbindung zu den eigenen Gefühlen, die bewusster wahrgenommen werden, und ein besseres Körperbewusstsein (Schore 2012)
- eine größere Resilienz und mehr Selbstvertrauen (Mikulincer & Shaver 2008)
- eine bessere Fähigkeit, Stress auszuhalten und zu regulieren. Das Kleinkind verinnerlicht die Gelassenheit der Mutter und entwickelt dadurch ein stabileres Nervensystem. Von der tröstenden Mutter lernt es, sich selbst zu beruhigen. Wenn die Mutter relativ schnell zum verzweifelnden Kleinkind zurückkehrt, lernt das heranwachsende Kind, nicht überzureagieren, weil „Störungen behoben werden“ (Schore 2012. S. 236).
- eine größere Fähigkeit, anderen Menschen zu vertrauen und sich mit ihnen zu verbinden. Aufgrund frühkindlicher Erfahrungen mit der / den wichtigsten Fürsorgeperson/en werden andere Menschen und die Welt als sicher und berechenbar betrachtet (Snyder & Lopez 2007).
- eine größere Wahrscheinlichkeit, Gott als gut und liebend zu sehen (Granqvist et al. 2007).

Kurz gesagt, liebevolle Beziehungen, die in den ersten Lebensjahren entstehen, haben einen großen Nutzen im Erwachsenenalter. Deshalb betonte Siegel: „Um den Geist eines Kindes zu fördern, nähre das Herz eines Babys" (2006). Aber was passiert, wenn das Kind diese liebevolle Verbundenheit nicht erlebt?

3.2 Die unsichere Bindung

Belastende Kindheitserfahrungen können die Entwicklung gesunder Mutter-Kind-Beziehungen stören. Das führt oft zu einer unsicheren Bindung, dem beängstigenden Gefühl, nicht geliebt zu werden. Die inneren Wunden, die Bindungsstörungen verursachen, entstehen typischerweise in den frühen Lebensmonaten (Siegel 2006). Wenn das Kleinkind durch Bindungsstörungen hochgradig gestresst wird, finden zwei Veränderungen statt: 1) Das Gehirn wird darauf programmiert, in höchster Alarmbereitschaft zu bleiben, und 2) das gesunde Selbstgefühl wird beschädigt. Das geschieht folgendermaßen:

> Ein Kind mit einem schweren frühkindlichen Trauma entwickelt entsprechend starke Bewältigungsmechanismen – diese Kinder werden oft als „reif für ihr Alter" und „alte Seelen" betrachtet. Das mag zutreffen, doch es negiert oft die Tatsache, dass ihnen schon früh ihre Unschuld geraubt wurde und dass sie sich im Überlebensmodus befinden.
>
> – Azia Archer

Die hochgradig gestresste Mutter – die vielleicht geistesabwesend, nachlässig, traumatisiert, abweisend oder gewalttätig ist – verbindet sich nicht vollständig und auf eine liebevolle Weise mit dem Kind. Das stresst das Kleinkind, das mit der Ausschüttung von mehr Cortisol reagiert. Cortisol beeinflusst epigenetisch das sich früh entwickelnde rechte Gehirn mit seinen tiefen Verbindungen zu den Nerven, die den Körper spüren und regulieren (Schore 1997, 2012). Es kommt zu schädlichen Veränderungen in Hirnregionen, die die Gefühle, die Stresserregung (Shariful & Nemeroff 2017) und das Selbstgefühl (Goddard 2017) regulieren. Diese Veränderungen, die denen gleichen, die bei Angstzuständen und PTBS zu beobachten sind (McEwen 2017), bestimmen, wie wir später auf Stress reagieren und wie wir uns selbst erleben. All das spielt sich im Hintergrund ab, unterhalb der bewussten Wahrnehmungsebene.

Ein durch Bindungsstörungen beschädigtes Selbstgefühl kann sich implizit ins nonverbale rechte Gehirn einprägen, typischerweise bis zum 18. Lebensmonat. Zum Beispiel könnte ein Kleinkind den angewiderten Gesichtsausdruck oder den zornigen Ton der Fürsorgeperson verinnerlichen. Dieser wird im rechten Gehirn gespeichert, vielleicht als ein beunruhigendes Bild, eine unangenehme Körperempfindung, ein beklemmendes Gefühl, eine wortlose Selbstablehnung oder ein Überlebensimpuls, sich bei Stress anzuspannen. Weil das von frühem toxischem Stress beschädigte

Selbstgefühl nicht im verbalen logischen linken Gehirn verortet ist, können Worte und Logik allein es normalerweise kaum verändern (Wilkinson 2010).

Doch es besteht Grund zur Hoffnung. Eine sichere Bindung bleibt meist lebenslang bestehen, selbst durch schwierige Zeiten hindurch, während eine unsichere Bindung veränderbar ist und in einen sichereren Bindungsstil umgewandelt werden kann (Berlin, Cassidy & Appleyard 2008). Eine Veränderung des Bindungsstils beginnt mit einer wohlwollenden urteilslosen Bewusstwerdung. Bitte beginnen Sie deshalb, sich anhand der nachfolgenden „Liste von Auswirkungen unsicherer Bindung" selbst einzuschätzen.

Liste von Auswirkungen unsicherer Bindung

Menschen reagieren unterschiedlich auf Bindungsstörungen. Eine unsichere Bindung in der Kindheit kann zu vielen unterschiedlichen Mustern im Erwachsenenalter führen. Wieder können sich viele dieser Symptome im Hintergrund, unterhalb der bewussten Wahrnehmungsebene, abspielen. Um Ihr Bewusstsein dafür zu schärfen, wie eine unsichere Bindung sich in Ihrem gegenwärtigen Leben auswirken könnte, gehen Sie bitte die nachfolgenden Selbstbeschreibungen durch. Achten Sie einfach mit neugierigem Interesse und ohne zu urteilen darauf, was hochkommt.

Ihre emotionale und körperliche Erregung

Ich habe:

- ☐ Schwierigkeiten, Gefühle zu regulieren – z. B. Angst, einschließlich Panikattacken, Trennungsangst, Sozialphobie, Angst, verlassen zu werden; Depressionen; Wut; ich fühle mich überfordert oder hilflos; ich kann es nicht ertragen, allein zu sein; es fällt mir schwer, positive Gefühle zu empfinden.
- ☐ eine hohe Stresserregung – ich bin nervös, schreckhaft oder reizbar, habe Konzentrationsschwierigkeiten oder Schlafprobleme, bin nicht zu beruhigen. Oder ich fühle mich emotional taub, kraftlos, verschlossen, abgestumpft.

Ihr Selbsterleben

Belastende Kindheitserfahrungen können Ihr Grundgefühl über sich selbst – Ihre Kernidentität – negativ beeinflussen. Die Auswirkungen sind nach der Neurowissenschaftlerin Ruth Lanius auf Gehirnscans zu erkennen (Lanius in Nakazawa 2019) und können sich folgendermaßen manifestieren:

- ☐ ein niedriger Selbstwert (ich empfinde mich als minderwertig, nicht gut genug, nicht liebenswert, machtlos, hilflos)
- ☐ Scham, Selbsthass, Selbstverachtung
- ☐ ein Gefühl der Leere, der Bedeutungslosigkeit, ein geringes Selbstgefühl
- ☐ das Gefühl, nicht normal zu sein
- ☐ das Gefühl, innerlich tot zu sein
- ☐ Ich fühle mich isoliert, entfremdet, allein; abgelehnt, von anderen getrennt; nicht zugehörig, nicht „zu Hause".
- ☐ mangelndes Vertrauen in Beziehungen. Ich fühle mich unwürdig oder nicht gut genug.

Ihr Weltbild

Ich finde, ...

- ☐ die Welt ist nicht sicher.
- ☐ ich gehöre eigentlich nirgendwohin.
- ☐ Autoritätspersonen sind einschüchternd oder unangenehm.
- ☐ Beziehungen sind beängstigend.
- ☐ Menschen kann man nicht trauen oder auf Menschen ist kein Verlass.

Ihre Bewältigungsmethoden

Ich ...

- ☐ reagiere überempfindlich auf Kritik oder Ablehnung.
- ☐ präsentiere eine gelassene Fassade, die unter starkem Stress ins Wanken gerät.
- ☐ präsentiere eine erfolgreiche Fassade (nach außen hin wirke ich erfolgreich und selbstbewusst, doch innerlich fühle ich mich wie ein Wrack).
- ☐ zeige ein extremes und unflexibles Verteidigungsverhalten – ich bin auf Selbstschutz bedacht, halte andere fern, bin extrem unabhängig oder ich lasse zu viele Menschen zu nahe an mich ran (schwache Grenzen), bin extrem abhängig von anderen.
- ☐ bin normalerweise unzufrieden mit mir oder anderen.

- ☐ kompensiere ein Gefühl der Unzulänglichkeit …
  - ☐ durch Narzissmus – eine Fassade der Überlegenheit, die Verletzlichkeit kaschiert.
  - ☐ indem ich mich verstecke, um mich selbst zu schützen, mich unsichtbar mache wie ein Mauerblümchen, mich von Menschen zurückziehe.
  - ☐ indem ich mir selbst oder anderen gegenüber extrem kritisch bin.
  - ☐ indem ich von anderen Aufmerksamkeit fordere (die Aufmerksamkeit, die ich als Kind nicht erhielt).
  - ☐ durch Perfektionismus, übersteigerte Leistungsorientiertheit (übermäßiges Streben nach Reichtum, extremes Konkurrenzdenken, Besessenheit vom eigenen Körperbild und seiner Optimierung durch exzessive Diäten, Trainingsprogramme etc.).
  - ☐ durch gefälliges Verhalten.
  - ☐ durch die Vermeidung von Problemen oder Herausforderungen oder indem ich aufgebe (aus Angst, zu versagen und mich selbst oder andere zu enttäuschen).
- ☐ habe Schwierigkeiten, mich in andere einzufühlen (Empathie wurde in den ersten Lebensjahren nicht vorgelebt).
- ☐ kann keine negativen Gefühle ertragen, nicht einmal positive. Ich betäube meine Gefühle und verberge sie aus Angst, dass andere sie nicht akzeptieren oder respektieren.
- ☐ finde es schwierig, Gefühle mit Worten auszudrücken. Stattdessen kommen meine Gefühle durch körperliche Symptome wie Asthma, Durchfall, Infektionen, Hautprobleme, Schmerzen, Zusammenbrüche etc. zum Ausdruck.
- ☐ bin übermäßig emotional – ich reagiere über oder werde dramatisch, wenn ich frustriert, enttäuscht, ignoriert, kritisiert etc. werde.
- ☐ unterdrücke oder ignoriere schmerzliche Gefühle, bin mir meiner Gefühle nicht bewusst, bin zu verkopft oder rational, verleugne oder vermeide unangenehme Gefühle.
- ☐ habe Schwierigkeiten, mich mit anderen zu verbinden oder mit anderen zusammenzuarbeiten.
- ☐ behandle emotionalen Schmerz selbst, indem ich Substanzen zu mir nehme (Drogen erscheinen mir zuverlässiger als Menschen).
- ☐ schade mir selbst oder riskiere Schäden durch Drogen, Selbstverletzungen, Gelegenheitssex oder andere riskante Verhaltensweisen oder Süchte (Lewis, Amini & Lannon [2000] weisen darauf hin, dass Opioide nicht nur körperliche Schmerzen betäuben, sondern auch emotionalen Schmerz über eine Trennung oder das Ende einer Beziehung. Selbstverletzungen setzen Opiate frei. Es gibt also zumindest einen Grund, sich beispielsweise selbst zu ritzen – den Hunger nach Liebe. Die Autoren fügen hinzu, dass liebevoller zwischenmenschlicher Kontakt ebenfalls eine Freisetzung von körpereigenen Opiaten bewirkt).

Ihre Körperhaltung

Wenn andere mich betrachten würden, fänden sie meine Körperhaltung wahrscheinlich …

- ☐ steif (selbstschützend)
- ☐ zusammengesunken (oft bei Menschen zu beobachten, die als Kind die Erfahrung machten, dass Fürsorgepersonen nicht auf sie eingingen)

Ausgesprochene oder unausgesprochene Botschaften

Durch unzureichende Fürsorge in den ersten Lebensjahren können sich Botschaften einprägen, die oft eher gefühlt als gedacht werden. Im Erwachsenenalter können diese Gefühle dann in verbalen Äußerungen oder unausgesprochenen Gedanken zum Ausdruck kommen:

- ☐ Mit mir stimmt etwas nicht.
- ☐ Mein Grundgefühl über mich selbst, mein Kernselbst, ist tief und nachhaltig beschädigt.
- ☐ Ich bin unwichtig.
- ☐ Ich tauge nichts, ich bin hohl.
- ☐ Ich wurde wie Müll behandelt, also muss ich Müll sein.
- ☐ Ich gehöre nicht dazu.
- ☐ Meine Fürsorgeperson mochte mich nicht, also bin ich nicht liebenswert.
- ☐ Ich bin schlecht.
- ☐ Ich bin machtlos, hilflos.
- ☐ Ich bin als Mensch weniger wert als andere.
- ☐ Ich bin voller Fehler, wertlos.
- ☐ Die Welt ist gefährlich. Bald wird etwas Schlimmes passieren. Bleib wachsam (wortlose Angst).
- ☐ Meine Gefühle sind unwichtig. Niemanden interessiert es, was ich empfinde.
- ☐ Es ist unangenehm, unter Menschen zu sein.
- ☐ Ich muss perfekt sein, um geliebt zu werden.
- ☐ Ich genüge nicht, ich sollte mehr zu bieten haben.
- ☐ Wenn ich nicht perfekt bin, bin ich ein Versager / eine Versagerin.

Ihre Traumasymptome

Aus eigener Erfahrung kenne ich ...

- ☐ Albträume, Flashbacks oder andere intrusive Erinnerungen. (Diese sind typischerweise nonverbal und visuell und werden körperlich erfahren. Sie signalisieren, dass eine Erinnerung nicht verarbeitet oder bewältigt wurde.)
- ☐ den Zustand, wenn meine liebevolle fröhliche Natur wie ausgeschaltet ist und ich stattdessen überwachsam, schreckhaft, reizbar oder hyperaktiv bin.
- ☐ zustandsabhängigen Stress. Stress oder Dinge, die mich an die belastende Vergangenheit erinnern, wecken implizite oder explizite Erinnerungen, mitsamt den ursprünglichen Gefühlen, Überlebensimpulsen, instinktiven Reaktionen und Körperempfindungen (z. B. im Bauch, im Herzen, in der Brust, in der Kehle oder in den Lungen). So kann die Nichtbeachtung durch einen wichtigen Mitmenschen das Gefühl der Vernachlässigung durch eine Fürsorgeperson in den frühen Lebensjahren triggern. Und ein Besuch des Elternhauses kann Gefühle der Unzulänglichkeit triggern.
- ☐ Dissoziation – das Gefühl, dass Sie oder die Welt um Sie herum unwirklich sind; das Gefühl, aus Ihrem Körper oder der Gegenwart wegzudriften, wenn eine Situation stressig wird.
- ☐ emotionale Taubheit oder Erstarrung.
- ☐ den unfokussierten Blick, als würden Sie ausdruckslos in die Ferne starren.
- ☐ den sprunghaften Wechsel von einem Extrem ins andere („Ich bin himmelhoch jauchzend oder zu Tode betrübt“ oder „Mein Liebster / meine Liebste ist ein Engel oder [wenn er / sie mich enttäuscht] ein Scheusal“).

Diese Liste basiert auf Brisch 2020, Heller & LaPierre 2013, Hendel 2018, Mellin 2010, Schore 2012, Siegel 2006, Steele 2007, Takikawa 2004 und van der Kolk 2019.

Der Sinn dieser Liste von Auswirkungen unsicherer Bindung

Die Erkenntnis, dass Ihre Reaktionen einen Sinn ergeben, kann beruhigend sein. Das sind häufige und verständliche Verhaltensantworten auf Bindungsstörungen. Sie sind also nicht allein. Viele andere reagieren ganz ähnlich auf Bindungsstörungen. Mithilfe dieses Arbeitsbuches werden Sie bald lernen, mitfühlend mit diesen Reaktionen umzugehen und ihre Wirkung abzuschwächen. Sie werden auch lernen, die Unzulänglichkeiten Ihrer Fürsorgeperson bei der Erfüllung Ihrer Bindungsbedürfnisse auszugleichen. Um Ihnen bei diesem Prozess zu helfen, werden wir untersuchen, was eine gute Fürsorgeperson ausmacht – was sie tut und wie sie es tut.

3.3 Die Macht gesunder Fürsorge

Dieser Abschnitt wird Ihnen helfen, die wichtigen Rollen, die Fürsorgepersonen beim Aufbau sicherer Bindung spielen, besser zu verstehen. Mit diesem Verständnis wird Ihnen der Sinn einiger Fertigkeiten aus diesem Arbeitsbuch, die Sie später einüben werden, klar werden. Wir werden uns besonders auf die Forschung zur Bedeutung von Müttern und Vätern konzentrieren, weil fast die gesamte bisherige Forschung sich mit den Bindungen von Kindern an ihre Eltern beschäftigt hat. Doch dauerhafte positive Beziehungen mit anderen fürsorglichen und aufrichtig interessierten Erwachsenen können ebenfalls entscheidend zur Erfüllung von Bindungsbedürfnissen beitragen. Und vergessen Sie nicht: Falls Ihre Fürsorgepersonen Ihre Bindungsbedürfnisse nicht ausreichend erfüllten, ist es besonders wichtig, dass Sie lernen, sich selbst eine gute Mutter / ein guter Vater zu sein.

Was wir aus der Forschung über die sichere Bindung eines Babys an seine Mutter und seinen Vater wissen:

Takikawa (2004) stellte fest, dass Babys von Anfang an ein Bewusstsein haben, dass sie wissen, ob sie gewollt sind und geliebt werden. Sie suchen uns, sehen der Mutter ins Gesicht und wollen kuscheln – und wir reagieren. Beim üblichen Betreuungsabstand von 15 bis 30 Zentimetern entsteht zwischen Kind und Mutter eine Verbindung von Seele zu Seele. Eine heilige Verschmelzung beginnt. Das Kind hat einen natürlichen Drang, in Ruhe zu saugen, die Wärme der Haut seiner Mutter und die Geborgenheit in den Armen seiner Eltern zu spüren. Wenn ihm diese Art von Fürsorge zuteilwird, wird sein Bedürfnis erfüllt, sich willkommen und von seiner / seinen Fürsorgeperson/en angenommen, gebraucht und erkannt zu fühlen.

Die Bindungsforschung untersuchte größtenteils die Mutter-Kind-Beziehung. Die entscheidende Bedeutung dieser Beziehung ist gut dokumentiert. Die Mutter-Kind-Bindung entsteht im ersten Lebensjahr (Schore 2012). In der Regel sucht das Kind während der ersten Lebensmonate vorzugsweise bei der Mutter Trost und Geborgenheit. Doch Forschungsergebnisse legen nahe, dass Kinder sich am besten entwickeln, wenn sie zwei sichere Bindungen haben, und dass Mütter und Väter ihre Kinder auf sich ergänzende Arten beeinflussen können (Cassidy 2008). Der Einfluss der Mutter ist von Anfang an von entscheidender Bedeutung, doch auch verlässliche und liebevolle Väter leisten von Anfang an einen einzigartigen Beitrag, der noch größer wird, während das Kind heranwächst (Grossman et al. 2008). Ein Beispiel dafür: Je öfter ein Vater ein frühgeborenes Kind in der Klinik besucht, desto schneller kann es nach Hause entlassen werden (Levy-Shiff et al. 1990).

Das linke Gehirn des Babys, einschließlich der Sprachzentren, macht im zweiten Lebensjahr einen Wachstumsschub durch. In dieser Zeit beginnt das Kleinkind mehr mit dem Vater zu interagieren, dessen Einfluss auf sein linkes Gehirn über den der Mutter hinausgehen kann (Schore 2012). Wenn Väter ihren Kindern zum Beispiel in den frühen Lebensmonaten vorlesen, ist deren Sprache mit drei Jahren fortgeschrittener (Raeburn 2014). Die Abwesenheit des Vaters kann im zweiten Lebensjahr nachteiliger sein als im ersten (Schore 2012). Engagierte liebevolle Väter können auch:

- beim Kind die Entwicklung von Selbstachtung und innerer Sicherheit fördern, indem sie ihm Liebe und Anerkennung schenken (Michigan, DHHS 2017). Kendrick und Kendrick (2011) weisen darauf hin, dass manche Kinder, die von ihrem Vater keine Anerkennung erhielten, ihr ganzes Leben lang um die Anerkennung anderer Menschen kämpfen.
- indirekt zur Bindungssicherheit von Kindern beitragen, indem sie dafür sorgen, dass Mütter sich wohlfühlen, sodass sie sich gelassener der Kinderbetreuung widmen können.
- Kindern helfen, eine größere Resilienz und einen höheren IQ zu entwickeln, und gleichzeitig ihr Risiko für psychische Erkrankungen, Drogenmissbrauch, Selbstmord, Schulversagen, Verhaltensstörungen und Straftaten reduzieren (Michigan DHHS 2017, Farrell & Gray 2018, Popence 1996, Zinsmeister 1992). Jungen scheinen in zerrütteten Familien, in denen der Vater fehlt, besonders schlecht dran zu sein (Farrell & Gray 2018).
- mithelfen, Kindern einen moralischen Kompass, Grenzen, Verhaltensregeln, Selbstachtung, Verantwortungsbewusstsein, Abenteuergeist, Hilfsbereitschaft, Empathie und ein positives Verständnis der eigenen sexuellen Identität zu vermitteln (Farrell & Gray 2018, Zinsmeister 1992).
- Kinder lehren, wie man spielt, Wettkämpfe bestreitet und Aggressionen im Zaum hält. Zum Beispiel können Kinder beim Raufen und Herumtoben mit einem fürsorglichen Vater lernen, was sicher und was unangebracht ist (Farrell & Gray 2018, Popence 1996, Schore 2012).
- Kinder anspornen und ein bisschen herausfordern, sodass sie Selbstvertrauen entwickeln, während sie lernen, Gefahren einzuschätzen und zu überwinden (Mütter wollen Kinder eher in Sicherheit wissen) (Grossman et al. 2008).
- Kinder spirituell unterstützen und ihnen ein geistiges Vorbild sein. Wenn ein Vater zum Beispiel regelmäßig Gottesdienste besucht, ist die Wahrscheinlichkeit, dass seine Kinder das im Erwachsenenalter ebenfalls tun, zehn- bis zwanzigmal so hoch wie bei einem Vater, der keine Gottesdienste besucht – unabhängig davon, ob oder wie oft die Mutter zur Kirche geht (Haug & Wanner 2000).
- Töchtern helfen, gesunde Vorstellungen von Sexualität und ihrer eigenen Weiblichkeit, heterosexuelles Vertrauen und die Fähigkeit zu Beziehungen mit Männern zu entwickeln (Popence 1996). Töchter, die mit der Liebe eines Vaters aufwuchsen, fühlen sich mit größerer Wahrscheinlichkeit liebenswert und suchen mit geringerer Wahrscheinlichkeit auf ungesunde Arten nach Liebe (Farrell & Gray 2018. Zinsmeister 1992).

Es ist also klar, dass im Idealfall beide primären Fürsorgepersonen wichtige Beiträge zur Entwicklung des heranwachsenden Kindes leisten. Doch viele Väter sind heute immer weniger an der Kindererziehung beteiligt – vielleicht weil sie geschieden oder mit ihrer Arbeit, Freizeitaktivitäten oder eigenen belastenden Kindheitserfahrungen beschäftigt sind. Väter können auch – genau wie Mütter – aufgrund von psychischen Erkrankungen abwesend sein. Zum Beispiel machen zehn Prozent der Väter eine postpartale Depression durch (Raeburn 2014).

Aus einer Vielzahl von Gründen erkennen Väter manchmal nicht, wie wichtig ihre elterlichen Beiträge für die Entwicklung des Kindes sind. Wenn Väter beispielsweise bei der Geburt dabei sind, verbinden sie sich oft stärker mit ihren Kindern. Wenn Väter während der Schwangerschaft abwesend sind, kommen die Kinder mit einer größeren Wahrscheinlichkeit zu früh oder mit einem niedrigeren Geburtsgewicht zur Welt (siehe Raeburn 2014). Der Verlust des Vaters während der Schwangerschaft erhöht sogar das Risiko für Schizophrenie (Huttunen & Niskanen 1978).

Selbst wenn Sie in Ihren ersten Lebensjahren keine liebevollen, engagierten Eltern hatten, besteht Grund zur Zuversicht. Imaginationsübungen, die Sie bald machen werden, können Ihnen helfen, die Liebe zu erfahren, die ideale Eltern Ihnen geschenkt hätten, und Ihr Gehirn neu vernetzen, als hätten Sie diese Fürsorge tatsächlich erhalten.

3.4 Drei abschließende psychologische Aspekte von belastenden Kindheitserfahrungen

Um Ihr Verständnis der Psychologie von ACEs zu vervollständigen, das die theoretische Grundlage für die Fertigkeiten bildet, die Sie später einüben werden, untersuchen wir noch drei wichtige Themen: innere Sicherheit, belastende Kindheitserfahrungen, die nach den ersten Lebensjahren gemacht werden, und Scham.

Innere Sicherheit

> Ich schließe immer noch die Augen und gehe heim – davon kann ich immer zehren.
>
> – Dolly Parton

Sich in einer unberechenbaren Welt sicher zu fühlen ist ein kostbares Geschenk. Das Wörterbuch definiert „Sicherheit“ als Gemütsruhe und Freiheit von Angst, Zweifeln und übertriebener Besorgnis wegen der Urteile anderer Menschen, als ein Gefühl der Gelassenheit, Gewissheit oder Zuversicht. Man fühlt sich von Gefahren nicht übermäßig bedroht. Man fühlt sich gefestigt, stark, stabil, verankert und widerstandsfähig.

Beispiele für äußere Sicherheit sind:

- finanzielle Sicherheit – man hat genug Geld (und ist sozialversichert).
- physische Sicherheit – man wohnt in einem sicheren Zuhause in einer sicheren Umgebung, kann sich selbst schützen oder andere um Schutz bitten.
- Beziehungssicherheit – die Mitglieder einer Gemeinschaft haben sich entschieden, zusammenzubleiben und füreinander da zu sein.
- Job-Sicherheit – man ist zuversichtlich, dass die eigene Ausbildung einem einen Arbeitsplatz sichert.

Diese Formen von Sicherheit sind wichtig und erstrebenswert. Aber da die Welt unberechenbar ist, können äußere Sicherheiten nie hundertprozentig sein. In diesem Arbeitsbuch konzentrieren wir uns auf die innere emotionale Sicherheit. Das ist die Sicherheit, die uns durchhalten lässt, wenn es schwierig wird. Es ist die einzige Form von Sicherheit, auf die wir uns wirklich immer verlassen können. Innere Sicherheit ist schwerer zu definieren, weil man sie nicht sehen kann, aber sie fühlt sich folgendermaßen an:

- Man fühlt sich ruhig, ausgeglichen, nicht aufgewühlt; man empfindet einen inneren Frieden, selbst wenn auf der Welt Chaos herrscht.
- Man hat ein stabiles Selbstwertgefühl, das von äußeren Ereignissen wie dem Auf und Ab der Börsenkurse nicht erschüttert wird.
- Man akzeptiert und schätzt sich selbst, trotz seiner Fehler.
- Man ist froh, dass man ist, wer man ist – man kann mit innerer Freude, Liebe und Selbstachtung in den Spiegel schauen statt mit Selbstzweifeln oder Scham.
- Man kann mit den unvermeidlichen Herausforderungen des Lebens umgehen, ist nicht übermäßig besorgt, sondern zuversichtlich, dass man mit den meisten Dingen ganz gut zurechtkommt.
- Man lässt sich von den Urteilen anderer nicht verunsichern – sie sind schließlich auch nur (unvollkommene) Menschen.
- Man weiß, dass man nicht nur aus Fehlern und Schwächen besteht – und definiert sich auch nicht darüber, wie andere einen behandeln.

Es ist normal, sich manchmal oder sogar oft unsicher und unzulänglich zu fühlen. So fühlen wir uns alle bisweilen. Das gehört zum Menschsein dazu. Aber es ist möglich, innerlich immer sicherer zu werden, während wir neue Fertigkeiten entwickeln und neue innere Ressourcen erschließen.

Innere Sicherheit inmitten von Chaos kann in der Herkunftsfamilie, in späteren liebevollen Beziehungen, aus spirituellen Quellen und durch die Aneignung von wichtigen Bewältigungskompetenzen gewonnen werden. Falls Sie nicht das Glück hatten, in Ihrer Kindheit zu erleben, was liebevolle Beziehungen und sichere Bindungen sind, können Sie lernen, sich selbst eine gute Mutter / ein guter Vater zu sein und die

Bedürfnisse zu erfüllen, die in früheren Lebensjahren unerfüllt blieben. Das sind wichtige Ziele dieses Arbeitsbuches.

Was ist mit belastenden Kindheitserfahrungen, die *nach* den ersten Lebensjahren gemacht wurden?

Nach den ersten Lebensjahren können die Auswirkungen von ACEs sich akkumulieren. Zwischen dem dritten und dem vierten Lebensjahr sind beide Gehirnhälften hinreichend entwickelt und funktionsfähig. Wenn erst beide Gehirnhälften des Kindes aktiv sind, können sich weitere Auswirkungen von ACEs wie ein niedriges Selbstwertgefühl und / oder Scham entweder implizit oder explizit einprägen (Siegel 2006). Zum Beispiel kann das Zusammenleben mit einem überkritischen Elternteil ein bereits niedriges Selbstwertgefühl explizit einprägen oder weiter verfestigen.

Scham

Haben Sie schon Menschen kennengelernt, die in den Augen der Welt intelligent, sympathisch, attraktiv und sogar erfolgreich sind, sich selbst jedoch zutiefst verabscheuen? Eine Erklärung dafür ist Scham. Scham steht in engem Zusammenhang mit unsicherer Bindung und niedrigem Selbstwert – beides Auswirkungen von belastenden Kindheitserfahrungen.

Zunächst eine Klarstellung. Es besteht ein wesentlicher Unterschied zwischen Scham und Schuld. Der logische Verstand akzeptiert eine tatsächliche Schuld. Das Eingeständnis, etwas falsch gemacht zu haben, motiviert uns, etwas zu unternehmen, um das Fehlverhalten wiedergutzumachen. Doch in den ersten Lebensjahren ist der logische Verstand noch nicht voll entwickelt. Und in der späteren Kindheit kann toxischer Stress den logischen Verstand ausschalten, weil das Gehirn sich nicht um Logik schert, wenn es ums Überleben geht. Das öffnet die Tür für Scham, die sich nun einnisten kann. Scham ist das Gefühl, durch und durch schlecht zu sein – Selbsthass oder Selbstverachtung. Scham kann sich als Ergebnis wiederholter Bindungsstörungen, die während der ersten 18 Lebensmonate stattfanden, implizit als ein Felt Sense – Emotionen und Körperempfindungen – ins rechte Gehirn einprägen (Schore 1994, 2007). Zum Beispiel kann ein Kleinkind nonverbale Botschaften einer es missbrauchenden oder vernachlässigenden Fürsorgeperson verinnerlichen, die ihm vermitteln, dass es nicht geschätzt wird oder nicht wichtig ist. Eine anerkannte tatsächliche Schuld kann das Wohlbefinden fördern, Scham dagegen nicht. Sie ist Teil Ihres Felt Sense, dessen viele Auswirkungen sich mit denen der unsicheren Bindung überschneiden (wie Anhang B zeigt). Auf dieses wichtige Thema werden wir in späteren Kapiteln zurückkommen.

Es ist typisch für Scham, die sich in den frühen Lebensjahren eingenistet hat, dass sie resistent gegen äußere Erfolge wie gute schulische oder berufliche Leistungen ist. Egal, wie erfolgreich Sie sind, in Ihnen kann diese hartnäckige Scham lauern. Dagegen hilft normalerweise auch keine verbale Überzeugungsarbeit – Versuche von Ihnen selbst oder anderen, sie Ihnen auszureden. Die Heilung von Scham findet eher über das Herz statt. Wie Sie bald sehen werden, lässt Scham sich transformieren, indem man ihr mit Akzeptanz, Verständnis und Mitgefühl begegnet und die mit ihr verbundenen neuronalen Pfade neu vernetzt. Mithilfe dieses Buches werden Sie bald die dazu nötigen Fertigkeiten erwerben.

3.5 Was haben Sie bisher gelernt?

Die Forschungsergebnisse sind klar: Belastende Kindheitserfahrungen, Bindungsstörungen und der aus ihnen resultierende Verlust des Selbstwertgefühls können Ihre Psyche prägen und Jahrzehnte später Ihre Gesundheit beeinträchtigen (siehe zum Beispiel Slobodin et al. 2011 sowie Price, Connor & Allen 2017). Jetzt wissen Sie warum. Brisch (2001, S. 267) hat Erkenntnisse der Bindungsforschung gut zusammengefasst: „Bindung [ist] eine Herausforderung …, die vielleicht schon vorgeburtlich, vielleicht sogar vor der Zeugung beginnt und sich über die Geburt hinweg bis ins hohe Alter erstreckt.“ Und zu Bindungsstörungen können belastende Erfahrungen in der späteren Kindheit hinzukommen.

Es ist gut, zu erkennen, mit welchen Herausforderungen Sie es zu tun haben, und noch besser, zu wissen, was Sie gegen ungesunde Auswirkungen belastender Kindheitserfahrungen tun können. Sie können lernen, Ihr Gehirn neu zu vernetzen, sodass es widerstandsfähiger gegen Stress wird.

Es ist hilfreich, die Situation auch aus einer anderen Perspektive zu betrachten. Belastende Erfahrungen in der Kindheit sind nicht ausschließlich schlecht. Sie können uns auch anspornen, stärker zu werden und uns neue Fertigkeiten anzueignen, die uns damals fehlten. Tatsächlich legen einige Studien sogar nahe, dass Menschen ohne belastende Kindheitserfahrungen, die keine Resilienz entwickeln, ein höheres Risiko für Entzündungen und Depressionen im späteren Leben haben können als diejenigen, die durch einige Widrigkeiten reifer und widerstandsfähiger wurden (siehe Nakazawa 2019, Young-Wolff et al. 2019). Ich hatte das Privileg, Menschen befragen zu können, die extreme Widrigkeiten überlebt haben. Sie sagen oft, dass sie sich die Erfahrungen, die sie machen mussten, nicht ausgesucht hätten, aber dass sie sie jetzt, im Rückblick, für kein Geld der Welt eintauschen würden. Selbst negative Erfahrungen lassen sich in einen Vorteil verwandeln.

In den nachfolgenden Kapiteln werden Sie auf der Grundlage der inzwischen gewonnenen Erkenntnisse Fertigkeiten und Strategien entwickeln, um zu heilen und resilienter zu werden. Sie haben mehr Glück als Ihre Vorfahren, die vielleicht schädliche familiäre Muster wiederholten und nichts von dem wussten, was Sie lernen werden. Sie können verstehen, wie sie und Ihre Fursorgepersonen getickt haben. Sie können beschließen, eine Übergangsperson in Ihrem Familienstammbaum zu werden, die den Teufelskreis des Leids durchbricht. Sie können Ihre Stärken entdecken und Ihre Erfahrung nutzen, um zu heilen und stärker zu werden. Falls Ihre Hürden im Leben höher waren als die anderer Menschen, werden Sie wahrscheinlich daran arbeiten müssen. Es kann länger dauern, aber es wird Sie auf jeden Fall weiterbringen. Sie können dieses Arbeitsbuch als Pflege für die Seele betrachten – Ihre Seele ist der Kern des Menschen, der Sie sind. Dieser Kern bleibt intakt und fähig, sich weiterzuentwickeln, ungeachtet dessen, was Sie in der Vergangenheit erlebten und wie Sie möglicherweise behandelt wurden.

Ein konstruktiver Wandel ist sehr viel wahrscheinlicher, wenn wir Dinge mit dem Herzen verstehen. Bevor wir zum nächsten Teil dieses Buches kommen, machen Sie bitte die nachfolgende Übung, um einen Überblick über Ihre frühe Kindheit zu gewinnen.

Erinnerungen an meine Familie

Denken Sie über die folgenden Fragen nach und beantworten Sie sie schriftlich. Notieren Sie einfach, was hochkommt, ohne zu urteilen. Nehmen Sie sich Zeit. Es ist ein wichtiger Schritt im Heilungsprozess, Ihre Reaktionen mit Gleichmut – und einer wohlwollenden Akzeptanz dessen, was Sie erlebten – aushalten zu lernen.

1. Wo lebten Sie in Ihrer frühen Kindheit? Wer wohnte mit Ihnen zusammen?

   ____

   ____

   ____

   ____

2. Waren die Mitglieder Ihres Haushalts gerne miteinander zusammen?

____

____

____

3. Wie lösten Erwachsene in Ihrem Haushalt ihre Unstimmigkeiten?

____

____

____

4. Gab Ihnen jemand in Ihrer frühen Kindheit das Gefühl, ein besonderer Mensch zu sein? Sicher zu sein?

____

____

____

5. Wer war/en in Ihrer frühen Kindheit Ihre wichtigste/n Fürsorgeperson/en?

____

____

____

6. Wie würden Sie Ihre Fürsorgepersonen beschreiben? Können Sie einige ihrer typischen Stärken und Schwächen nennen?

____

____

____

7. Wie würden Sie Ihre Beziehung mit jeder von ihnen beschreiben?

____

____

____

8. Wie haben sie Sie erzogen?

____

____

____

9. Was taten Sie als Kleinkind, wenn Sie aufgebracht waren? Bei wem suchten Sie Trost? Was geschah dann normalerweise?

____

____

____

10. Können Sie Ihr erstes Getrenntsein von Ihren Eltern oder einem Elternteil beschreiben? Wie war das für Sie? Wie reagierte/n sie / er?

____

____

____

11. Fühlten Sie sich als Kind jemals von Ihren Eltern oder einem Elternteil abgelehnt oder zurückgewiesen? Wenn ja, wie war das für Sie?

____

____

____

12. Was war in Ihrer frühen Kindheit das Schwierigste für Sie?

____

____

____

13. Welche (positiven und negativen) Auswirkungen haben Ihre frühen Kindheitserfahrungen auf Ihr heutiges Leben?

___

___

___

14. Welche anderen Familienmitglieder oder Fürsorgepersonen beeinflussten Sie positiv und / oder negativ?

___

___

___

15. Wer oder was hat Ihnen bisher geholfen zu überleben? Welche inneren Stärken, Interessen oder Motivationen ließen Sie durchhalten? Welche Ressourcen in Ihrem Umfeld unterstützten Sie?

___

___

___

Dieser Fragebogen ist angelehnt an George, Kaplan & Main 1985 sowie an van der Kolk 2019.

Teil II

Lösungen

Über das Heilen

4. Das Heilungsversprechen

Jeder Mensch kann von toxischem Stress überwältigt oder verwundet werden, besonders in der frühen Kindheit, bevor das Gehirn voll entwickelt ist und Bewältigungskompetenzen erlernt werden – und erst recht ohne eine beschützende Fürsorgeperson. Doch es gibt allen Grund zur Hoffnung. Jedes von toxischem Stress verursachte Leid lässt sich erheblich lindern, selbst Jahrzehnte später noch. Das Gehirn ist plastisch. Es kann neu vernetzt werden. Verborgene Wunden können heilen, wenn wir den Mut haben, sie mit Verständnis, Mitgefühl und Know-how anzugehen. Alle Lösungen scheinen die Stressreaktion zu regulieren, das Epigenom vorteilhaft zu verändern und Telomere zu erhalten. Zudem können sie schädliche Programmierungen im Gehirn, die durch belastende Kindheitserfahrungen entstanden, umschreiben, um unser Selbsterleben zu verändern.

Was heilt das traumatisierte Gehirn? Ein Leitprinzip ist: Nicht die Zeit heilt Wunden, sondern reife Liebe! Liebe – manchmal auch Fürsorge, Respekt, Akzeptanz, Mitgefühl, Güte, Rücksicht oder sanfte Freundlichkeit genannt – verändert das Gehirn und den Körper positiv. Sie entschärft traumatische Erinnerungen. Und Erinnerungen an erfahrene Liebe, die wir *abrufen oder schaffen,* helfen uns, Leid zu ertragen. Liebe kann das Gehirn umformen. Wie Richard Davidson, einer der führenden Neurowissenschaftler der Welt, dazu treffend bemerkte: „Es läuft alles auf Liebe hinaus“ (Davidson 2009). Wenn es in Ihren Entwicklungsjahren an Liebe fehlte, können Sie lernen, diesen Mangel im späteren Leben auszugleichen.

Ein weiteres wichtiges therapeutisches Ziel ist, Ihrem Körper und Ihrem rechten Gehirn, in dem das Trauma sitzt, zu helfen, sich sicher zu fühlen und sich zu beruhigen. Zusammen mit der Erfahrung von reifer Liebe erzeugt die Erfahrung von Sicherheit und Ruhe den Zustand, in dem traumatische Erinnerungen neu vernetzt und bewältigt werden können (van der Kolk 2019). Die Wahrnehmung spielt ebenfalls eine wichtige Rolle. Wer Leid als eine schreckliche Erfahrung betrachtet, die unheilbare Wunden hinterlässt, tut sich schwerer als jemand, der Leid als eine schwierige Erfahrung ansieht, die uns dazu herausfordert, neue innere Stärken und Bewältigungskompetenzen zu entwickeln. Schließlich sind es innere Stärken und Bewältigungskompetenzen, die resiliente Menschen auszeichnen. Resilienz hilft uns, stressbedingte Erkrankungen zu verhindern oder zu überwinden und gleichzeitig unser Wohlbefinden und unsere Leistungsfähigkeit zu optimieren. Zu einem großen Teil können Sie Resilienz selbst aufbauen. Falls es Ihren Vorfahren an Resilienz und Know-how fehlte, um toxischen Stress zu bewältigen, können Sie die Übergangsperson in Ihrer Familie werden, die einen Wandel herbeiführt.

4.1 Sich öffnen

Tatsächlich sind wir so krank wie unsere Geheimnisse. Es ist nicht gesund, schmerzhafte Geheimnisse in sich anzustauen. Der Weg zur Heilung und zum Aufbau von Resilienz beginnt mit einer Bewusstwerdung. Wie Sie inzwischen wissen, ist es heilsam, zu verstehen, was Ihren Schmerz verursacht und warum. Und es fördert den Heilungsprozess, schmerzhafte Geheimnisse auf eine konstruktive Weise loszuwerden. Die meisten Menschen empfinden es als wohltuend, mit einem empathischen Menschen über belastende Kindheitserfahrungen zu reden. Viele Gesundheitsexpert*innen und -experten befürworten inzwischen ein Routine-Screening auf belastende Kindheitserfahrungen als Teil der medizinischen Diagnostik, so, wie routinemäßig das Gewicht oder der Blutdruck ermittelt werden. Im Rahmen einer umfangreichen Studie baten Ärzt*innen Patient*innen, ihnen zu erzählen, wie die belastenden Kindheitserfahrungen, die sie bei einem Screening angegeben hatten, sie in ihrem späteren Leben beeinflussten. Die Patient*innen sagten später, dass sie sich akzeptiert fühlten, weil die Ärzt*innen ihnen wirklich zuhörten, als sie ihnen ihre tiefsten Geheimnisse offenbarten, und sie trotzdem weiterhin behandeln wollten. Ihr Geheimhaltungsstress wurde reduziert. Diese Art von Screening auf belastende Kindheitserfahrungen führte zu einer Verringerung der Arztbesuche um 35 Prozent und einem Rückgang der Besuche in der Notaufnahme um elf Prozent. Vielleicht möchten Sie auch mit Ihrem*r Arzt*Ärztin über die Möglichkeit sprechen, eine*n Psychotherapeuten*Psychotherapeutin aufzusuchen, der*die Erfahrung mit der Verarbeitung quälender Erinnerungen hat, die mit ACEs zusammenhängen.

4.2 Heilende Einstellungen

Halten Sie sich zugute, dass Sie bisher resilient genug waren, eine schwierige Kindheit mit belastenden Erfahrungen zu überleben. Erkennen Sie an, dass das wichtige innere Stärken erforderte. Sie beginnen also mit bereits vorhandenen inneren Stärken, die ausgebaut werden können.

Beschließen Sie, eine glücklichere Kindheit zu schaffen, indem Sie Ihre emotionalen Wunden, auch die traumatischen, heilen und Freude in Ihr Leben bringen. Ein Trauma ist eine Erfahrung, die zu der Zeit, in der sie gemacht wird, zu überwältigend ist, um sie verarbeiten zu können. Es ist keine Schande, traumatisiert zu sein. Jeder Mensch kann von einer Erfahrung überwältigt und traumatisiert werden, aber auch lernen, sie zu bewältigen. Der erste Schritt ist die Heilung der verborgenen Wunden, sodass Sie Ihren Weg unbelastet fortsetzen können. Stellen Sie sich vor, Sie versuchen, mit einem gebrochenen Knöchel durch den Wald zu laufen. Die quälenden Schmerzen machen es Ihnen unmöglich, die Schönheit der Natur zu genießen. Es ist also klug, sich die Zeit zu nehmen, die die Heilung des Knöchels braucht, bevor Sie zu einem Waldspaziergang aufbrechen. Desgleichen ist es klug, verborgene emotionale Wunden zu heilen, sodass Sie Ihre Reise durchs Lebens genießen können. Da ein Trauma von Natur aus überwältigend ist, kann es sinnvoll sein, die Hilfe eines Traumaspezialisten oder einer Traumaspezialistin in Anspruch zu nehmen. Gute Traumatherapeut*innen wissen, dass Worte und Logik allein selten tief genug gehen, um Erinnerungen an toxischen Kindheitsstress zu heilen, die nicht in den verbalen und logischen Bereichen des Gehirns gespeichert sind. Die Behandlung von Traumata erfordert speziell ausgebildete Psychotherapeut*innen. Sie können viel dazu beitragen, unnötiges fortwährendes Leid zu lindern.

4.3 Traumabasiswissen

Denken Sie an etwas leicht Unangenehmes zurück, das Sie in der letzten Woche erlebt haben. Wahrscheinlich fällt es Ihnen nicht schwer, sich an die Details des Geschehnisses zu erinnern. Die Erinnerung hat einen Anfang, eine Mitte und ein Ende. Sie können sie hervorholen wie eine Akte aus einem Aktenschrank und mit den entsprechenden Gefühlen betrachten. Sie wissen noch, wann das Geschehnis stattfand, und können es zusammen mit anderen Erinnerungen ins Gedächtnis zurückrufen. Sagen wir zum Beispiel, Sie waren letzte Woche in Eile und konnten Ihren verlegten Autoschlüssel nicht finden. Das war zwar frustrierend, aber Sie können sich an viele andere Tage erinnern, an denen Sie gut organisiert waren, wissen also, dass Ihnen so etwas normalerweise nicht passiert. Deshalb können Sie die Erinnerung ohne übermäßigen Stress abspeichern.

Denken Sie nun an eine traumatische Erinnerung wie einen Missbrauch. Die Teile des Gehirns, die Erinnerungen auf eine ordnungsgemäße logische Art abspeichern – wie Akten in einem Aktenschrank –, sind unter toxischem Stress inaktiv, weil sie entweder noch nicht voll entwickelt oder abgeschaltet sind (wie Sie bereits wissen, hat das Überleben Vorrang vor der Logik). Die traumatische Erinnerung wird als einzige Erinnerung „auf dem Schreibtisch abgelegt“ und hält uns in höchster Alarmbereitschaft, auch wenn die Gefahr längst vorüber ist.

Die traumatische Erinnerung ist stark emotional aufgeladen, denn während wir uns im Überlebensmodus befinden, sind starke Emotionen nötig, um uns zum Kampf oder zur Flucht vor der Gefahr anzutreiben. Gedanken wie „Ich bin hilflos“ oder „Niemand wird mich lieben, wenn ich nicht normal wirke“ werden in der Regel unter der Bewusstseinsschwelle in die Erinnerung eingebettet – eher als ein Felt Sense, weil die denkenden Bereiche des Gehirns entweder abgeschaltet oder noch nicht voll entwickelt sind. Das ist Teil der durchaus sinnvollen Verschaltung des Gehirns: Wir wollen nicht zu viel nachdenken, wenn das Überleben sofortiges Handeln erfordert.

Bruchstücke der Erinnerung werden nicht integriert – sie bleiben nicht zusammen. Deshalb kommen normalerweise nur einige der Bruchstücke ins Bewusstsein, wenn etwas, das an das traumatische Erlebnis erinnert, die traumatische Erinnerung triggert. So kann Ihnen beim Einkaufen ein Hauch von einem bestimmten Kölnischwasser in die Nase wehen, und Ihnen wird plötzlich übel, ohne dass Sie wissen, warum. Dieser Duft erinnert Sie daran, dass Sie von einem Mann misshandelt wurden, der dieses Kölnischwasser benutzte. Vielleicht verspüren Sie auch Angst, ohne zu wissen, warum. Normalerweise bleiben Erinnerungen, die überlebenswichtig sind, unverändert im Gehirn gespeichert. Wenn diese Erinnerungen getriggert werden, lassen sie uns auf die gleiche Weise reagieren wie in der ursprünglichen bedrohlichen Situation, obwohl diese Überlebensreaktion nicht mehr nötig ist. Solange wir die ursprüngliche Erinnerung vermeiden und sie nicht verarbeiten oder bewältigen, kann sie getriggert werden. Vielleicht triggert nur empfundener Stress eine belastende Erinnerung derart, dass Teile der Erinnerung wieder auftauchen. Dann spricht man von einer *zustandsabhängigen* Erinnerung.

Das Prinzip für die Heilung traumatischer Erinnerungen ist Rekonsolidierung. Es besagt, dass Erinnerungen veränderbar sind. Das heißt, wenn wir die verschiedenen Aspekte einer toxischen Erinnerung ins Bewusstsein bringen, hat das Gehirn eine Chance, sie zu verändern. Wenn wir uns also die Körperempfindungen, Emotionen, Gedanken und Bilder einer traumatischen Erinnerung ins Gedächtnis rufen und die Einzelheiten jemandem erzählen, der unsere Geschichte mit Respekt anhört und bezeugt, dann beginnt Respekt die Scham zu ersetzen. Wenn wir uns beruhigen können, während wir die traumatische Erinnerung weitererzählen, dann beginnt innere Ruhe die Erregung zu ersetzen, die bisher mit der Erinnerung verbunden war. Und wenn wir uns einen anderen Ausgang der traumatischen Erinnerung vorstellen können, dann beginnt das neue Bild das alte zu ersetzen.

Die erfolgreichsten Traumatherapien setzen auf das Prinzip der Rekonsolidierung. Wie bereits ausgeführt, sind traumatische Erinnerungen meistens im nonverbalen rechten Gehirn abgespeichert. Deshalb haben traditionelle Gesprächstherapien normalerweise nur sehr begrenzten Erfolg, zumindest anfangs. Auch Sie werden das Prinzip der Rekonsolidierung anwenden, während Sie Ihr Gehirn mithilfe von verschiedenen Fertigkeiten aus diesem Arbeitsbuch neu vernetzen.

4.4 Sollten Sie eine Traumatherapie in Erwägung ziehen?

Wenn Sie Ihre Genesungsreise unternehmen, überlegen Sie sich vielleicht, ob Sie psychotherapeutische Hilfe in Anspruch nehmen sollten, am besten von einem Traumaspezialisten oder einer Traumaspezialistin, der*die Ihnen hilft, die Nachwirkungen belastender Kindheitserfahrungen zu bewältigen. Geschulte Traumatherapeut*innen sind wie Trainer*innen oder Reiseführer*innen. Weltklasse-Sportler*innen haben normalerweise Trainer*innen, die ihnen Perspektiven aufzeigen, ihnen alles Nötige beibringen, ihre Talente fördern und sie moralisch unterstützen. Und mit einem*r erfahrenen Reiseführer*in kann man mehr von einer Reise haben. Qualifizierte Psychotherapeut*innen sind wie Bewältigungstrainer*innen oder Reiseführer*innen, die Ihnen den Weg zu mehr Resilienz zeigen. Bei der richtigen Person psychotherapeutische Hilfe zu suchen ist eine kluge Entscheidung, die die Heilung beschleunigen und unnötiges Leid lindern kann. Sie müssen nicht jahrzehntelang unnötig leiden, denn Traumaspezialist*innen entdecken Jahr für Jahr mehr effektive Möglichkeiten, verborgene Wunden zu heilen.

Wir neigen von Natur aus dazu, schmerzhafte Erinnerungen zu vermeiden. Das tun wir, indem wir Gefühle betäuben oder einfach leugnen, dass die Vergangenheit immer noch schmerzt, oder den Schmerz durch Süchte (Drogenkonsum, Glücksspiel, Shopping, Arbeit und so weiter) überdecken. Doch wenn wir solche Erinnerungen vermeiden, bleiben sie unberührt und drängen sich wahrscheinlich immer wieder auf unangenehme Weise ins Bewusstsein. Das Ziel einer Therapie ist, solche Erinnerungen ans Licht zu bringen, ihre belastenden Aspekte zu neutralisieren und die Erinnerungsfragmente zusammenzusetzen. Dann kann eine traumatische Erinnerung als *eine* Erinnerung neben anderen im Aktenschrank abgelegt werden, statt als einzige Erinnerung auf dem Schreibtisch liegen zu bleiben.

Vielleicht fühlen Sie sich wohl dabei, wenn Sie die Fertigkeiten aus diesem Arbeitsbuch alleine ausprobieren. Oder vielleicht beschließen Sie, sich einen Therapeuten oder eine Therapeutin zu suchen, der*die Sie unterstützen kann, wenn Sie diese Fertigkeiten bereits beherrschen und sich mit besonders belastenden Erinnerungen oder Symptomen auseinandersetzen. Der Rest dieses Kapitels wird Ihnen helfen, sich darüber klar zu werden, ob psychotherapeutische Hilfe das Richtige für Sie sein könnte.

4.5 Hilft eine Psychotherapie?

Ja. Eine gute Psychotherapie kann Traumasymptome lindern und das Selbstwertgefühl heben. Zum Beispiel wurde festgestellt, dass eine Traumatherapie das Selbstwertgefühl von sexuell missbrauchten Kindern und Jugendlichen verbessert (Harvey & Taylor 2010). Eine Psychotherapie verändert die Genexpression (Schore 2012), was zu einem ruhigeren Gehirn führt.

Häufig fürchten Traumaüberlebende, „bis in ihr tiefstes Inneres geschädigt worden zu sein und von dieser Schädigung nie mehr genesen zu können" (van der Kolk 2019, S. 10). Vielleicht glauben Sie aufgrund einer erfolglosen früheren Erfahrung mit einem Psychotherapeuten oder einer Psychotherapeutin, dass Ihnen nichts helfen kann. Doch meine Erfahrung hat mich gelehrt, dass kein Loch so tief oder dunkel ist, dass man nicht hinausklettern kann, besonders mit der richtigen Hilfe. Wieder ist Liebe – zusammen mit Ruhe und Sicherheit – das Heilmittel. Reife Liebe ersetzt Furcht und heilt verborgene Wunden. Wie Lewis und seine Kollegen schrieben (2000, S. 169): „Liebe ist nicht nur ein Therapieziel, sie ist auch das Mittel, mit dem jedes Ziel erreicht wird." Und für eine Psychotherapie gilt dasselbe wie für eine Operation: „Nur menschliche Liebe unterscheidet sie von einem Unterfangen zweier Verrückter" (Dr. Richard Selzler, zitiert in Lewis, Amini & Lannon 2000, S. 190).

4.6 Wann eine Therapie in Betracht zu ziehen ist

Sie sollten eine Therapie vielleicht ernsthaft in Betracht ziehen, wenn Sie immer noch leiden und zu kämpfen haben und die Zeit keine ausreichende Linderung gebracht hat, sondern Symptome sich womöglich sogar verschlimmert haben. Wenn Sie sich unsicher sind, ob eine Therapie Ihnen helfen könnte, fragen Sie sich, ob Ihnen von den nachfolgend aufgezählten Symptomen das eine oder andere bekannt vorkommt. Eine Therapie kann helfen, jedes davon anzugehen.

- Sie können nicht ohne intensiven Schmerz oder Stress an bestimmte Erinnerungen denken.
- Sie haben Erinnerungsintrusionen, einschließlich Albträumen, Flashbacks oder Halluzinationen.
- Sie selbst oder Ihre Umgebung erscheinen Ihnen unwirklich.
- In stressigen Zeiten schweifen Ihre Gedanken immer wieder ab.
- Sie werden häufig oder ständig von negativen Gefühlen gequält. Dazu können erdrückende Gefühle von Wertlosigkeit, Scham, Schuld, Angst oder Niedergeschlagenheit oder auch extreme Reizbarkeit oder Wut gehören. Pessimismus oder harsche Selbstkritik können einen ungelösten inneren Schmerz widerspiegeln.

- Sie fühlen sich innerlich taub, sind unfähig, positive Gefühle wie Freude zu empfinden.
- Sie haben eine psychische Erkrankung wie eine Angst- oder Panikstörung, eine Depression oder eine bipolare Störung, gegen die Willenskraft allein nicht hilft.
- Sie verletzen sich oder sind im Begriff, sich selbst zu schaden (zum Beispiel indem Sie sich ritzen oder auf andere Weise körperlich verletzen, Selbstmordgedanken hegen oder sich selbstzerstörerisch verhalten, nicht auf sich achten, indem Sie beispielsweise eine notwendige medizinische Behandlung vermeiden, schlechte Schlaf-, Ess- oder Bewegungsgewohnheiten oder ungeschützten Sex haben, riskante Verhaltensweisen zeigen, beispielsweise gefährlich schnell, betrunken oder unter Drogen Auto fahren).
- Sie sind süchtig – zum Beispiel nach Drogen, Alkohol, Glücksspielen, Essen oder Arbeit – und haben gleichzeitig Traumasymptome (suchen Sie nach einem Therapeuten oder einer Therapeutin, der / die auch Ihre Sucht behandeln kann, während Sie Ihre traumatischen Erinnerungen verarbeiten).
- Sie können Ihren häuslichen oder beruflichen Alltag nicht meistern (Sie haben beispielsweise Schwierigkeiten, sich zu konzentrieren oder einfache Aufgaben zu verrichten; Sie meiden Menschen oder Orte, obwohl Ihre Anwesenheit erforderlich wäre).
- Stress beeinträchtigt Ihren Schlaf so stark, dass Sie tagsüber erschöpft sind.
- Beziehungen leiden unter Verhaltensmustern, die in der Vergangenheit entstanden.
- Sie spüren, dass etwas aus der Vergangenheit Ihre seelische oder körperliche Gesundheit beeinträchtigen könnte.
- Erinnerungen oder Symptome scheinen Sie zu überwältigen.
- Themen oder Übungen aus diesem Buch destabilisieren Sie.

4.7 Richtlinien und Erwartungen

Der Heilungsprozess verläuft in der Regel schrittweise. Die meisten Menschen profitieren bereits in den ersten paar Monaten erheblich von einer Psychotherapie, obwohl oft eine Dauer von neun bis 24 oder sogar mehr Monaten empfohlen wird. Das hängt von Faktoren wie der Art Ihres Traumas, Ihrem Unterstützungssystem und Ihrer gegenwärtigen Belastbarkeit ab. (Mit einigen vielversprechenden Therapien lassen sich schon in viel kürzerer Zeit gute Erfolge erzielen.)

Eine Einzeltherapie ist normalerweise der beste Einstieg, obwohl die Zugehörigkeit zu einer Gruppe den Heilungsprozess unterstützen kann. Die meisten Therapien beginnen mit einer Aufklärung über Traumata und ihre Auswirkungen (Psychoedukation). Dann werden Fertigkeiten vermittelt, bei denen es um Sicherheit und Stabilisierung, die Regulation von Emotionen und Erregung, das Selbstwertgefühl, Beziehungen, die Verarbeitung von Erinnerungen und den Übergang zu einem erfüllteren Leben geht.

Die Suche nach Hilfe kann eine Herausforderung sein, wenn Sie gelernt haben, anderen zu misstrauen, wenn Sie zu der Überzeugung gelangt sind, dass niemand Ihnen zuhören oder helfen will, oder wenn Sie meinen, kein Glück zu verdienen. Sie werden also einen Therapeuten oder eine Therapeutin finden wollen, mit dem / der Sie sich wohlfühlen. Geben Sie sich die Zeit, die Sie brauchen, um Vertrauen zu entwickeln, und vergessen Sie nicht, dass niemand perfekt ist. Befragen Sie potenzielle Therapeut*innen. Erkundigen Sie sich, wie sie Kindheitstraumata behandeln. Möglicherweise bezeichnen sie ein Kindheitstrauma auch als Entwicklungstrauma, interpersonelles Trauma oder komplexes Beziehungstrauma.

4.8 Bewährte und vielversprechende Therapien, um ein Trauma zu verarbeiten

Wenn Sie Ihre Geschichte erzählen und unbegründete negative Gedanken ersetzen, beruhigt das die Erregungszentren Ihres Gehirns und unterstützt den Heilungsprozess. Doch an Traumaerinnerungen, die in den visuellen, emotionalen und für das Überleben zuständigen Regionen des Gehirns gespeichert sind, kommt man durch Worte und Logik anfangs oft gar nicht heran. Deshalb setzen viele wirksame Behandlungsmethoden weniger auf Worte und Logik, sondern greifen stattdessen weitgehend oder ausschließlich nonverbal auf implizite Erinnerungen zu. Nachfolgend sind einige der vielen wirksamen Behandlungsmöglichkeiten aufgeführt. Mehr Informationen zur Suche nach einem Therapeuten oder einer Therapeutin finden Sie im Anhang „Empfohlene Informationsquellen“.

Körperbasierte Therapien

Bei körperbasierten Behandlungsansätzen helfen die Therapeut*innen ihren Klient*innen, wieder ein optimales Erregungsniveau zu erreichen, auf dem der Stresslevel weder zu hoch noch zu niedrig ist. Menschen sind so angelegt, dass sie innerhalb dieses Toleranzfensters ruhig und logisch reden, Gefühle regulieren und sich mit ihrem Körper verbunden fühlen. Was im Körper vor sich geht, hat bei diesen Therapien Vorrang vor dem Erzählen der Geschichte. Der Therapeut oder die Therapeutin beobachtet die feinen Veränderungen in Ihrem Körper und sagt zum

Beispiel, während Sie ihm / ihr Ihre Geschichte erzählen: „Unterbrechen wir kurz Ihre Geschichte. Es sieht so aus, als würden Ihre Schultern sich verspannen, wenn Sie über diese Erinnerung reden. Achten Sie darauf." Die bloße Wahrnehmung und Verfolgung der Vorgänge im Körper, die auch *Tracking* genannt wird, kann die körperliche und emotionale Erregung beruhigen und ein Gefühl der Verbundenheit mit dem Selbst wiederherstellen. (Erinnern Sie sich, dass das Gehirn unter übermäßigem Stress in den Überlebensmodus wechselt. Unter dem akuten Druck, kämpfen oder fliehen zu müssen, werden Bereiche des Gehirns abgeschaltet, die mit Logik, Sprache und dem Gefühl der Verbundenheit mit dem Selbst zu tun haben. Das *Tracking* hilft, diese Bereiche wieder anzuschalten.)

Der Therapeut oder die Therapeutin könnte auch sagen: „Denken Sie an eine Stärke oder eine andere Ressource, die Ihnen half, all das durchzustehen. Achten Sie darauf, wie Ihr Körper sich anfühlt, wenn Sie daran denken. Wie fühlt sich das emotional an? Lassen Sie diese Empfindungen auf sich wirken." Oder er / sie könnte Ihnen vorschlagen: „Es scheint so, als wollte Ihr Körper etwas tun, was Sie damals nicht tun durften. Ich frage mich, was geschehen würde, wenn Sie Ihre Füße fest auf den Boden setzen und mit der Kraft aus Ihrem Innersten den Täter langsam wegdrücken würden." Sie setzen den Handlungsimpuls langsam um und achten darauf, wie sich das in Ihrem Körper anfühlt. Ihr Handeln ersetzt nun die Angststarre, die in Ihrem Gedächtnis gespeichert war. Die Pionierarbeit für diese körperbasierten Ansätze leisteten Bessel van der Kolk (2019), Patricia Ogden (Ogden & Fisher 2015 – sensumotorische Psychotherapie) und Peter Levine (2011 – *Somatic Experiencing*).

Intermediale Kunsttherapie (Expressive Arts Therapy)

Kunsttherapien können sehr wirksam sein. Oft bringt die Hand zum Ausdruck, was der Mund nicht ausdrücken kann. Wenn Sie einen sicheren Abstand zu traumatischem Erinnerungsmaterial herstellen – zum Beispiel indem Sie es zeichnen, malen oder modellieren –, wird es Ihnen wahrscheinlich leichter fallen, Ihre Gefühle in Worte zu fassen.

EMDR (Eye Movement Desensitization and Reprocessing)

Bei der EMDR-Methode bittet einen der Therapeut oder die Therapeutin, sich die belastende Erinnerung ins Gedächtnis zu rufen – mitsamt den dazugehörigen Emotionen, Körperempfindungen, Bildern und Gedanken. Dann bewegt er*sie die Finger vor einem hin und her und man folgt ihnen mit den Augen. Es wird davon ausgegangen, dass die Stimulation beider Gehirnhälften durch Augenbewegungen (oder andere Formen bilateraler Stimulation) dabei hilft, die Erinnerung mit heilenden

Elementen anderswo im Gehirn zu verbinden. Zum Beispiel kann das furchterregende Bild eines Täters oder einer Täterin sich verändern, oder es können sich allmählich angenehmere Körperempfindungen, Emotionen oder Gedanken einstellen. Die Verarbeitung einer Erinnerung kann weitere Erinnerungen, die verarbeitet werden müssen, ins Bewusstsein bringen. Der Prozess läuft weiter, bis diese Erinnerungen nicht mehr belastend sind. Das kann recht schnell gehen, je nachdem, um was für traumatische Erinnerungen es sich handelt.

ART *(Accelerated Resolution Therapy)* ist eine wirksame kreative Therapie, die ebenfalls Augenbewegungen nutzt. Der Erfolg kann sich recht schnell einstellen – manchmal braucht es nur ein bis fünf Sitzungen über einen Zeitraum von zwei Wochen. Der Prozess der Verarbeitung traumatischer Erinnerungen ist bei ART ähnlich wie bei EMDR. Darüber hinaus wird das alte Bild durch ein neues ersetzt, das einem lieber ist und das man selbst schafft, zusammen mit neuen Körperempfindungen. Die Therapie wird als erfolgreich betrachtet, wenn nur das neue Bild erinnert wird, obwohl die ursprüngliche Szene ohne die belastenden Emotionen im Gedächtnis bleibt.

Die EFT-Technik (Emotional Freedom Technique)

Wie bei EMDR werden auch bei der EFT-Technik die verschiedenen Aspekte der traumatischen Erinnerung ins Gedächtnis gerufen. Dann werden Akupunkturmeridiane beklopft. Eine Theorie ist, dass das Beklopfen dieser Punkte blockierte Energie und Emotionen freisetzt. Es wird ebenfalls angenommen, dass die Stimulation beider Gehirnhälften die traumatische Erinnerung mit heilenden Gedanken und Erinnerungen verbindet, die bereits im Gehirn gespeichert sind.

Emotionsfokussierte Paartherapie

Diese Paartherapie hilft den Partnern, die Liebesbande zwischen ihnen zu stärken. Sie kann sehr nützlich sein, wenn Bindungsunsicherheiten aus früheren Lebensjahren Beziehungsprobleme verursachen.

4.9 Eine geeignete Therapie finden

Der Anhang „Empfohlene Informationsquellen“ beschreibt weitere Traumatherapien und gibt Hinweise, wie Sie Traumaspezialist*innen finden. Scheuen Sie sich nicht, infrage kommende Therapeut*innen zu befragen. Stellen Sie sicher, dass sie Sie die Geschwindigkeit der Therapie selbst bestimmen lassen, dass sie wissen, wie sie Ihnen helfen können, Erinnerungen an belastende Erfahrungen zu verarbeiten, und dass sie Ihnen die Fertigkeiten vermitteln können, die Sie erlernen möchten – die aus diesem Arbeitsbuch eingeschlossen. Spüren Sie auch in sich hinein, ob Sie sich wohl dabei fühlen würden, mit ihnen zu arbeiten. Und vergessen Sie nicht: Wenn Sie – nach einem fairen Versuch – feststellen, dass ein Therapeut oder eine Therapeutin oder eine Behandlungsmethode Ihnen nicht weiterhilft, gibt es noch sehr viele andere Behandlungsmethoden und Therapeut*innen, mit denen Sie es versuchen können.

Es bestehen sehr gute Aussichten auf eine Heilung Ihrer Wunden aus der Vergangenheit. Die Fertigkeiten, die Sie sich mithilfe dieses Arbeitsbuches aneignen können, basieren auf einer umfangreichen klinischen Erfahrung. Sie werden Ihnen helfen, Ihr Gehirn auf eine positive Weise neu zu vernetzen – alte Erinnerungen zu entschärfen, Ihr Nervensystem zu beruhigen und Ihr Selbsterleben zu verbessern. Beginnen Sie, wenn Sie bereit sind, und nehmen Sie sich Zeit. Gehen Sie in Ihrem eigenen Tempo vor. Wenn es zu schwierig wird, schalten Sie einen Gang herunter oder suchen Sie nach einem Traumaspezialisten oder einer Traumaspezialistin, der / die Sie auf Ihrer Genesungsreise und beim Einüben der Fertigkeiten unterstützt.

Bevor es weitergeht, machen Sie bitte die nachfolgende Übung, um eingehender über Ihre Genesungsreise und die Möglichkeit nachzudenken, sich kompetente professionelle Hilfe zu suchen.

Vielleicht möchten Sie auch unter professioneller Anleitung relativ neue Therapien ausprobieren, die helfen können, ein Gehirn, das von toxischem Stress und Entzündungsprozessen geschädigt ist, „neu zu starten“ und zu heilen. Diese vielversprechenden Therapien, darunter die Transkranielle Magnetstimulation, Neurofeedback, die *Gamma-light-flicker*-Therapie und verschiedene Intervallfastenmethoden, werden gewöhnlich in Kombination mit einer Psychotherapie und selbstständig durchgeführten Übungen wie denen in diesem Arbeitsbuch eingesetzt, um ein breites Spektrum von psychiatrischen und medizinischen Symptomen zu reduzieren (Nakazawa 2020).

Noch ein Hinweis: Obwohl dieses Arbeitsbuch in erster Linie für Erwachsene geschrieben wurde, ist es gut zu wissen, dass auch Kinder und Jugendliche gut auf eine Traumatherapie ansprechen, selbst diejenigen, die viele belastende Erfahrungen gemacht haben. Manche Therapien beziehen schuldlose Eltern oder Fürsorgepersonen mit ein und helfen ihnen, das Kind zu erziehen und besser zu unterstützen sowie ihre eigenen Probleme zu bewältigen.

Über eine Therapie nachdenken

1. Haben Sie, wenn Sie über die Argumente für eine Therapie (vgl. Seite 60 f.) nachdenken, belastende Symptome, gegen die Sie gerne etwas unternehmen würden?

2. Wie könnte Ihr Leben sich ändern, wenn diese belastenden Symptome sich bessern würden?

3. Wenn Sie Hilfe suchen würden, wie würden Sie den Psychotherapeuten oder die Psychotherapeutin beschreiben, mit dem / der Sie am liebsten arbeiten würden? Welche Eigenschaften und Fähigkeiten sollte diese Person besitzen? Welche Art von Therapie käme infrage?

Selbstfürsorge

5. | Stresserregung regulieren

Wenn Sie auf sich achtgeben, signalisieren Sie Ihrem Gehirn, dass Sie wichtig sind, dass Sie die Zeit wert sind, die Sie sich nehmen, um sich um Ihre Bedürfnisse zu kümmern. Ich werde oft nach wirksamen alltagstauglichen Bewältigungstechniken gefragt, die schnell und einfach anzuwenden sind. Während Sie dieses Buch durcharbeiten und Ihr ganzes Leben lang werden Sie oft solche Fertigkeiten brauchen, um Ihr Nervensystem zu beruhigen, Ihre Stimmung zu heben und sich in Ihre beste Verfassung zu bringen.

In diesem Kapitel werde ich Ihnen wirksame Übungen und Skills vorstellen, die Ihnen helfen, Ihre Stresslevel zu regulieren, denn dysregulierter Stress ist das Kernproblem bei verborgenen Wunden, die von ACEs herrühren. In den nächsten beiden Kapiteln geht es dann um Fertigkeiten, mit denen Sie starke Emotionen regulieren können, und darum, was Sie tun können, damit Ihr Gehirn optimal funktioniert. Diese Übungen, Skills und Maßnahmen sind der Schlüssel zu Ihrem Erfolg, denn in späteren Kapiteln werden Sie die erlernten Fertigkeiten anwenden und auf ihnen aufbauen. Beginnen wir mit einer sehr wirksamen Übung, die Sie am Anfang und am Ende des Tages machen können, um sich zu beruhigen und Ihre Stimmung zu heben.

5.1 Stressabbau von Fuß bis Kopf in fünf Minuten

Das ist eine meiner bevorzugten Stressabbau-Übungen. Sie ist unter anderem inspiriert von den hervorragenden Werken von Childre & Rozman (2014), Ogden & Fisher (2015), Satchidananda (2003), Shapiro (2013) und Steele (2007). Man macht sie als Erstes am Morgen, um den Tag ruhig und angenehm zu beginnen, und als Letztes am Abend, um sich auf einen erholsamen und angenehmen Schlaf vorzubereiten. Diese kurze Übung kombiniert Schlüsselelemente von bewährten Praktiken aus der ganzen Welt. Zum Beispiel wirkt die Konzentration auf eine einzige Sache beruhigend bei Gedankenrasen. Das Hineinspüren in den Körper *(Tracking)* – zum Beispiel die bewusste Wahrnehmung des Atems, des Pulsschlags und der Körperempfindungen – beruhigt und synchronisiert die verschiedenen Regionen des Gehirns und die Organe des Körpers. Das Aktivieren von positiven Emotionen wie Güte und Freude verändert Funktionen des Gehirns und des Körpers vorteilhaft. Wie bei anderen in diesem Buch beschriebenen Übungen können Sie auch diese Anleitung Schritt für Schritt lesen und umsetzen oder sie sich von einer anderen Person vorlesen lassen oder eine Tonaufnahme davon machen und diese dann abspielen.

Anleitung

1. Suchen Sie sich einen bequemen Platz. Setzen Sie sich hin oder legen Sie sich auf den Rücken.
2. Suchen Sie einen interessanten Punkt, auf den Sie sich einige Augenblicke lang bewusst konzentrieren. Das kann eine Stelle an der Decke oder Wand oder ein Lichtfleck sein. Schließen Sie dann die Augen, wenn Ihnen das angenehm ist (wenn nicht, können Sie auch einfach nur den Blick senken).
3. Erden Sie sich in Ihrem Körper. Wenn Sie sitzen, spüren Sie Ihre Fußsohlen, die sicher auf dem Boden ruhen. Spüren Sie den Stuhl, der Ihren Rücken und Ihren Po stützt. Wenn Sie liegen, spüren Sie, wie Ihre Waden und Ihre Pobacken auf dem Boden ruhen. Nehmen Sie diese Körperempfindungen bewusst wahr.
4. Legen Sie die Hände mit gespreizten Fingern und voneinander getrennt auf den Bauch. Spüren Sie ein paar Atemzüge lang das Wunder der Atmung: Ihr Körper weitet und hebt sich beim Einatmen und senkt sich beim Ausatmen – wie Wellen, die sanft den Strand hinauf- und wieder hinabströmen. Lassen Sie Ihre Atmung auf natürliche Weise langsamer werden. Stellen Sie sich nun vor, dass Sie beim Einatmen Güte – Mitgefühl oder Liebe – in Ihren Bauch atmen, und dass diese Güte sich beim Ausatmen in Ihrem Körper ausbreitet.
5. Legen Sie die Hände aufs Herz, atmen Sie beim Einatmen Mitgefühl – Güte oder Liebe – in Ihr Herz und lassen Sie dieses Gefühl beim Ausatmen Ihr Herz erfüllen.
6. Legen Sie die Handflächen auf die Augen und spüren Sie die wohltuende und beruhigende Wärme auf den Augen. Reiben Sie mit den Fingerspitzen sanft – so, dass es sich gut anfühlt – zum Haaransatz hinauf und reiben Sie dann mit den Daumen sanft über die Schläfen. Bewegen Sie die Hände langsam abwärts. Lassen Sie dabei die Fingerspitzen sanft über die Stirn, die Augen und die Wangen gleiten und nehmen Sie bewusst wahr, wie sich das anfühlt.
7. Klopfen Sie mit den weichen Kuppen beider Zeigefinger und Mittelfinger langsam und sanft 25 Mal auf den Knochen direkt unter Ihren Pupillen. Legen Sie dann die Hände aufs Herz.
8. Denken Sie an einen Ort, eine Person oder eine Zeit, wo / mit der / in der Sie sich sicher, wohl, ruhig und zufrieden fühlten. Erinnern Sie sich, wie sich das in Ihrem Körper anfühlte. Zaubern Sie mit einem Augenzwinkern ein leises warmherziges Lächeln auf Ihr Gesicht. Spüren Sie das wohlige Gefühl um den Mund. Dieses wohlige beruhigende Gefühl breitet sich allmählich nach oben aus, erst zu den Augen, dann über die Augen zur Stirn, den Schläfen und dem Oberkopf,

wobei es diese Bereiche einen nach dem anderen wärmt und entspannt. Dann bewegt sich dieses wohlige Gefühl den Nacken hinunter und breitet sich über die Schultern und die Arme hinunter bis zu den Händen und in die Finger aus. Spüren Sie das bewusst. Nun wandert dieses wohlige Gefühl wie ein warmes Licht die Wirbelsäule hinunter und strahlt nach außen – auf beide Seiten des Rückens, zum Herzen, zu den Lungen, zum Bauch und zum Becken. Dann wandert es die Beine hinunter zu den Füßen. Spüren Sie das in Ihrem Körper.

9. Lenken Sie Ihre Aufmerksamkeit in den Bauch und ruhen Sie eine Weile gelöst und entspannt in Ihrer wahren glücklichen Natur. Ihre wahre glückliche Natur ist Ihr Wesenskern, Ihr essenzielles spirituelles Selbst, das unterhalb Ihrer rasenden Gedanken und Gefühle existiert. Sie ist freundlich, weise und heiter. Sie müssen Ihre wahre glückliche Natur nicht schaffen – sie existiert bereits in Ihnen. Sie müssen sich nur ein paar Augenblicke Zeit nehmen, um sie zu erfahren – gelöst, ruhig und entspannt.
10. Legen Sie die rechte Hand auf die linke Schulter und die linke Hand auf die rechte Schulter. Drücken Sie sanft die rechte Schulter und sagen oder denken Sie dabei das Wort „sicher“. Drücken Sie sanft die linke Schulter und sagen oder denken Sie dabei das Wort „ruhig“. Wiederholen Sie das abwechselnde Drücken der rechten und der linken Schulter vier weitere Male und wiederholen Sie dabei die Worte „sicher“ und „ruhig“. Drücken Sie dann gleichzeitig und langsam beide Schultern und wiederholen Sie dabei langsam das Wort „sicher“.
11. Legen Sie wieder die Hände aufs Herz, mit aneinandergelegten Daumen, und denken Sie an jemanden, bei dem Sie sich sicher und geliebt fühlten. Lassen Sie das Gefühl von Liebe Ihr Herz erfüllen, während Sie atmen. Klopfen Sie mit den Fingern beider Hände fünfmal langsam die Gegend um Ihr Herz ab, und sagen Sie bei jedem Klopfen lautlos das Wort „Liebe“.
12. Nehmen Sie sich ein paar Augenblicke Zeit, um in Ihren Körper hineinzuspüren und Ihre Gefühle wahrzunehmen. Lassen Sie angenehme Gefühle oder Körperempfindungen noch ein Weilchen nachwirken.

Wenn Ihre Zeit es erlaubt, können Sie sich auch mehr als fünf Minuten für diese Übung nehmen. Wenn Sie zum Beispiel merken, dass ein Teil Ihres Körpers, sagen wir die Stirn, sich immer noch unangenehm angespannt anfühlt, möchten Sie sich vielleicht noch etwas Zeit nehmen, um das wohlige Gefühl diesen Körperteil völlig durchdringen zu lassen.

Nun stelle ich Ihnen wirksame Skills vor, mit denen Sie den restlichen Tag über die Stresserregung regulieren können.

5.2 Körperbasierte Skills

In unserer Kultur wird traditionell logisches Denken und Sprechen geschätzt. Doch die Erfahrung von toxischem Stress oder die Erinnerung daran kann die denkenden und verbalen Bereiche des Gehirns ausschalten. Wenn das passiert, helfen Logik und Worte uns in der Regel nicht mehr, uns zu beruhigen. Glücklicherweise haben wir in den letzten Jahren gelernt, dass es wirksame Möglichkeiten gibt, Erregung zu beruhigen – durch eine gezielte Einflussnahme auf den Körper und die Hirnregionen, die Erregung kontrollieren –, sodass wir wieder rational denken und sprechen können.

Solange die Stresserregung im Resilienzbereich bleibt – also weder zu hoch noch zu niedrig ist –, sind wir darauf programmiert, klar und rational zu denken und zu sprechen. So können wir Wege finden, Probleme zu lösen, Unterstützung zu suchen oder anzubieten oder schwierige Menschen zu überzeugen. Alle Teile des Gehirns und die Organe arbeiten harmonisch zusammen. Atem- und Herzfrequenz sind langsam und gleichmäßig. Wir fühlen uns geerdet und zentriert. Die Stresserregung schwankt relativ gleichmäßig, was ein Gleichgewicht in den Ästen des Nervensystems widerspiegelt.

Doch toxischer Stress kann uns aus dem Resilienzbereich herauskatapultieren. Und wir können im Bereich der Übererregtheit hängen bleiben. Dann verharren wir in höchster Alarmbereitschaft, weil das Gehirn von einer anhaltenden Gefahr ausgeht. In diesem Zustand der Übererregtheit verflüchtigt sich unsere Fähigkeit, vernünftig zu denken und zu sprechen. Wenn es ums Überleben geht, deaktiviert das Überlebensgehirn die Regionen, die für das Denken und Sprechen zuständig sind, erzeugt starke Emotionen und sorgt für sofortige Handlungsfähigkeit. Der Puls und die Atemfrequenz werden schnell und unregelmäßig. Muskeln werden aufs Äußerste angespannt. Alarmzentren werden überaktiv. In diesem Bereich erleben wir in der Regel starke aufwühlende Emotionen (wie Wut, Furcht oder Panik), Albträume, Flashbacks, Schlafstörungen und Konzentrationsprobleme.

Wenn wir lange genug unter Stress stehen oder völlig überlastet werden, können wir – besonders wenn eine Kampf- oder Fluchtreaktion verhindert wird – im Bereich der Übererregtheit hängen bleiben. Dann werden wir innerlich taub – erschöpft, starr, blockiert oder konfus – und können nicht mehr ruhig denken oder sprechen. Möglicherweise haben wir auch eine zusammengesunkene Körperhaltung, einen gesenkten Blick, glasige Augen, eine ausdruckslose oder deprimierte Miene, empfinden Scham, Hoffnungslosigkeit, Hilflosigkeit oder fühlen uns von uns selbst oder unserem Umfeld abgeschnitten.

Manche Menschen schwanken zwischen Über- und Untererregung. Andere zeigen Anzeichen von beiden Extremen gleichzeitig, oft während des Übergangs vom übererregten in den untererregten Zustand. Bei beiden Extremen helfen Worte und Logik normalerweise nicht weiter. Ratschläge, sich zu beruhigen, zu entspannen oder zusammenzureißen, nützen in der Regel nichts. Das erste Ziel ist dann, das Gehirn und den Körper in den Resilienzbereich zurückzubringen.

Es gibt sehr wirksame körperbasierte Skills, um zunächst die Erregung des Körpers zu regulieren, damit alle Bereiche des Gehirns wieder aktiviert werden. Einige werden wir gleich ausprobieren. All diese Skills setzen auf das *Tracking* – das tiefe Hineinspüren in den Körper, um zu verfolgen, was dort vor sich geht. Der simple Akt des *Trackings* beruhigt das emotionale Gehirn und das Überlebensgehirn und reaktiviert Schlüsselregionen des Gehirns. Diese Regionen sind zuständig für die Entscheidungsfindung, die Sprache und die Regulation der emotionalen und körperlichen Erregung und stellen gleichzeitig ein Gefühl der Verbindung mit sich selbst, dem eigenen Körper und den eigenen Gefühlen wieder her. Wenn der Stress übermächtig zu werden droht, können Sie es mit diesen Skills versuchen – sie basieren auf der Pionierarbeit und klinischen Erfahrung der Meister*innen der körperbasierten Therapie Patricia Ogden (Ogden & Fisher 2015; Ogden, Minton & Pain 2009), Bessel van der Kolk (2019), Peter Levine (2011) und Elaine Miller-Karas (2015). Am besten eignen Sie sich diese Skills gleich präventiv an, damit Sie sie einsetzen können, wenn Sie anfangen, sich gestresst zu fühlen, also bevor Sie die Grenze Ihrer Belastbarkeit erreichen. Die nachfolgend beschriebenen Skills eignen sich gleichermaßen für Menschen, deren Erregungsniveau zu hoch oder zu niedrig ist. Zum Beispiel kann Bewegung die Energie freisetzen, die verbraucht werden muss, damit das Erregungsniveau sich normalisieren kann. Das ist hilfreich bei Übererregtheit. Und bei Untererregtheit hilft Bewegung, den Zustand der emotionalen Taubheit und inneren Erstarrung zu überwinden. Falls Sie Interesse an weiteren körperbasierten Skills haben, finden Sie Informationen dazu im Anhang „Empfohlene Informationsquellen“.

„Armkneten“

Legen Sie eine Hand um das Handgelenk der anderen. Erspüren Sie, wie es sich anfühlt, das Handgelenk zu drücken und dann locker zu lassen. Spüren Sie weiter Ihren Empfindungen nach, während Sie die Hand langsam den Unterarm hinauf- und hinabgleiten lassen … drücken, locker lassen, drücken, locker lassen. Nehmen Sie sich Zeit. Konzentrieren Sie sich auf die Empfindungen auf der Haut und tief im Arm. Experimentieren Sie, um herauszufinden, was sich für Sie am besten anfühlt – drücken Sie den Arm mechanisch oder besänftigend, schnell oder langsam, fest oder leicht, tief oder oberflächlich. Erspüren Sie dann, welche Wirkung diese Übung auf Ihren Körper hat. Fühlt sich Ihr Körper etwas ruhiger an? Ist Ihre Atmung langsamer? Sind Ihre Muskeln weniger angespannt?

Im Körper erden

Legen Sie eine Hand auf die Mitte Ihres Rückens, sodass die Fingerspitzen nahe der Wirbelsäule liegen. Erspüren Sie, was unter der Hand geschieht, während Sie atmen. Vielleicht nehmen Sie wahr, dass Ihr Brustkorb sich beim Atmen ausdehnt und zusammenzieht. Verfolgen Sie, was mit Ihrem ganzen Körper und Ihren Gefühlen geschieht. Legen Sie die andere Hand aufs Herz und erspüren Sie, was in der Nähe dieser Hand geschieht. Experimentieren Sie mit verschiedenen Arten der Berührung – fest, leicht oder besänftigend. Sie können die auf dem Rücken liegende Hand zum Bauch, zum Hals, zur Stirn oder jeder anderen Stelle bewegen, die sich gut anfühlt. Erspüren Sie den Bereich unter dieser Hand. Erspüren Sie dann, was in Ihrem ganzen Körper und mit Ihren Gefühlen geschieht. Was passiert mit Ihren Gedanken, während Sie das tun?

Widerstand

Die Stressreaktion soll uns in Bewegung setzen. Wenn wir uns nicht bewegen, bleibt die sogenannte Handlungstendenz im Gedächtnis gespeichert. Vielleicht äußert sie sich als verspannte Schulter- oder Bauchmuskulatur. Das Gegenmittel ist Bewegung, durch die die Energie für den Kampf oder die Flucht freigesetzt wird. Bewegung kann bei Übererregtheit helfen. Und wenn Sie sich emotional taub fühlen, kann Bewegung dem inneren Kollaps entgegenwirken.

Wenn Sie gestresst sind, stellen Sie sich hin und setzen Sie einen Fuß fest hinter den anderen. Beugen Sie die Knie. Spüren Sie die Stärke in Ihrem Inneren, in Ihren Armen und Beinen. Nutzen Sie diese Kraft, indem Sie langsam mit den Armen in die Luft stoßen (oder drücken Sie gegen eine Wand). Erspüren Sie, wie sich das in Ihrem Körper anfühlt.

Die Körperhaltung ändern

Vielleicht haben ACEs Sie gelehrt, nach unten zu blicken, den Oberkörper zu krümmen oder das Genick einzuziehen. Aktueller Stress kann diese Tendenzen reaktivieren. Diese Übung wirkt diesen Tendenzen entgegen und gibt Ihnen die Kontrolle über sie.

Achten Sie darauf, zu welcher Körperhaltung Sie neigen, wenn Sie sich gestresst fühlen. Lassen Sie den Kopf oder die Schultern hängen oder spannen Sie bestimmte Muskeln an? Übertreiben Sie nun diese Tendenzen und verfolgen Sie dabei, was in Ihrem Körper vorgeht und was Sie empfinden. Tun Sie dann das Gegenteil! Stellen oder setzen Sie sich aufrecht hin, mit geradem Rücken, erhobenem Kopf und leicht ausgedehntem Brustkorb. Blicken Sie zuversichtlich nach vorn. Erspüren Sie, wie sich das anfühlt. Achten Sie darauf, ob das Ihre Gefühle ein wenig verändert. Wechseln Sie mehrmals zwischen den beiden gegensätzlichen Körperhaltungen hin und her, um Ihr Gefühl von Kontrolle zu verstärken.

5.3 Andere Möglichkeiten, Stress zu regulieren

Wollen Sie mehr über weitere körperbasierte Skills wissen? Ich schätze besonders zwei Übungen, um die angestaute Energie von toxischem Stress abzuschütteln. Sie bringen uns auch in Bewegung, wenn wir emotional taub und blockiert sind. Mehr Informationen über körperorientierte Behandlungsansätze finden Sie im Anhang „Empfohlene Informationsquellen“ hinten im Buch.

Bercelis TRE-Übungen (Tension and Trauma Release Exercises) zum Lösen von Verspannungen, Stress und Traumata. Das sind sieben Übungen zum Freisetzen von angestauter Energie im Psoas-Muskel, der die Lendenwirbelsäule mit dem Becken und dem Oberschenkelknochen verbindet. Dieser Muskel zieht sich sowohl bei einem Trauma als auch bei alltäglichem Stress zusammen. Diese sieben Übungen, die insgesamt 15 Minuten in Anspruch nehmen, lösen diese Verspannungen.

Die *Ping-Shuai-Gong-Händeschwingübung* nutzt sanfte schwingende Bewegungen, um Stress abzubauen, in Bewegung zu kommen und die Stimmung zu heben.

Protokollieren Sie Ihre Ergebnisse

Jeden dieser Skills können Sie anwenden, wann immer Sie sich schlecht fühlen oder unter Druck stehen – entweder im täglichen Leben oder wenn Sie an die Vergangenheit erinnert werden. Übung macht den Meister. Wenn Sie diese Skills erst beherrschen, können Sie bei Bedarf einfach auf sie zurückgreifen. Machen Sie an mindestens drei aufeinanderfolgenden Tagen morgens und abends die Fünf-Minuten-Übung „Stressabbau von Fuß bis Kopf“, um sich ein faires eigenes Urteil zu bilden. Beschreiben Sie Ihre Erfahrung damit in Ihrem Übungsprotokoll (siehe Anhang A). Testen Sie dann einen oder mehrere der körperbasierten Skills jeweils an mindestens drei aufeinanderfolgenden Tagen und halten Sie Ihre Erfahrungen ebenfalls in Ihrem Übungsprotokoll fest. Ihre Einträge werden Ihnen später wertvolle Informationen liefern, wenn Sie zurückblicken, um sich zu erinnern, was bei Ihnen funktioniert hat.

6. Starke Emotionen regulieren

Starke quälende Emotionen können die Stresserregung auf einem hohen Niveau halten. Wenn solche Emotionen andauern, können sie auch zu Erschöpfung führen und negative Vernetzungen im Gehirn aufrechterhalten. Betrachten wir also einige Skills zur Regulation von quälenden Emotionen, die auf ACEs und aktuelle Stressoren zurückzuführen sind. Sie werden feststellen, dass diese Skills gegen Alltagsstress helfen. Später werden Sie sie auch zusammen mit anderen Skills anwenden, die Sie noch lernen werden.

Es ist ganz normal, unangenehme Gefühle vermeiden zu wollen. Vermeidung lässt jedoch Emotionen – und die Erinnerungen, die diese Emotionen auslösen – unverändert. Wenn wir Gefühle vermeiden, lernen wir nicht, uns ihnen selbstbewusst und gelassen zu stellen. Tatsächlich hält die Angst vor Gefühlen das Gehirn in Alarmbereitschaft, was Stress bedeutet und uns anfällig für stressbedingte Erkrankungen macht (Farnsworth & Sewell 2011). Es ist gut zu wissen, dass Sie neue Methoden erlernen können, mit unangenehmen Gefühlen entspannt und selbstsicher umzugehen.

6.1 Achtsamkeits- und Selbstmitgefühlsmeditation

Es ist inzwischen allgemein bekannt, dass Achtsamkeitsmeditation die psychischen und körperlichen Symptome einer Vielzahl von stressbedingten Erkrankungen erheblich reduziert. Dabei beobachten wir einfach, was in uns vorgeht, aber auf eine besondere Weise. Zuerst beobachten wir uns mit Mitgefühl – auch Güte, sanfte Freundlichkeit oder Liebe genannt. Mitgefühl – eine freundliche Reaktion auf unser Leid – ist ein wirksames Mittel gegen psychische Störungen, das unsere Physiologie in mehrfacher Hinsicht vorteilhaft verändert. Zum Beispiel reguliert Mitgefühl das Herz und bewirkt, dass das Gehirn Oxytocin freisetzt. Oxytocin ist das Hormon, das beruhigt und verbindet, denn es senkt den Cortisolspiegel und fördert die Verbundenheit mit anderen Menschen. Wenn wir Achtsamkeit praktizieren, lernen wir, Emotionen zuzulassen und zu akzeptieren, ohne sie zu bewerten. Das heißt, wir nehmen einfach wahr, was wir empfinden, ohne gleich zu versuchen, irgendetwas zu ändern, zu beurteilen oder zu korrigieren. Wir beobachten es einfach mit ruhiger Neugier. Für viele von uns ist das eine neue Erfahrung. Anstatt zu denken „Oh nein, das zu empfinden ist schrecklich! Ich halte das nicht aus!", nehmen wir folgende Haltung ein: „Das ist bloß ein Gefühl. Was ich auch empfinde, ich lasse es zu. Ein Gefühl ist nicht das, was ich im Innersten bin." Auf diese Weise lindern wir unangenehme Gefühle. Das Einzige, was sich verändert, ist die Art, wie wir auf sie reagieren.

So wirkungsvoll praktizierte Achtsamkeit bereits ist, Selbstmitgefühl fügt der Meditationspraxis eine neue Dimension hinzu (Neff 2012). Viele Menschen verinnerlichen in jungen Jahren harsche Kritik von Fürsorgepersonen oder anderen Menschen. Und als Erwachsene behalten wir die dadurch erlernte Gewohnheit bei, uns selbst harsch zu kritisieren. Wir meinen vielleicht, dass wir uns motivieren, wenn wir mit uns schimpfen und hadern. Doch tatsächlich beeinträchtigt es unser Selbstwertgefühl und unsere Leistungsfähigkeit, wenn wir uns selbst schlechtmachen. Menschen mit einem geringen Selbstwertgefühl sind sehr viel selbstkritischer als Menschen mit einem gesunden Selbstwertgefühl (Gilbert & Procter 2006). Kristin Neff (2012) stellte fest, dass ein freundlicherer Umgang mit sich selbst viel stärker motiviert und unangenehme Gefühle besser beruhigt. Selbstmitgefühl ist ein sehr einfaches und wirksames Mittel gegen Selbstkritik. Wenn uns beim Meditieren eine schwierige Erfahrung in den Sinn kommt, die unangenehme Gefühle aufwühlt, reagieren wir darauf mit vier Sätzen: Mit dem ersten bestätigen wir, dass Leid geschieht (das ähnelt mitfühlender achtsamer Bewusstheit), mit dem zweiten bestätigen wir, dass jeder Mensch manchmal leidet (wir sitzen alle im selben Boot, wollen glücklich sein und nicht leiden), mit dem dritten und vierten bringen wir Mitgefühl und Liebe in den gegenwärtigen Augenblick, zum Beispiel durch Sätze wie „Möge ich Mitgefühl in diesen Augenblick bringen".

Die nachfolgende Meditation kombiniert Elemente von Achtsamkeit und Selbstmitgefühl auf sehr hilfreiche Weise. Wie andere Meditations- und Imaginationsanleitungen in diesem Arbeitsbuch finden Sie auch diese online als Audiodatei zum Abspielen. Sie können sie aber auch Schritt für Schritt lesen und umsetzen, sie sich von jemandem vorlesen lassen oder selbst aufnehmen und anhören.

Anleitung

1. Setzen Sie sich bequem irgendwo hin, wo Sie etwa 20 Minuten lang nicht gestört werden. Setzen Sie die Füße flach auf den Fußboden und legen Sie die Hände bequem in den Schoß. Ihre Wirbelsäule ist angenehm gerade, wie eine Säule aus Goldmünzen, und Ihre Muskeln sind entspannt. Ihr Körper ist wie ein majestätischer Berg – ruhig, sicher und beständig, ob er sonnenbeschienen oder von Gewitterwolken umhüllt ist. (Das ist die Haltung des / der Meditierenden.) Schließen Sie die Augen, wenn Ihnen das angenehm ist (wenn nicht, senken Sie einfach nur den Blick). Ruhen Sie während dieses friedvollen Augenblicks in Ihrem Körper und in Ihrem Atem. Lassen Sie Ihren Bauch weich und entspannt sein.

2. Konzentrieren Sie sich auf Ihre Atmung. Erspüren Sie, was in Ihrem Körper geschieht, während Sie atmen. Vielleicht nehmen Sie wahr, wie Ihr Bauch sich beim Einatmen hebt und beim Ausatmen senkt. Was geschieht mit Ihren Rippen und Ihrem Brustkorb? Ihrem Herzschlag? Verlangsamt sich Ihre Atmung, während Sie Ihre Aufmerksamkeit auf diesen Augenblick konzentrieren? Welche Empfindungen nehmen Sie in der Nase, im Hals und in den Lungen wahr? Verfolgen Sie es einfach mit freundlicher Neugier, ohne zu versuchen, irgendetwas zu ändern. Und wenn irgendwelche Gedanken auftauchen (was zu erwarten ist) – „Ich habe Hunger", „Was muss ich noch alles erledigen?" und so weiter –, nehmen Sie sie einfach mit freundlicher Neugier wahr und lenken Ihre Aufmerksamkeit dann wieder auf Ihre Atmung. Wenn tausend Gedanken auftauchen, lenken Sie Ihre Aufmerksamkeit immer wieder geduldig, sanft und freundlich zurück auf Ihre Atmung.

3. Erinnern Sie sich nun an eine etwas aufwühlende Situation aus der jüngsten Vergangenheit, vielleicht an etwas, das bei der Arbeit oder mit einem Familienmitglied geschah, und an die unangenehmen Gefühle der Traurigkeit, Ablehnung, Enttäuschung von sich selbst, Unwürdigkeit, Wut, Besorgnis oder andere hochkommende Gefühle. Schaffen Sie Raum für diese Gefühle. Schenken Sie ihnen tiefe Aufmerksamkeit, ohne sie zu beurteilen. Es sind nur Gefühle. Denken Sie: „Was ich auch empfinde, es ist in Ordnung. Möge ich es empfinden." Laden Sie die Gefühle ein, wie Sie einen Freund oder eine Freundin in Ihr warmes Zuhause einladen würden.

4. Finden Sie heraus, wo im Körper Sie diese unangenehmen Gefühle spüren – zum Beispiel im Magen, Brustkorb oder Hals. Empfinden Sie diese Gefühle ganz und gar, mit voller Akzeptanz. Denken Sie nicht: „Ich werde mich zusammenreißen und diese Gefühle für eine Minute hereinlassen." Schieben Sie sie nicht weg. Lassen Sie sie stattdessen mit einem weichen und offenen Herzen zu.

5. Atmen Sie liebende Güte dorthin im Körper, wo Sie die Aufgewühltheit spüren. Lassen Sie Mitgefühl den Schmerz durchdringen und einhüllen. Bringen Sie das Mitgefühl in diesen Augenblick, das Sie einem weinenden geliebten Kind schenken würden. Sie umarmen das Kind, bis es aufhört zu weinen. Dann geht es wieder spielen. Umarmen Sie den Schmerz ebenso hingebungsvoll. Es mag ungewöhnlich erscheinen, sich selbst Liebe zu schenken, aber vertrauen Sie auf die heilende Kraft der Liebe. Vertrauen Sie auf Ihre Fähigkeit, sich selbst die liebevolle Zuwendung zu geben, die Sie einem leidenden Freund oder einer leidenden Freundin schenken würden.

6. Legen Sie sanft eine Hand auf den Bereich, wo Sie die Aufgewühltheit spüren, und wiederholen Sie mit einem sanften und freundlichen Gesichtsausdruck – wie ihn vielleicht eine liebende Mutter oder ein liebender Vater hätte – langsam und bewusst die folgenden Sätze, entweder still oder laut (Neff 2012):
   Das ist ein Augenblick des Leids.
   Leid gehört zum Leben dazu.
   Möge ich in diesem Augenblick gut zu mir sein.
   Möge ich mir das Mitgefühl schenken, das ich brauche.
7. Während Sie weiter Ihre Atmung wahrnehmen, spüren Sie, wie bei jedem Atemzug wohltuendes Verständnis und sanfte Freundlichkeit Ihr Herz und Ihren Körper erfüllen. Wiederholen Sie die obigen Sätze (von Punkt 6) noch mehrere Male.
8. Wenn Sie damit fertig sind, holen Sie noch einmal bewusst Luft und atmen Sie in den Bereich, wo die Aufgewühltheit zu spüren war. Beim Ausatmen können Sie dann die Konzentration auf diesen Bereich des Körpers aufgeben. Das Gefühl der liebevollen Freundlichkeit bleibt in Ihrem Herzen. Vielleicht möchten Sie die folgenden Sätze still oder laut sagen: „Möge ich glücklich sein, möge ich mich wohlfühlen, möge ich ganz sein.“
9. Erspüren Sie zum Schluss, ob Sie nun weniger aufgewühlt sind als vor ein paar Augenblicken. Paradoxerweise geschieht das manchmal, wenn wir nicht versuchen, es herbeizuführen.

6.2 Tapping (Klopfen)

Die Traumaexperten Bessel van der Kolk und Charles Figley fanden Klopftechniken wie EFT (Emotional Freedom Technique) und TFT (Thought Field Therapy) recht hilfreich, um emotionalen Disstress zu reduzieren. Obwohl diese Klopf- oder Tapping-Techniken nicht so gut erforscht sind wie andere Methoden, sind viele Kliniker*innen und andere Menschen, die sie ausprobiert haben, von ihnen begeistert. Tapping ist leicht zu lernen. Es scheint keine Risiken oder Nebenwirkungen zu geben. Entweder es funktioniert oder nicht. Theoretisch hat die Technik einige Elemente mit EMDR gemeinsam. Sie hilft, Vermeidung zu überwinden, setzt emotionale Energie frei, stimuliert beide Gehirnhälften und pflanzt einen positiven beruhigenden Gedanken ein.

Bei dieser Tapping-Technik, die von Bray (2017), Craig (2013) und Figley (1995) adaptiert wurde, beklopfen Sie, sofern nicht anders angegeben, mit den Spitzen Ihrer

Zeige- und Mittelfinger kräftig – aber nicht so kräftig, dass es unangenehm wird – die folgenden Tapping-Punkte:

- **Handkante** (den fleischigen Teil, mit dem Sie bei einem Karatehieb zuschlagen würden)
- **Oberkopf** (benutzen Sie vier Finger, entweder die Fingerspitzen oder die flachen Finger, um den Oberkopf in Richtung Rücken zu beklopfen)
- **Augenbraue** (bei jeder Braue deren inneren Rand neben der Nasenwurzel)
- **Augenwinkel** (den Knochen am äußeren Winkel von jedem Auge)
- **Unter dem Auge** (den Knochen ca. 2,5 Zentimeter unter der Pupille)
- **Unter der Nase** (zwischen Nase und Oberlippe)
- **Kinn** (die Kinnfalte zwischen der Unterlippe und der Kinnspitze)
- **Unter dem Arm** (seitlich am Körper, ca. zehn Zentimeter unterhalb der Achselhöhle)
- **Schlüsselbein** (legen Sie einen Finger in die V-förmige Vertiefung am Halsansatz über dem Brustbein. Bewegen Sie den Finger ca. 2,5 Zentimeter nach unten in Richtung Nabel und lassen Sie ihn dann jeweils ca. 2,5 Zentimeter nach links und nach rechts gleiten. Alternativ können Sie mit der flachen Faust dorthin klopfen, wo ein Mann sich die Krawatte binden würde.)
- **Kleiner Finger** (auf der Ringfingerseite des kleinen Fingers, entlang der Linie zwischen Fingernagel und Haut)
- **Zeigefinger** (auf der Daumenseite des Zeigefingers, entlang der Linie zwischen Fingernagel und Haut)
- **Gamutpunkt** (machen Sie eine Faust und legen Sie den Zeigefinger der anderen Hand zwischen die Knöchel des kleinen Fingers und des Ringfingers. Lassen Sie den Zeigefinger 2,5 Zentimeter den Handrücken hinuntergleiten, aufs Handgelenk zu. Dort ist der Gamutpunkt.)

Anleitung

1. Denken Sie oder erinnern Sie sich an eine Situation, die mäßig belastende Gefühle auslöste. Beschreiben Sie das Problem. Zum Beispiel „Ich empfinde Angst“ (oder ein anderes unangenehmes Gefühl wie Wut, Traurigkeit oder Beschämung). Ermitteln Sie ruhig und ehrlich, wo in Ihrem Körper Sie dieses Gefühl am stärksten spüren. Wenn Gedanken oder Bilder hochkommen, nehmen Sie diese auch wahr.
2. Während Sie über die Gefühle und Körperempfindungen nachdenken, bewerten Sie auf der sogenannten Subjektiven Belastungsskala, die von 0 (keine Belastung) bis 10 (höchstmögliche Belastung) reicht, wie stark Ihre momentane emotionale Belastung ist. Notieren Sie den Wert.

3. Formulieren Sie nun einen Startsatz nach folgendem Muster: „Auch wenn ich diese/s/n ______________________ (benennen Sie das unangenehme Gefühl) ______________________ empfinde, akzeptiere ich mich völlig und aus tiefstem Herzen." Verleihen Sie dem letzten Teil des Satzes besonderen Nachdruck. Wenn Sie das überzogen finden, sagen Sie vielleicht lieber etwas wie:
   „Obwohl ich diese/s/n ______________________ empfinde, bin ich offen dafür, mich ruhig und sicher zu fühlen und dieses Gefühl loszulassen."
   „Obwohl ich diese/s/n ______________________ empfinde, entscheide ich mich dafür, zu entspannen und mich ruhig zu fühlen."
   „Obwohl ich diese/s/n ______________________ empfinde, entscheide ich mich dafür, zu entspannen und dieses Gefühl loszulassen."

4. Sagen Sie diesen Startsatz drei Mal und beklopfen Sie dabei den Handkantenpunkt.

5. Um gedanklich nicht abzuschweifen, sagen Sie nun beim Klopfen einen kurzen Erinnerungssatz oder ein Erinnerungsstichwort, während Sie sich auf das Problem konzentrieren. Ein Erinnerungsstichwort könnte einfach lauten: „Diese Angst" (oder benennen Sie das fragliche unangenehme Gefühl). Beklopfen Sie die folgenden Punkte, jeden etwa sechs bis zehn Mal, der Reihe nach:
   Oberkopf
   Augenbraue
   Augenwinkel
   unter dem Auge
   unter der Nase
   Kinn
   unter dem Arm
   Schlüsselbein
   kleiner Finger
   Schlüsselbein
   Zeigefinger
   Schlüsselbein

6. Die sogenannte 9-Gamut-Folge soll Teile des Gehirns einbeziehen, die helfen können, Ihre Reaktionsweise auf die Erfahrung zu ändern. Beklopfen Sie den Gamutpunkt kontinuierlich, während Sie der Reihe nach Folgendes tun:
   - Schließen Sie die Augen.
   - Öffnen Sie die Augen.
   - Blicken Sie nach unten links.
   - Blicken Sie nach unten rechts.
   - Lassen Sie die Augen kreisen.
   - Lassen Sie die Augen in die andere Richtung kreisen.

- Summen Sie irgendeine Melodie.
- Zählen Sie bis fünf.
- Summen Sie erneut.

7. Wiederholen Sie nochmals die Schritte 4 und 5.

8. Bewerten Sie nun erneut Ihre emotionale Belastung und notieren Sie den neuen Wert. Erspüren Sie, was sich in Ihrem Körper oder an Ihren Gefühlen verändert hat.

9. Wiederholen Sie die Schritte 4 bis 8, bis Sie auf der Subjektiven Belastungsskala null erreichen oder bis Ihre emotionale Belastung nicht mehr weiter zurückgeht. Wenn sie nur teilweise reduziert wurde, möchten Sie vielleicht den Startsatz ändern. Nachfolgend drei mögliche Variationen:
Auch wenn ich immer noch etwas Angst empfinde, akzeptiere ich mich völlig und aus tiefstem Herzen.
Auch wenn ich noch etwas Angst empfinde, weiß ich, wie Ruhe sich anfühlt.
Auch wenn ich noch etwas Angst empfinde, beschließe ich, mich sicher zu fühlen und sie loszulassen.

Wenn Sie in der Öffentlichkeit sind und das Anwenden der Tapping-Technik peinlich wäre, können Sie versuchen, das Klopfen einfach durch eine leichte Berührung an unauffälligen Stellen zu ersetzen. Wenn das Tapping bei Ihnen nicht funktioniert, können Sie entweder diese Übung überspringen oder professionelle Hilfe bei der Verarbeitung des schwierigen Ereignisses suchen. Auf der (englischsprachigen) Website ↗ http://www.eft-alive.com/eft-article-when-eft-does-not-seem-to-work.html finden Sie eine Anleitung, wie Sie das belastende Ereignis in einzelne Aspekte zerlegen können. Dann können Sie die verschiedenen Gefühle, die hochkommen, separat bearbeiten.

6.3 Die Technik des „Hindurchlassens"

Singer (2009 / 2016) schreibt, dass Menschen, Dinge, Ereignisse, Emotionen, Sinnesempfindungen und Gedanken Teil unseres Erlebens sind. Doch wir sind nichts von alledem. Unser inneres spirituelles Selbst beobachtet es von tief drinnen. Mit Singers Technik können wir negative Gefühle, die seit kurzer oder langer Zeit in uns angestaut sind, loswerden wie abgestandene Luft, die beim Lüften durch das Haus hindurch nach draußen strömt. Die Energie von Emotionen fließt durch das Herz. Wenn das Herz nicht offen ist, kann Energie blockiert werden. Sie kreist und gerät ins Stocken. Die Strategie besteht also darin, das Herz zu öffnen und die Emotionen hindurchfließen zu lassen, sodass wir wieder die Schönheit, Freude, Begeisterung und Liebe hinter dem Schmerz erfahren können. Wenn etwas Sie an ein unangenehmes vergangenes Ereignis erinnert, lächeln Sie, entspannen Sie sich, beobachten Sie es aus der Ferne und befreien Sie sich von dem alten Zeug, indem Sie es durch sich hindurchlassen. Lassen Sie es einfach los, ohne Kampf.

Anleitung

1. Bevor Sie beginnen, sich an ein unangenehmes Ereignis zu erinnern, konzentrieren Sie sich auf Ihren Atem. Schließen Sie die Augen (oder senken Sie den Blick). Öffnen und entspannen Sie Ihre Schultern und entspannen Sie Ihr Herz. Vielleicht lächeln Sie sogar in Erwartung der Gelegenheit, unangenehme Gefühle loszulassen.
2. Seien Sie nicht überrascht, wenn das Betrachten eines unangenehmen vergangenen Ereignisses Ihnen Unbehagen bereitet. Die Erinnerung an ein unangenehmes Ereignis ist mit Schmerz gespeichert. Und sie wird auch mit Schmerz losgelassen. Sie müssen sich entscheiden, ob Sie weiterhin mit dem Schmerz herumlaufen oder ihn loslassen wollen. Ihn loszulassen wird nur einen Moment lang wehtun. Es ist normalerweise nicht so schlimm, wie Sie vielleicht befürchten.
3. Nehmen Sie die unangenehme Erinnerung einfach bewusst wahr. Verfolgen Sie, wie alte negative Gefühle hochkommen, ohne sie zu unterdrücken oder zu bekämpfen. Lassen Sie sie durch Ihr Herz fließen. Wenn Sie sich beispielsweise an etwas erinnern, das Ihnen sehr peinlich war, können Sie das Gefühl zulassen und sich sagen: „Ach, sollen die Leute doch von mir denken, was sie wollen. Was macht das schon? Ich werde dieses Gefühl beobachten und es dann durch mein Herz hinausfließen lassen." Oder wenn Unsicherheit hochkommt: „Das ist nur ein Gefühl. Lass es los." Jedes Mal, wenn Sie sich entspannen und loslassen, verschwindet ein Stück des Schmerzes für immer.
4. Erinnern Sie sich daran, dass Sie die Person sind, die das Ganze vom Zentrum ihres Bewusstseins aus beobachtet. Die Erinnerung mit Ihren Emotionen und Sinnesempfindungen ist „da draußen". Entspannen Sie sich und lassen Sie sie los. Lassen Sie den Schmerz in Ihr Herz kommen und durch es hindurchgehen. Solange Sie das Ganze von tief drinnen beobachten, also mit etwas Distanz, verlieren Sie sich nicht in den belastenden Gefühlen. So einfach ist das.
5. Zum Schluss können Sie die vier Selbstmitgefühlsätze aus der Meditationsübung von Seite 78 wiederholen.

Protokollieren Sie Ihre Ergebnisse

Probieren Sie all diese Fertigkeiten zur Emotionsregulation nacheinander aus, jeden drei Tage lang täglich, bevor Sie zum nächsten übergehen. Halten Sie Ihre Erfahrungen in Ihrem Übungsprotokoll (siehe Anhang A) fest. Bei welcher Übung könnten Sie sich vorstellen, sie regelmäßig zu machen? Denken Sie daran: Wenn Sie diese Skills üben und beherrschen, können Sie Ihr Nervensystem neu vernetzen, sodass es weniger reaktiv wird. Zudem ergänzen sie die Skills, mit deren Hilfe Sie später die verborgenen Wunden von ACEs heilen können.

7. Achten Sie auf Ihr Gehirn

Den meisten von uns ist nicht voll bewusst, wie sehr die Gesundheit unseres Gehirns unser emotionales Wohlbefinden und unsere Fähigkeit, von ACEs zu genesen, beeinflusst. Sonst würden wir unser Gehirn zweifellos mindestens ebenso sorgfältig pflegen wie unser Zuhause und unser Auto. Studien haben gezeigt, dass wir unser Gehirn durch zehn Maßnahmen stärken können, in der Regel innerhalb von Wochen. Ihre Umsetzung wird Ihnen helfen, Ihre Stimmung zu verbessern, sich ausgeruhter zu fühlen, Ihre Energie zu steigern und Ihr Gehirn zu befähigen, größeren Nutzen aus den Strategien zu ziehen, mit denen wir uns später beschäftigen werden.

Kombiniert verbessern diese zehn Maßnahmen die Größe, Gesundheit und Leistungsfähigkeit von Hirnregionen, die Emotionen regulieren, Denkprozesse steuern und Erinnerungen verarbeiten, sodass sie gespeichert und auf eine stressfreie rationale Art abgerufen werden können. Kombiniert können diese Maßnahmen auch:

- das Wachstum neuer Neuronen und neuronaler Schaltkreise fördern,
- die Blut-Hirn-Schranke stärken und dadurch das Gehirn vor Giftstoffen schützen,
- das Gehirn von schädlichen Substanzen reinigen,
- die Gehirnzellen vor Schäden durch oxidativen Stress und Entzündungen schützen,
- Telomere schützen und Epigenome vorteilhaft beeinflussen.

Wenn Ihr Gehirn gesund und voll leistungsfähig ist, können Sie es leichter auf vorteilhafte Weise neu vernetzen. Daher soll dieses Kapitel Ihnen helfen, Ihr Gehirn so vorzubereiten, dass Sie mit den später vermittelten Fertigkeiten zur Heilung alter Wunden und Überwindung von ACEs den größtmöglichen Erfolg erzielen.

7.1 Die großen Drei

Viele Leute sind überrascht, wie viel es bringt, einen Ernährungs-, Schlaf- und Trainingsplan zu erstellen und einzuhalten. Sie hatten zwar schon oft gehört, wie wichtig diese Dinge sind, doch seit sie das Gelernte in die Tat umsetzen, haben ihr Befinden und ihre Leistungsfähigkeit sich erheblich verbessert. Vielleicht werden Sie das auch feststellen. Vergleichen Sie Ihre Ernährungs-, Schlaf- und Bewegungsgewohnheiten mit den nachfolgenden Empfehlungen. Am Ende des Kapitels werden Sie einen Plan erstellen, um diese Faktoren zu optimieren und den Zustand Ihres Gehirns zu verbessern.

Ernährung

Studien bestätigen immer wieder, dass die mediterrane Ernährung die Gesundheit und Funktionsfähigkeit des Gehirns optimiert. Stellen Sie sich einen Teller voller Pflanzenkost vor – Gemüse, Obst, Bohnen, Linsen, Nüsse, Kerne, Vollkorngetreide und fast alle Kräuter und Gewürze (außer Salz). Fisch oder Meeresfrüchte nehmen einen kleineren Teil des Tellers ein. Eier und manchmal Geflügel können den Fisch ersetzen. Statt tierischen Fetten werden gesunde Fette wie Olivenöl eingesetzt. Molkereiprodukte – einschließlich solchen, die weniger Fett enthalten oder fermentiert sind, wie Joghurt, Feta, Mozzarella und Manchego-Käse – werden in Maßen häufig verzehrt. Selten gegessen werden rotes Fleisch, industriell verarbeitete Lebensmittel (einschließlich Wurst- und Fleischwaren, Backwaren aus Weißmehl und Süßspeisen), Zucker, Salz, Sahne, Margarine und Butter.

Pflanzen liefern Ballaststoffe, Vitamine, Mineralien und Antioxidantien, die für die Gesundheit und Funktionsfähigkeit des Gehirns von entscheidender Bedeutung sind. Amerikaner kommen normalerweise nicht auf die zweieinhalb bis drei Portionen Gemüse und anderthalb bis zwei Portionen Obst pro Tag, die für die meisten Erwachsenen empfohlen werden.

Es herrscht ein wachsendes Forschungsinteresse am Mikrobiom, den hundert Billionen Bakterien, die im menschlichen Darmtrakt leben. Bestimmte schädliche Bakterien erzeugen entzündungsauslösende Toxine und fördern eine Gewichtszunahme. Andererseits wirken hilfreiche Bakterien Übergewicht entgegen und erzeugen 90 Prozent des körpereigenen Serotonins. Der Neurotransmitter Serotonin hilft gegen Niedergeschlagenheit und Angst, die beide in engem Zusammenhang mit dem Selbstwert stehen. Der Vagusnerv verbindet den Bauch mit dem Gehirn und ermöglicht die Übermittlung von Signalen in beide Richtungen. Der Verzehr von ballaststoffreicher pflanzlicher Nahrung wie frischem oder tiefgefrorenem Obst und Gemüse und Vollkornprodukten fördert ein gesundes Gleichgewicht im mikrobiellen Ökosystem. Der Verzehr von fermentierten Nahrungsmitteln wie Joghurt, Kefir, Sauerkraut, Kimchi und fermentierten Käsesorten hilft ebenfalls. (Zudem tragen auch Sport und Stressabbau zum Gleichgewicht des Mikrobioms bei). Umgekehrt wird das gesunde Gleichgewicht durch den Konsum von ungesunden Fetten und industriell verarbeiteten Kohlehydraten sowie durch die Einnahme von Antibiotika gestört.

Und vergessen Sie nicht, genug zu trinken. Schon ein geringes Absinken des Wasseranteils im menschlichen Organismus kann die Stimmung und die geistige Leistungsfähigkeit beeinträchtigen. Wasser oder in Maßen fettarme oder fettfreie Milch sind in der Regel eine gute Wahl. Eine ausreichende Flüssigkeitszufuhr ist normalerweise an einem klaren oder blassgelben Urin zu erkennen. Hat der Urin dagegen die Farbe von Apfelsaft oder ist noch dunkler, lässt das auf einen höheren Flüssigkeitsbedarf schließen. Energydrinks sind normalerweise nicht zu empfehlen. Tests im Labor haben gezeigt, dass eine Einzeldosis Energydrink zwar zu sofortigen Verbesserungen der geistigen und körperlichen Leistungsfähigkeit führen kann, doch wenn Energydrinks regelmäßig konsumiert werden (zwei oder mehr am Tag), verstärken sie Stresssymptome, auch einige, die sie angeblich unterdrücken: Erschöpfung, Schlafprobleme, Niedergeschlagenheit, Angst, Aggressionen und Traumasymptome. Selbst ein maßvollerer Konsum – von einem Energydrink pro Woche bis zu einem pro Tag – geht mit Symptomen von Niedergeschlagenheit, Erschöpfung und Aggressionen einher (Tobin et al. 2018).

Schlaf

Die meisten amerikanischen Erwachsenen leiden unter Schlafmangel, kommen also nicht auf die sieben bis acht oder mehr Stunden Schlaf, die für eine optimale Stimmung und eine optimale Funktionsfähigkeit des Gehirns erforderlich sind. Schlafmangel ist ein starker Stressor, der eine erhöhte Ausschüttung von Cortisol bewirkt. Und diese verursacht wiederum Symptome von Stress, Depression und Angst. Schlafmangel führt auch dazu, dass die emotionalen Zentren des Gehirns um 60 Prozent aktiver werden (Epstein 2010).

Wenn Sie sich also gestresst, nervös, ängstlich oder niedergeschlagen fühlen, achten Sie auf Ihr Schlafbedürfnis. Schon 20 bis 30 Minuten mehr Schlaf pro Nacht können sich wirklich bezahlt machen.

Bemühen Sie sich nicht nur um ausreichend Schlaf, sondern auch um regelmäßige Schlafenszeiten. Wenn Sie jeden Tag um die gleiche Zeit aufstehen und schlafen gehen, stabilisiert das die Schlafzyklen im Gehirn, auch wenn der Tiefschlafanteil mit dem Alter abnimmt.

Die Schlafqualität ist der dritte wichtige Faktor. Helles Licht in den Stunden vor dem Schlafengehen, besonders blaues Licht von elektronischen Geräten, stört den natürlichen Schlaf-Wach-Rhythmus und unterdrückt das Schlafhormon Melatonin, während morgendliche Bewegung in der Sonne für einen tieferen Schlaf sorgen kann. Versuchen Sie *mindestens* ein oder zwei Stunden vor dem Zubettgehen das Licht zu dimmen und alle elektronischen Geräte – Fernseher, Smartphones, Computermonitore und so weiter – auszuschalten. Entspannen Sie stattdessen mithilfe von sanfter Musik, Meditation oder einem guten Buch. Vermeiden Sie grundsätzlich Mahlzeiten in den drei oder vier Stunden vor dem Zubettgehen, da die Verdauung den Schlaf beeinträchtigen kann. Vermeiden Sie auch Koffein, Nikotin und Alkohol, denn alle drei stören den Schlaf, wenn Sie sie in den Stunden vor der Schlafenszeit zu sich nehmen.

Bewegung

Es ist allgemein bekannt, dass moderate Bewegung die Stimmung verbessert und Stress, Niedergeschlagenheit und Angst reduziert. Durch Fortschritte in der Neurowissenschaft wurde erkennbar, dass Bewegung zahlreiche vorteilhafte Veränderungen im Gehirn bewirkt. Wenn Sie gegenwärtig keinen Sport treiben, können Sie sich ganz allmählich an einen halbstündigen flotten Spaziergang täglich oder fast täglich heranarbeiten (es kann auch eine andere Art von kontinuierlicher rhythmischer Bewegung wie Radfahren oder Schwimmen sein). Vielleicht möchten Sie dieses aerobe Basistraining noch durch ein Kraft- und Beweglichkeitstraining ergänzen, um zusätzliche Vorteile zu erzielen. Finden Sie eine sportliche Aktivität, die Ihnen Spaß macht, und gehen Sie das Training locker an. Es soll nicht zu anstrengend sein. Dann werden Sie mit größerer Wahrscheinlichkeit dabeibleiben. Tai-Chi und Yoga sind weitere effektive Möglichkeiten, fit zu bleiben und Stress abzubauen. Wenn Sie Geselligkeit schätzen, finden Sie vielleicht eine Lauf-, Tai-Chi- oder Yoga-Gruppe in Ihrer Nähe.

7.2 Die anderen sieben Strategien

Die großen Drei – Ernährung, Schlaf und Bewegung – legen ein solides Fundament für die optimale Funktionsfähigkeit und Gesundheit des Gehirns. Auch von den folgenden sieben Strategien können Sie große Vorteile erwarten.

Lassen Sie Erkrankungen behandeln

Bestimmte häufige Erkrankungen können die Funktionsfähigkeit des Gehirns und die Stimmung beeinträchtigen. Zum Beispiel haben viele Menschen einen etwas zu hohen oder etwas zu niedrigen Thyroxin-Spiegel. Diese leichte Schilddrüsenfunktionsstörung kann den Anschein einer Depression oder einer Angststörung erwecken und Traumasymptome verschlimmern. Mit einem TSH-Test (TSH steht für Thyreoidea-stimulierendes Hormon) lässt sich feststellen, ob der Thyroxin-Spiegel normal ist. Wenn Sie Thyroxin einnehmen müssen, können häufige TSH-Tests sicherstellen, dass die Dosis korrekt ist.

Bei einer Schlafapnoe sind die Atemwege während des Schlafs so verengt, dass es zu Atemaussetzern kommt, die zu einer verringerten Sauerstoffversorgung führen. Das Gehirn weckt die Betroffenen in der Nacht immer wieder kurz auf, um die Atmung wiederherzustellen. Oft merken sie das gar nicht, doch tagsüber fühlen sie sich dann erschöpft, schläfrig und niedergeschlagen. Kopfschmerzen, hoher Blutdruck,

Schlaganfälle und Herzinfarkte werden ebenfalls mit der Schlafapnoe in Verbindung gebracht. Viele Menschen mit einer Posttraumatischen Belastungsstörung leiden unter einer Schlafapnoe. Wird sie behandelt, verringern sich oft die Symptome der PTBS, auch die Albträume.

Manchmal ist eine Depression mit einem erhöhten Cholesterinspiegel verbunden, der meist durch Cholesterinsenker oder Veränderungen des Lebensstils normalisiert werden kann. Ein hoher Blutdruck kann Mikroblutungen verursachen, die das Gehirn schädigen, deshalb ist es wichtig, ihn mit Medikamenten oder durch Veränderungen des Lebensstils zu senken.

Glücklicherweise sind all diese Erkrankungen gut behandelbar. Sprechen Sie mit Ihrem Arzt oder Ihrer Ärztin, damit diese Erkrankungen entweder ausgeschlossen oder professionell behandelt werden können.

Minimieren Sie Pestizide, Schadstoffe und Konservierungsmittel

Viele Chemikalien in unserer Umgebung schädigen das Nervensystem. Konservierungsmittel (in industriell verarbeiteten Lebensmitteln) und Pestizide (auf landwirtschaftlichen Erzeugnissen) können Sie minimieren, indem Sie Ihre Nahrung selbst anbauen und zubereiten oder auf Bioprodukte zurückgreifen. Pestizide (und Herbizide) können auch an Ihren Schuhsohlen in Ihr Zuhause gelangen, wenn Sie über behandelte Rasenflächen oder Golfplätze gelaufen sind. Schadstoffe im Zuhause oder im Auto können Sie reduzieren, indem Sie Tabakrauch vermeiden, hochwertige Luftfilter verwenden und im Auto die Umluftfunktion anschalten, solange Sie in dichtem Verkehr stecken.

Erhalten Sie Ihre Mundgesundheit

Behandeln Sie Zahnfleischerkrankungen und beugen Sie ihnen vor, damit keine Giftstoffe in den Blutkreislauf gelangen und im Gehirn Entzündungen auslösen können. Putzen Sie täglich die Zähne, auch mit Zahnseide, lassen Sie Ihre Zähne regelmäßig professionell reinigen, vermeiden Sie Tabak, schlafen und trinken Sie genug (Stress trocknet den Mund aus).

Minimieren Sie Anticholinergika

Anticholinergika hemmen im Gehirn den wichtigen Neurotransmitter Acetylcholin. Zu diesen Medikamenten gehören beispielsweise Antihistaminika, Schlafmittel (auch frei verkäufliche), Beruhigungsmittel, Medikamente gegen Geschwüre und trizyklische Antidepressiva. Sprechen Sie mit Ihrem Arzt oder Ihrer Ärztin darüber, wie lange die Einnahme solcher Medikamente erforderlich ist, ob Sie sie möglicherweise reduzieren oder durch andere Medikamente oder durch nichtpharmakologische Therapien ersetzen können (zum Beispiel bei Depressionen oder Schlafproblemen – langfristig wirken nichtpharmakologische Therapien gegen Schlafprobleme ebenso gut wie Medikamente oder sogar besser, ohne deren Nebenwirkungen zu haben). In diesem Zusammenhang sei darauf hingewiesen, dass Eier eine gute Quelle für Cholin sind, das der Körper in Acetylcholin umwandelt.

Verzichten Sie auf Drogen, die neurotoxisch oder neuroinflammatorisch sind

Zu den neurotoxischen oder neuroinflammatorischen Stoffen (also Stoffen, die das Nervensystem schädigen oder Nervengewebe entzündlich verändern können) gehören illegale Drogen und bei übermäßigem Konsum auch Koffein, Nikotin, Alkohol und Marihuana. Ein exzessiver Genuss dieser Drogen bewirkt Veränderungen der Gehirnfunktion, die schon Jahre vor dem Auftreten anatomischer Veränderungen auf Gehirnscans sichtbar sind. Vielleicht nehmen wir eine Droge, um uns zu beruhigen oder schmerzfrei zu werden, aber dieser Nutzen ist nur von kurzer Dauer. Wenn wir einen tieferen Frieden, Gelassenheit und Heilung finden, können wir auf solche kurzfristigen Notlösungen verzichten.

Gehen Sie raus an die Sonne und in die Natur

Frühmorgendliches Sonnenlicht hilft, den Schlaf zu regulieren und die Stimmung zu heben. Deshalb entscheiden sich manche, morgens Sport zu treiben. Während der kalten und dunklen Wintermonate kann es besonders Menschen, die empfindlich auf Lichtmangel reagieren, zu einer besseren Stimmung verhelfen, wenn sie sich täglich bis zu eine Stunde lang vor eine Lichtdusche setzen, die die Intensität des Sonnenlichts an einem Frühlingsmorgen simuliert.

Dreimal pro Woche 20 oder 30 Minuten lang in der Natur herumzuspazieren oder zu sitzen senkt erwiesenermaßen den Cortisolspiegel. Konzentrieren Sie sich dabei bewusst auf das, was Sie sehen und hören können, auf das Atmen frischer Luft und andere Sinneseindrücke. Vermeiden Sie technische Geräte und gehen Sie in dieser Zeit auch keiner sportlichen Aktivität nach, die Sie ablenken würde. Genießen Sie einfach die Auszeit in der Natur und lassen Sie ein paar Minuten lang Ihre Gedanken frei schweifen.

Bauen Sie Stress ab

Wenn ich Menschen sehe, die schwer leiden, wünscht mein Herz sich für sie eine rasche Lösung, die ihnen eine dauerhafte Erleichterung bringt, ohne unerwünschte Nebenwirkungen zu haben. Leider kenne ich keine Tablette, die diese Anforderungen erfüllt. Aber ich kenne viele Heilungsstrategien und im Laufe der Zeit erworbene Skills, die Leid lindern, die Stimmung heben und oft auch verborgene Wunden heilen können. Was uns hilft, lernen wir manchmal von einem guten Therapeuten oder einer guten Therapeutin, manchmal durch eine gesunde Beziehung und manchmal durch eigene Erfahrungen und Anstrengungen. Sie haben bereits ein paar Skills erlernt, die Ihnen helfen können, besser mit Stress umzugehen. In den folgenden Kapiteln werden wir sehen, was Sie sonst noch tun können, um Stress abzubauen, Ihre Stimmung zu verbessern und ein beschädigtes Selbstwertgefühl zu heilen.

Viele Leute finden, dass ein schriftlicher Plan sie motiviert und ihnen hilft, ihre Bemühungen zu strukturieren. Gehen Sie die zehn Strategien zur Pflege Ihres Gehirns noch einmal durch und erstellen Sie einen Plan, von dem Sie denken, dass Sie ihn einhalten können. Sie können die Arbeitsbögen auf den nächsten drei Seiten benutzen, die Ihnen auch online zum Download zur Verfügung stehen.

Mein Plan für ein gesundes Gehirn

Die großen Drei: Ernährung, Schlaf und Bewegung

Ernährung

Ich werde einem gesunden Ernährungsplan folgen, indem ich Folgendes tue (die Niederschrift eines wöchentlichen Speiseplans auf Seite 95 wird Ihnen helfen, diesen Plan umzusetzen):

____

____

____

____

____

____

Schlaf

Ich werde jeden Tag ____________ Stunden schlafen, um ____________ Uhr zu Bett gehen und um ____________ Uhr aufstehen, auch am Wochenende (versuchen Sie, von Nacht zu Nacht höchstens eine Stunde von diesen Zeiten abzuweichen).

Was ich tun werde, um die Schlafqualität zu verbessern:

____

____

____

____

____

____

Bewegung

Jede Woche werde ich die folgenden aeroben Trainingseinheiten (z. B. spazieren gehen, schwimmen oder Fahrrad fahren) oder ein intensives Intervalltraining absolvieren. Legen Sie die Tage und die Anzahl der Trainingseinheiten fest:

____

____

____

____

____

Zusätzlich werde ich die folgenden Kraftübungen (z. B. mit Widerstandsbändern oder Gewichten) und Beweglichkeitsübungen (z. B. Yoga oder Stretching) machen. Legen Sie die Tage sowie die Art und Anzahl der Übungen fest:

____

____

____

____

____

Die anderen sieben Strategien

Ich werde Folgendes tun, um meine Gesundheit zu fördern, Neurotoxine zu minimieren, genug Sonnenlicht zu bekommen, die Natur zu genießen und Stress abzubauen:

Mein wöchentlicher Speiseplan

Schreiben Sie in diesen Plan, welche Speisen und Getränke Sie jeden Tag in welchen Mengen konsumieren wollen.

	MO	DI	MI	DO	FR	SA	SO
Frühstück							
Snack							
Mittagessen							
Snack							
Abendessen							
Snack							

Überprüfen Sie Ihren Speiseplan

Überprüfen Sie nach dem Erstellen Ihres wöchentlichen Speiseplans, wie gut er den folgenden wissenschaftlich fundierten Ernährungsrichtlinien entspricht. Angenommen, Sie sind eine erwachsene Person, deren täglicher Energiebedarf bei etwa 2000 Kalorien liegt, versorgt Ihr Speiseplan Sie dann mit:

- etwa zwei Portionen Obst (frisch oder tiefgefroren) und drei Portionen Gemüse (frisch oder tiefgefroren) in großer Vielfalt?
- genug Flüssigkeit? (Wahrscheinlich haben Sie einen Flüssigkeitsbedarf von mindestens zwei bis drei Litern täglich, abhängig von Ihrer Größe, Ihrer körperlichen Aktivität und der Umgebungstemperatur. Wasser ist eine ausgezeichnete Wahl, um gut hydriert zu bleiben.)
- etwa 150 bis 170 Gramm gesunden Proteinen pro Tag? Gute Eiweißquellen sind Fisch, Geflügel, Eier, getrocknete Bohnen und Erbsen, Nüsse und Kerne. (Fisch ist besonders gut für das Gehirn. Versuchen Sie, auf mindestens 230 Gramm Fisch pro Woche zu kommen. An den meisten Tagen sollten Sie zudem Nüsse, Kerne und / oder gekochte getrocknete Bohnen oder Erbsen essen. Konsumieren Sie nur wenig rotes Fleisch und industriell verarbeitete Fleischwaren.)
- etwa einem Dreiviertelliter fettarmer oder fettfreier Milch, Joghurt oder mit Kalzium angereicherter Sojamilch? (Manchmal können Sie 30 bis 60 Gramm fettarmen oder fettfreien Käse durch einen Viertelliter Milchprodukte ersetzen.)
- Vollkornprodukten? (Vollkorngetreide enthält mehr Ballaststoffe, B-Vitamine, Antioxidantien, Mineralien und nützliche sekundäre Pflanzenstoffe als raffiniertes Getreide. 60 bis 70 Gramm Vollkorngetreide am Tag sind ein vernünftiges Ziel.)

Ein nährstoffreicher Speiseplan minimiert oder vermeidet auch Fast Food und andere zuckerhaltige, salzige, industriell verarbeitete oder fettige Lebensmittel, beispielsweise Softdrinks, gesüßte Fruchtsäfte, Süßigkeiten, Chips, Salzbrezeln, mit Weißmehlbrötchen hergestellte Hamburger, gebackene Nachspeisen, Vollfett-Milchprodukte und Butter. Wenn Sie sich mit nährstoffreichen Lebensmitteln satt essen, wird es einfach, diese ungesunden Lebensmittel zu minimieren oder zu vermeiden.

7.3 Kleine Schritte machen einen großen Unterschied

Dieses Kapitel erklärte zehn wichtige Strategien, die Gesundheit und Funktionsfähigkeit des Gehirns zu optimieren. Sie sind eine gute Vorbereitung für die Skills, die Sie gleich lernen werden. Versuchen Sie zu tun, was Sie können, und überfordern Sie sich nicht. Selbst kleine Schritte können recht schnell zu spürbaren Erfolgen führen. Zum Beispiel zeigten junge Erwachsene mit stärkeren Depressionssymptomen nach drei Wochen, in denen sie einem mediterranen Ernährungsplan folgten, eine erhebliche Verringerung von Niedergeschlagenheit, Angst und Stress im Vergleich zu denen, die ihre Ernährung nicht veränderten (Francis et al. 2019). Eine andere Studie stellte bei älteren Erwachsenen, die die meiste Zeit saßen und leichte kognitive Beeinträchtigungen hatten, nach einem halben Jahr, in dem sie sich von einer Kost ernährten, die der mediterranen ähnelte, und nur dreimal in der Woche aerobe Übungen machten, eine Verjüngung des Gehirns um neun Jahre fest (Blumenthal et al. 2019).

Das Nervensystem durch Imaginationen stärken und stabilisieren

8. Imaginationen von Bindung

Glückliche Kindheitserinnerungen – zärtliche Erinnerungen an liebevolle Eltern – sind bei älteren Erwachsenen mit emotionalem Wohlbefinden verbunden. Andererseits verändert toxischer Stress in den frühen Lebensjahren die Verschaltungen im sich entwickelnden Gehirn. Wie im ersten Teil dieses Arbeitsbuches dargelegt, kann dieser Prozess sogar schon im Mutterleib beginnen.

Die Frage ist also: Was ist, wenn Sie keine zärtlichen Erinnerungen an enge Beziehungen mit Ihrer/n primären Fürsorgeperson/en haben?[2] Können negative neuronale Muster neu vernetzt werden? Die kurze Antwort ist Ja, denn das Gehirn ist plastisch, also fähig, sich zu verändern und neuronale Verschaltungen neu zu vernetzen. Doch das geschieht normalerweise nicht durch Erkenntnisse oder Verständnis allein. Erinnerungen an toxischen Stress spielen sich weniger in den denkenden und verbalen Hirnregionen ab, sondern in den visuellen, emotionalen und instinktiven Teilen des Gehirns. Wie der Pionier der Traumaforschung und Psychiater Bessel van der Kolk (2019) betonte, erfordert die Neuvernetzung dieser Erinnerungen Strategien, die tiefer gehen als Verständnisprozesse und Erkenntnisse, die im linken Gehirn gespeichert und verarbeitet werden. Was das traumatisierte Gehirn heilt, ist der im rechten Gehirn verortete *Felt Sense* (die gespürte Erfahrung) von Liebe, Sicherheit und Ruhe. Glücklicherweise hat sich inzwischen gezeigt, dass imaginierte Bilder oder Szenen (Imaginationen) jene Bereiche des Gehirns erreichen können, die durch Worte und Denken nicht zu beeinflussen sind. Weil die Regulation des Körpers hilft, das Gehirn zu regulieren, können Imaginationen auch das rechte Gehirn indirekt beeinflussen, indem sie dem Körper helfen, Liebe, Ruhe und Sicherheit zu spüren.

In diesem und den nächsten vier Kapiteln werden wir uns mit Imaginationen beschäftigen, die das Nervensystem stärken und stabilisieren und das Gehirn mit der Zeit neu vernetzen können. Das Hauptziel dieser Imaginationsübungen ist die Schaffung neuer positiver Erfahrungen von fürsorglicher Zuwendung, nicht die direkte Veränderung alter belastender Erinnerungen. Bei einigen dieser Übungen werden Sie sich vorstellen, wie ideale Fürsorgepersonen sich liebevoll um Sie kümmern. So simulieren Sie gesunde Bindungserfahrungen. Bei anderen Übungen werden Sie Selbstfürsorge praktizieren, um positivere neuronale Verschaltungen zu schaffen. So

---

2 Hinweis: Wie bereits erwähnt, werden die Begriffe „Mutter" und „primäre Fürsorgeperson" in diesem Arbeitsbuch synonym verwendet. Für das Kind ist die bevorzugte primäre Fürsorgeperson in den ersten 18 Monaten gewöhnlich die Mutter. Doch Fürsorgepersonen können auch andere Familienmitglieder oder Menschen sein, die bei der Kinderbetreuung helfen. Die Begriffe „Eltern" und „primäre Fürsorgepersonen" werden ebenfalls synonym verwendet.

gestärkt sind Sie gut vorbereitet, um in späteren Kapiteln unangenehme Erinnerungen direkt zu bearbeiten.

Vielleicht ist das Imaginieren für Sie eine ungewohnte Erfahrung, etwas, das Sie noch nie versucht haben. Geben Sie sich also etwas Zeit, um sich daran zu gewöhnen. Wenn Ihre imaginierten Bilder oder Szenen nicht mit Ihren Erfahrungen im wirklichen Leben übereinstimmen, erinnern Sie sich daran, dass in Imaginationen alles möglich ist. Wenn Sie sich immer wieder auf das neue Bild konzentrieren, werden die entstandenen neuronalen Verbindungen zu diesem Bild stärker werden. Versuchen Sie, mit einem offenen Herzen, einem aufgeschlossenen Geist und neugierigem Interesse an das Imaginieren heranzugehen – mit der Einstellung, dass der Versuch, eine neue Erfahrung zu schaffen, von Nutzen sein könnte. Dann sehen Sie, was geschieht. Wahrscheinlich werden Sie feststellen, dass das Imaginieren mit etwas Übung immer wirksamer und angenehmer wird.

Entspannen Sie sich vor jeder der nachfolgenden vier Imaginationsübungen an einem bequemen Ort, wo Sie nicht gestört werden. Sie können mit jedem der Skills aus den Kapiteln 6 und 7 versuchen, Ihren Körper völlig zu entspannen, bevor Sie anfangen. Machen Sie die erste Imaginationsübung an drei aufeinanderfolgenden Tagen, um sich ein faires Urteil zu bilden. Konzentrieren Sie sich, so gut Sie können, und versenken Sie sich völlig in die Imagination. Die meisten Leute finden, dass es mit geschlossenen Augen leichter fällt, einen weichen Fokus beizubehalten. Wenn es Ihnen unangenehm ist, die Augen zu schließen, können Sie auch einfach den Blick senken. Halten Sie Ihre Erfahrungen in Ihrem Übungsprotokoll (siehe Anhang A) fest. Verfahren Sie dann bei den nächsten drei Imaginationsübungen genauso. Wie andere Imaginationsanleitungen in diesem Arbeitsbuch ist auch diese als kostenlose Audiodatei auf der Website des Verlags erhältlich. Sie können sie natürlich auch Schritt für Schritt lesen und umsetzen oder sie selbst aufnehmen und anhören.

8.1 Im-Mutterleib-Imagination

Erinnern Sie sich, dass ein Fötus im dritten Trimester der Schwangerschaft die Stimme der Mutter hören und Körperempfindungen wahrnehmen kann. Daher ist es logisch, mit einer Im-Mutterleib-Imagination zu beginnen.

Anleitung

Stellen Sie sich, wenn Sie können, vor, dass Sie ein Fötus im Bauch Ihrer Mutter sind. Ihre Mutter ruht sich gerade von den Vorbereitungen auf Ihre Geburt aus. Sie sitzt in ihrem geliebten Schaukelstuhl und wippt vor und zurück. Sie spüren, dass es ihr gut geht – sie ist zufrieden mit ihrem Leben und fühlt sich von Ihrem Vater (oder ihrem Partner) geliebt und unterstützt. Sie hören, dass sie eine sanfte Melodie summt, während sie vor und zurück schaukelt. Sie sind ein Wunschkind, und Ihre Mutter freut sich auf Ihre Ankunft. Das spüren Sie.

Im schützenden Mutterleib fühlt Ihr Körper sich warm, weich und behaglich eingebettet, geborgen und sicher. Sie können den rhythmischen Herzschlag Ihrer Mutter und die anderen Geräusche ihres Körpers hören. Weil sie entspannt ist, sind Sie es auch. Sie fühlen sich eins mit ihr – sicher, geschützt, geschätzt und gewollt. Und Sie spüren, wie sich das in Ihrem Körper anfühlt.

Verfolgen Sie, was in Ihrem Körper geschieht. Wie fühlt er sich jetzt an? Nehmen Sie Ihren Herzschlag und Ihre Atmung wahr, spüren Sie in Ihren Bauch, Brustkorb und Hals hinein. Welche Gefühle empfinden Sie jetzt?

8.2 Imagination der Bindung zwischen Mutter und Kleinkind

Säuglinge und Kleinkinder müssen spüren, dass sie liebevoll an ihre Fürsorgepersonen gebunden sind. Die Kommunikation von Herz zu Herz ist wichtiger als Worte. Obwohl Kinder in ihren ersten Lebensmonaten kein Wort verstehen, spüren sie, was nonverbal kommuniziert wird.

Anleitung

Stellen Sie sich vor, Sie sind ein Kleinkind in den ersten zwei Lebensjahren. Sie befinden sich an einem angenehmen Ort, vielleicht in Ihrem fröhlich dekorierten Kinderzimmer oder im gemütlichen Wohnzimmer, in dessen offenem Kamin ein wärmendes Feuer brennt. Stellen Sie sich, wenn Sie können, eine sanfte, liebevolle Mutter vor, die freundlich und einfühlsam auf Ihr natürliches Bedürfnis, geliebt und umsorgt zu werden, eingeht. Sie spüren, wie gerne sie mit Ihnen zusammen ist. Sie hören ihren entspannten Redefluss und ihre besänftigenden Geräusche. Ihre Stimme klingt fast wie Musik, wie eine sanfte, heitere Melodie. Sie ist glücklich, zuversichtlich und gelassen. Manchmal wenden Sie sich dem spielerischen Tonfall ihrer Stimme zu. Sie vertrauen ihr, weil sie ein guter Mensch ist. Sie wissen, dass sie sich um Sie kümmern wird. Ihre ruhige sichere Präsenz beruhigt Sie.

Stellen Sie sich vor, wie Ihre Mutter Sie liebevoll in den Armen hält. Sie spüren die sanfte Wärme ihres Körpers und hören ihre beruhigende Stimme. Ihr Körper ist entspannt, und das entspannt Sie. Mit fließenden ruhigen Bewegungen wiegt sie Sie sanft und trägt Sie herum. Dabei achtet sie immer darauf, dass Sie es bequem haben. Sie fühlen sich sicher und ihr nahe. Sie spüren den Rhythmus ihres Herzens und ihres Atems … langsam und gleichmäßig. Sie streichelt zärtlich Ihre Stirn und massiert behutsam Ihren Bauch. Sie genießen es, wie weich ihre Haut sich anfühlt, wenn sie mit ihrer Wange die Ihre berührt. Sie genießt Ihren Babygeruch, und Sie genießen den Geruch ihres Körpers.

Sie wenden sich der sanften und einladenden Stimme Ihrer Mutter zu und sehen ihr freudestrahlendes Lächeln. Und Sie sehen den zärtlichen Ausdruck auf ihrem Gesicht … Sie schauen einander an und tauschen liebevolle Blicke aus, spüren, wie Ihre Herzen sich verbinden und schlagen, als wären sie eins. Sie reagieren mit einem Lächeln und einem Gurren auf ihre spielerischen Gesten und den Klang ihrer Stimme. Und sie lächelt zurück. Sie spüren tief drinnen, dass sie es genießt, mit Ihnen zusammen zu sein. Sie haben das Gefühl, hierher zu gehören. Und Ihr Körper entspannt sich. Sie fühlen sich sicher und geliebt. Es muss kein Wort gesprochen werden. Sie fühlen sich wohl in der Stille. Sie ruhen sicher in den Armen Ihrer Mutter. Sie empfinden einen inneren Frieden, fühlen sich geliebt, so wie Sie sind. Und Ihr Herz „macht ein Foto" von diesem süßen zärtlichen Augenblick.

Wie ist es, zu wissen, dass Ihre Mutter glücklich ist, wenn sie mit Ihnen zusammen ist? Fühlen Sie sich sicher, geborgen, zufrieden, entspannt, aufgeregt? Spüren Sie in Ihren Körper hinein. Wie erlebt er das? Nehmen Sie alle Empfindungen und Emotionen wahr.

8.3 Imagination von liebevollen Botschaften Ihrer Eltern oder Fürsorgepersonen

Kinder müssen spüren, dass sie mit ihren Fürsorgepersonen liebevoll verbunden sind. Sie brauchen Botschaften, von Herz zu Herz, die ihnen signalisieren, dass ihre Fürsorgepersonen sie lieben und sich um sie kümmern. Selbst im späteren Leben ist es noch wichtig, solche liebevollen Botschaften zu erhalten. Es ist interessant, wie das Leben uns manchmal Gelegenheit gibt, das zu lernen.

Danas Geschichte

In einem Fortgeschrittenenkurs über Bewältigungskompetenzen sprach ich über liebevolle Botschaften, bevor es mit einer Imaginationsübung zum Thema Bindung weiterging. Die 35-jährige Dana, eine an die Uni zurückgekehrte Studentin, war aufgeweckt und sympathisch, doch sie litt unter Ängsten und einem niedrigen Selbstwertgefühl. Im Jahr nach ihrer Geburt hatte ihr Vater sie „verlassen". Ihre Mutter hatte ihr erzählt: „Dein Vater hat dich verlassen, weil du ein Frühchen warst. Er fand dich hässlich und sagte, er würde dich nicht lieben. Er ist krank, und all deine Fehler hast du von ihm." Dana erwiderte die Postkarten und Briefe ihres Vaters nicht, aus Angst, ihre Mutter zu hintergehen.

An jenem Wochenende rief Danas Vater an. Er hatte Krebs und lag in einem Krankhaus mehrere Bundestaaten entfernt im Sterben. Er bat Dana um ein persönliches Gespräch. Zögernd fuhr sie los. Sie nahm ihren ganzen Mut zusammen und hoffte, der Besuch würde schnell und schmerzlos verlaufen. Auf der Fahrt dachte sie: „Was ist, wenn er zu mir sagt, dass ich nicht gut genug bin? Was ist, wenn er ein kranker Taugenichts ist?"

Als sie im Krankenhaus eintraf, fand sie einen liebevollen, mitfühlenden Mann vor. Er erklärte ihr, dass er um das Sorgerecht für sie gekämpft und verloren hatte. Er war depressiv geworden, hatte sich jedoch erholt und wieder geheiratet. Er sagte zu Dana: „Ich fand, dass du das schönste und liebste Baby der Welt warst. Ich liebte dich und freute mich sehr über deine Geburt. Ich wollte mich um dich kümmern, aber die Gerichte entschieden gegen mich." Dana und ihr Vater umarmten sich und verbrachten acht Stunden miteinander.

Als Dana in jener Woche in den Kurs zurückkam, strahlte sie. Sie wusste nun, dass ihr Vater kein schlechter Mensch war. Und sie auch nicht. Seine Botschaften waren sehr heilsam.

Dana war es vergönnt, die liebevollen Botschaften zu erhalten, die jeder Mensch hören sollte, um sich gut entwickeln zu können. Idealerweise werden diese Botschaften in der frühesten Kindheit vermittelt, doch Imaginationsübungen können helfen, frühe Erinnerungen zu ersetzen, die solche liebevollen Botschaften vermissen lassen. Durch wiederholtes Imaginieren prägen sich die neuen Erinnerungsschaltkreise immer stärker ein.

Anleitung

Diese Imaginationsübung verankert liebevolle Botschaften, die jeder Mensch hören sollte, im Gedächtnis. Stellen Sie sich vor, Sie sind in Ihrem dritten Lebensjahr und die verbalen Bereiche Ihres Gehirns entwickeln sich gerade. In diesem Stadium verstehen Sie solche Botschaften vielleicht nur teilweise in einem wörtlichen Sinn. Aber ihr Gefühlston kann sich Ihnen einprägen, bis Sie alt genug sind, um ihre wörtliche Bedeutung völlig zu begreifen. In diesem Alter werden Sie sich anderer wichtiger Fürsorgepersonen bewusst.

Stellen Sie sich vor, Sie liegen behaglich in Ihrer Wiege, vielleicht in Ihrem hübschen Kinderzimmer oder im gemütlichen Wohnzimmer am Kaminfeuer. Stellen Sie sich, wenn Sie können, vor, dass zwei ideale Eltern neben Ihnen stehen. Sie spüren, dass die beiden gerne zusammen sind. Das vermitteln Ihnen ihre Gestik und Mimik, ihre Körperhaltung und ihr Tonfall. Das beruhigt Sie und gibt Ihnen ein Gefühl von Sicherheit.

Stellen Sie sich vor, dass die beiden Sie mit Liebe in den Augen betrachten. Nehmen Sie ihre zärtlichen Mienen, ihren sanften Tonfall und ihre entspannten Bewegungen wahr. Sie sind ganz für Sie da und schenken Ihnen ihre volle Aufmerksamkeit. In ihrer Gegenwart fühlen Sie sich geliebt und gewollt. Sie schauen einander an und Sie erwidern ihre liebevollen Blicke. Vielleicht legt Ihnen ein Elternteil sanft eine Hand auf die Schulter, während der andere Ihnen mit den Fingern durch die Haare fährt oder Ihre Wange streichelt. Ihre Eltern lächeln und genießen es einfach, dass Sie da sind. Und Sie lächeln zurück und fühlen sich ihnen nahe. Spüren Sie das in Ihrem Körper.

Stellen Sie sich vor, dass beide liebevolle Botschaften an Sie richten, abwechselnd, sodass Sie einen Elternteil nach dem anderen sprechen hören. Sie hören den Rhythmus und den angenehmen Tonfall ihrer Stimmen, während sie diese Sätze sagen:

Willkommen in unserem Zuhause.

Wir freuen uns sehr, dass du da bist … dass du Teil unseres Lebens bist.

Wir wollten, dass du auf die Welt und in unsere Familie kommst.

Wir freuen uns, dass du ein Mädchen (ein Junge) bist.

Du bist für uns wertvoll und einzigartig.

Wir lieben dich … jetzt in diesem Augenblick … so, wie du bist … das ganze stinkende strampelnde wundervolle Bündel, das du bist.

Wir werden dich immer lieben … immer!

Die Art, wie wir dich anschauen, dir zuhören, dich berühren und mit dir sprechen, gibt dir die Gewissheit, dass wir dich lieben.

Wir finden dich wunderschön.

All unsere Kinder sind tief in ihrem Innern schön. Und es macht uns Freude, mit dir und deinen Geschwistern zusammen zu sein. Wir genießen es, Zeit mit euch zu verbringen.

Es ist ein großes Glück für uns, zu sehen, wie du heranwächst und dich entwickelst.

Wir wissen, dass du es gut haben und glücklich sein wirst.

All deine Gefühle sind für uns in Ordnung. Was immer du empfindest, werden wir auch empfinden. Wenn du glücklich bist, werden wir mit dir glücklich sein. Wenn du weinst oder Angst hast, werden wir dich in die Arme nehmen und trösten … und du wirst wissen, dass alles gut wird. Wenn du wütend bist, werden wir deinen Schmerz lindern.

Wir werden uns um dich kümmern … dich lieben und beschützen … und dir helfen zu lernen, auf dich achtzugeben.

Du wirst unsere Liebe immer im Herzen tragen und Trost darin finden.

Ihre Eltern umarmen Sie. Es ist eine liebevolle, sanfte, warme Umarmung. Sie empfinden ein inneres Wohlgefühl und lächeln, während Sie diesen Augenblick genießen und über ihn nachsinnen. Ihr ganzer Körper fühlt sich gut und warm an.

Spüren Sie in Ihren Körper hinein. Konzentrieren Sie sich auf Ihr Herz, Ihren Atem und Ihren Bauch. Welche Körperempfindungen haben Sie? Verfolgen Sie, was mit Ihren Emotionen geschieht.

8.4 Imagination von der Ankunft eines neuen Geschwisterchens

Falls Sie sich vernachlässigt fühlten, weil Ihre primäre Fürsorgeperson mit einem Geschwisterchen beschäftigt war, kann diese von McKenzie und Wright (1996, S. 117) inspirierte Imaginationsübung hilfreich sein.

Anleitung

Stellen Sie sich vor, dass ein neues Geschwisterchen gerade aus der Klinik heimgekommen ist. Ihre Mutter eilt aufgeregt auf Sie zu und umarmt Sie stürmisch. Sie freut sich sehr, Sie wiederzusehen, und Sie spüren ihre Freude. Sie erzählt Ihnen, wie sehr sie Sie vermisst hat. Dann fragt sie: „Würdest du gerne dein neues Brüderchen (oder Schwesterchen) kennenlernen?“ Vielleicht gucken Sie Ihr neues Geschwisterchen mit liebevoller Neugier an … und lächeln. Und Sie hören, wie Ihre Mutter zu Ihnen sagt: „Wir werden dich immer lieben. Wenn wir weitere Kinder willkommen heißen, werden wir dich immer genauso lieb haben. Wir sind total vernarrt in dich.“ Sie fühlen sich sicher, geborgen und geliebt. Sie spüren, dass Ihre Eltern glücklich, zuversichtlich und gut gelaunt sind und ihre Interaktionen mit Ihnen genießen.

Verfolgen Sie, was nun in Ihrem Körper vorgeht. Was spüren Sie in Ihrem Innern? Welche Emotionen empfinden Sie?

Protokollieren Sie Ihre Ergebnisse

Nachdem Sie jede dieser Imaginationsübungen drei Tage hintereinander täglich gemacht und Ihre Erfahrungen damit in Ihrem Übungsprotokoll (siehe Anhang A) festgehalten haben, gehen Sie das Übungsprotokoll noch einmal durch. Überlegen Sie sich, ob Sie diese Übungen in Zukunft gerne wiederholen würden, damit diese neuen Erfahrungen stärker vernetzt werden.

9. Imaginationen von Selbstfürsorge

Imaginationen von Selbstfürsorge verankern das Muster eines freundlichen und unterstützenden Umgangs mit sich selbst. Wenn andere Menschen unfreundlich zu Ihnen waren, können Sie beschließen, nett zu sich zu sein. Wenn Sie von Ihrer/n Fürsorgeperson/en nicht genug Liebe erhielten, ist es besonders wichtig, dass Sie lernen, sich selbst eine gute Mutter oder ein guter Vater zu sein, sich die Liebe zu schenken, die in Ihrer Kindheit fehlte. Das ist eine sehr wirkungsvolle Fertigkeit, die die Verschaltungen im Gehirn auf positive Weise verändert. Und sie ergänzt Traumatherapien. Während eine Traumatherapie darauf abzielt, belastende Erinnerungen zu neutralisieren, besteht das Ziel dieser Imaginationen darin, Ihr Nervensystem zu beruhigen, indem Sie sich selbst die nötige fürsorgliche Zuwendung schenken, die Ihnen damals fehlte (Steele 2007).

Die nächsten beiden Imaginationsübungen konzentrieren sich darauf, dem imaginierten Kind fürsorgliche Zuwendung zu schenken und Ihr Selbsterleben zu verändern. Das imaginierte Kind repräsentiert, wer Sie im Kern waren – und immer noch sind. Wie andere Imaginationsanleitungen in diesem Arbeitsbuch finden Sie auch diese auf der Website des Verlags als Audiodatei zum Anhören. Sie können sie aber auch Schritt für Schritt lesen und umsetzen oder selbst aufnehmen und anhören.

9.1 Imagination der Fürsorge für Sie selbst als Neugeborenes

Bei dieser Imaginationsübung besuchen Sie sich selbst am ersten Tag Ihres Lebens an einem sicheren Ort – im Kreißsaal oder in einem Zimmer auf der Entbindungsstation der Klinik, in einem angenehmen Raum zu Hause oder an irgendeinem anderen sicheren Ort, den Sie sich gerne vorstellen würden – und schenken sich die Fürsorge und liebevolle Zuwendung, die Sie damals brauchten.

Anleitung

Suchen Sie sich einen ruhigen Ort, wo Sie 20 Minuten lang nicht gestört werden. Setzen Sie sich bequem hin. Nehmen Sie sich die Zeit, negative Gedanken wahrzunehmen, die Ihnen nicht dienlich sind, und stellen Sie sich vor, dass sie davontreiben wie Rauch im Wind. Schließen Sie die Augen und entspannen Sie sich. Atmen Sie ruhig und langsam. Lassen Sie jede Anspannung los. Entspannen Sie Ihren ganzen Körper. Atmen Sie noch einmal tief durch.

Gleich werden Sie das Neugeborene kennenlernen, das Sie am ersten Tag Ihres Lebens waren … denn in Imaginationen ist alles möglich. Und Sie beginnen sich innerlich auf diese schöne zärtliche Begegnung vorzubereiten. Mit einer gewissen Genugtuung wird Ihnen bewusst, dass Sie überlebt und schon viele Widrigkeiten überwunden haben.

DIE PERSPEKTIVE DES ERWACHSENEN MENSCHEN

Sie sind hergekommen, um dieses kleine Kind zu umsorgen und zu unterstützen. Sie sind inzwischen erwachsen – stark, klug und freundlich. Und Sie haben die feste Absicht, sich um dieses kleine Wesen zu kümmern. Sie wissen, dass es jetzt völlig egal ist, ob Sie in der Vergangenheit unkluge Entscheidungen getroffen haben, denn dieses Baby will einfach nur einen erwachsenen Menschen, der es liebt und beschützt und ihm Sicherheit gibt … jemanden, der sich freut, dass es da ist … der zwar unvollkommen, aber aufrichtig ist. Sie sind dieser erwachsene Mensch und Sie sind gut genug. Ihre ruhige liebevolle Präsenz genügt.

Sie wissen, dass dieses kleine Kind spüren wird, dass es bei Ihnen sicher ist, dass Sie ruhig und vertrauenswürdig sind. Geben Sie Ihrem Herzen also einen Augenblick Zeit, zu entspannen, warm und offen zu werden … mit ruhiger Regelmäßigkeit zu schlagen. Sie denken an die einfachen Bedürfnisse des Babys und wissen, dass Sie sie erfüllen können. Sie sind sich Ihrer Sache sicher.

Nun gehen Sie auf dieses kleine Kind zu. Da ist es … es liegt in der Wiege … so ein süßer Schatz, so unschuldig … und voller ehrfürchtigem Erstaunen! Mit natürlichen rhythmischen Bewegungen nähern Sie sich ihm langsam und greifen behutsam nach ihm, um es aus der Wiege zu heben.

DIE PERSPEKTIVE DES BABYS

Stellen Sie sich nun vor, dass Sie das Neugeborene sind. Sie liegen in der Wiege und versuchen sich auf all das Neue in dieser Welt einzustellen, so gut Sie können. Sie spüren, dass der erwachsene Mensch, der Sie gerade begrüßt, gut, ruhig und verlässlich ist. Und Sie finden sein entspanntes Selbstvertrauen und die Gelassenheit, mit der er sich bewegt, beruhigend. Sie suchen nach Liebe und Güte, und genau das bringt Ihnen dieser Mensch entgegen.

Sie fühlen sich ein bisschen unbehaglich und sind leicht nervös. Nun spüren Sie, wie zwei starke Arme Sie behutsam hochheben und warm umschließen, und hören die Stimme des erwachsenen Menschen in einem sanften beruhigenden Ton sagen: „Ich bin hier. Ich bin bei dir. Ich liebe dich.“ Während er Sie leicht hin- und herwiegt, entspannt sich Ihr Körper … Sie fühlen sich geliebt, geborgen, beschützt und willkommen. Sie spüren, dass dieser Mensch freundlich und gut ist, dass er weiß, was zu tun ist, und dass sie ihm vertrauen können. Es ist beglückend, diese Gefühle zu empfinden und zu spüren, dass dieser erwachsene Mensch es genießt, mit Ihnen zusammen zu sein. Sie hören seinen langsamen und regelmäßigen Herzschlag und spüren seine starken Arme, die Sie sanft wiegen, und das fühlt sich sehr beruhigend und friedlich an. Er küsst Ihre Wange und hält Ihre Fingerchen. Sie fühlen sich in diesem Augenblick rundum zufrieden, geliebt und sicher … und in Ihrem Herzen empfinden Sie zärtliche Liebe und Vertrauen zu diesem Menschen. Sie haben das sichere Gefühl, hierher in diese Welt zu gehören.

WIEDER DIE PERSPEKTIVE DES ERWACHSENEN MENSCHEN

Wie wundervoll es sich anfühlt, diesen kleinen Schatz in Ihren liebenden Armen zu halten. Sie fühlen sich eins mit diesem kostbaren kleinen Geschöpf, weil Sie wirklich eins sind. Und was in der Zukunft auch geschehen mag, Sie wissen, dass Sie und dieses Kind alles gemeinsam durchleben werden. Sie werden immer da sein, voll präsent und stets willens, Probleme auf eine freundliche Art gemeinsam zu lösen. Sie werden die großen und kleinen Freuden des Lebens zusammen genießen … immer bereit, Ihrem heranwachsenden Selbst Sicherheit und Schutz zu geben.

Genießen Sie es ein paar Augenblicke lang einfach, die Wärme und Nähe dieses kleinen Kindes zu spüren, es atmen zu hören und seinen süßen Babygeruch zu riechen.

Wo dieses Kind im Leben auch hingehen wird, Sie wissen, dass Sie mit Liebe und Verständnis für es da sein werden …, dass Sie ihm Mut machen und es beschützen werden. Sie wissen, dass dieses Baby ein gutes Leben mit vielen heiteren und glücklichen Augenblicken vor sich hat. Und Sie fühlen sich ganz. Sie haben das Gefühl, dass Ihr Herz von Licht und Liebe erfüllt ist.

Sitzen Sie ein paar Augenblicke einfach nur da, mit dem wundervollen Gefühl, eins zu sein mit diesem kostbaren kleinen Geschöpf. Stellen Sie sich vor, dass Sie beide, Sie und das Neugeborene, mit jedem sanften und entspannenden Atemzug Liebe, Hoffnung und Frieden einatmen, und beim Ausatmen Anspannung, Sorgen und alles, was Ihnen nicht zuträglich ist, loslassen. Sie beide atmen tatsächlich wie ein einziges Lebewesen, und Ihre Herzen schlagen im Gleichklang.

Wenn Sie fertig sind, beginnen Sie langsam, Ihren Körper zu bewegen – die Hände und Finger, die Arme, Füße und Beine … allmählich bewegen Sie immer mehr. Wenn Sie fertig sind, öffnen Sie langsam die Augen und lächeln.

Halten Sie Ihre Reaktionen auf diese Übung schriftlich fest. Wie fühlt sich Ihr Körper an? Welche Emotionen empfinden Sie?

9.2 Das leidende Kind in Sicherheit bringen

Diese Imaginationsübung unterstützt die Vorstellung, dass keine schlimme Situation von Dauer sein muss. Da ist Licht am Ende des Tunnels. Sie können sich sicher fühlen und an Ihrem Traum von einem besseren Leben festhalten.

Anleitung

Setzen Sie sich an einen ruhigen Ort, wo Sie etwa eine Viertelstunde lang ungestört sein können. Entspannen Sie Ihren Körper, während Sie sich auf Ihre Atmung konzentrieren und Anspannung loslassen. Schließen Sie die Augen, wenn Ihnen das angenehm ist. Stellen Sie sich vor, dass Sie in den ersten beiden Monaten Ihres Lebens sind. Obwohl Sie noch ein Baby sind, nehmen Sie wahr, dass in Ihrer Umgebung Stress und Chaos herrschen, und Sie sehnen sich nach Ordnung … Frieden … Harmonie.

Sehen Sie doch, wer da kommt! Es ist der verlässliche erwachsene Mensch, den Sie bereits aus der vorherigen Imaginationsübung kennen. Diese starke, kluge und freundliche Person ist Ihr älteres Selbst, das inzwischen erwachsen ist. Aus ihm ist eine lebenstüchtige, fürsorgliche und vertrauenswürdige Person geworden, die sich sehr freut, Sie zu sehen, und Sie sind froh, dass sie gekommen ist. Sie greift nach Ihnen, hebt Sie hoch und nimmt Sie in ihre starken warmen Arme. Sie weiß genau, was Sie brauchen. Sie fühlen sich beschützt, und Ihr Körper beginnt sich zu entspannen. Sie sagt auf eine sehr beruhigende Art: „Komm mit, Kind. Ich bringe dich an einen sichereren Ort und in eine sicherere Zeit.“ Zusammen gehen Sie weg … vorwärts in die Gegenwart … freudig und vertrauensvoll … und kommen in einem gemütlichen Raum an. Sie spüren die angenehme Wärme eines Kaminfeuers und hören eine sanfte Musik, die im Hintergrund läuft. Und Sie fühlen sich geborgen in diesen starken Armen, die Sie sanft hin- und herwiegen.

Die erwachsene Person sagt mit ruhiger Zuversicht in der Stimme: „Jetzt bist du sicher. Du wirst nie wieder allein sein. Es wird immer mindestens eine Person hier sein, die sich um dich kümmert – ich. Du kannst immer auf mich zählen. Ich werde dich immer lieben, komme, was da wolle.“ Obwohl Sie noch zu klein sind, um ihre Worte zu verstehen, spüren Sie die aufrichtige Liebe dahinter. Deshalb fühlen Sie sich sicher … ruhig … entspannt … hoffnungsvoll. Stellen Sie sich einfach vor, wie es sich im Körper des Kleinkinds anfühlt, an diesem sicheren angenehmen Ort liebevoll im Arm gehalten zu werden. Erspüren Sie, welche Gefühle Ihr kindliches Selbst empfindet, und wo in seinem Körper es sie empfindet.

Und jetzt stellen Sie sich vor, wie gut es sich für den erwachsenen Menschen, der Sie sind, anfühlt, diesen süßen kleinen Schatz im Arm zu halten, das Gewicht seines warmen knuddeligen Körpers zu spüren und zu wissen, dass Sie dieses Kind, wo es auch hingehen mag, immer lieben und beschützen und stets sein Bestes im Sinn haben werden. Sie empfinden ein Gefühl von Ganzheit. Lassen Sie Ihren Herzschlag und Ihre Atmung langsam und regelmäßig werden, während Sie diese Gefühle ein paar Augenblicke lang genießen. Und wenn Sie fertig sind, öffnen Sie die Augen.

Protokollieren Sie Ihre Ergebnisse

Probieren Sie jede der beiden Selbstfürsorge-Übungen an drei aufeinanderfolgenden Tagen aus und halten Sie Ihre Erfahrungen in Ihrem Übungsprotokoll (siehe Anhang A) fest. Schreiben Sie in Ihrem Tagebuch über diese Erfahrungen.

Überlegen Sie sich in den darauffolgenden Tagen, welche Art von Fürsorge dieses Kleinkind brauchte, und stellen Sie sich vor, dass Sie dieses Bedürfnis jetzt, als fürsorglicher erwachsener Mensch, erfüllen, sei es ein Bedürfnis, gehalten und beruhigt zu werden, oder ein Bedürfnis nach Liebe und Ermutigung.

10. In Imaginationen die Umwelt erkunden

Sicher gebundene Kinder erfahren ihre Eltern als eine sichere Basis, die ihnen das Selbstvertrauen verleiht, das sie brauchen, um sich in die aufregende neue Welt hinauszuwagen, deren Freuden zu entdecken und darin ihren Weg zu finden. Verlässliche Fürsorgepersonen sind auch ein sicherer Hafen, in den die Kinder zurückkehren können, wenn sie ihren emotionalen Proviant auffüllen müssen.

Kinder machen einen Lernprozess durch, in dessen Verlauf sie ihr Bedürfnis nach Verbundenheit und ihr Bedürfnis nach Unabhängigkeit austarieren. Wenn Kleinkinder anfangen, ihre Umgebung zu erkunden, und dann Angst bekommen, blicken sie zurück zu ihrer sicheren Basis – ihrer vertrauten Fürsorgeperson, deren Anwesenheit sie tröstet und beruhigt. Wenn nötig, kehren sie zu ihrer sicheren Basis zurück und benutzen ihre Fürsorgeperson als sicheren Hafen, bis sie wieder bereit sind, auf eigene Faust die Welt zu erkunden. Stabile Beziehungen und eine sichere Bindung an unterstützende Mütter und Väter tragen auf vielfältige Weise dazu bei, dass Kinder selbstbewusst ihre Umwelt erkunden und als Erwachsene anpassungsfähig, resilient, lebenstüchtig und leistungsfähig sind (siehe Grossman et al. 2008).

Die Imaginationen in diesem Kapitel, deren Thema die Erkundung der Umwelt ist, bauen auf Imaginationen von Bindung auf und festigen sie. Diese Imaginationsübungen helfen, Ängste, Depressionen, Selbstverachtung und andere Symptome von ACEs durch eine neue Erfahrung von Neugier, Selbstsicherheit und Abenteuerlust zu ersetzen. Sie werden sich keine Erinnerung ins Bewusstsein rufen, sondern neue Szenarien imaginieren – so schaffen Sie neue Erfahrungen, wie es ist, eine sichere Basis zu haben und offen für die Freuden des Lebens zu sein. Sie werden sich zwei Varianten der Erkundung Ihrer Umwelt vorstellen, zuerst eine mit idealen unterstützenden Eltern, dann eine mit Selbstfürsorge. Diese zweite Imaginationsübung verstärkt das Muster von Selbstmitgefühl. Sie kann besonders für Menschen sinnvoll sein, die Schwierigkeiten haben, sich ideale Eltern vorzustellen. Wie andere Anleitungen in diesem Arbeitsbuch können Sie auch diese Schritt für Schritt lesen und umsetzen oder sie sich von jemandem vorlesen lassen oder sie aufnehmen und anhören.

10.1 Die Umwelt erkunden mit idealen unterstützenden Eltern als sicherem Hafen

Bei dieser Imaginationsübung werden Sie sich vorstellen, wie es sich angefühlt haben könnte, wenn Sie freundliche unterstützende Fürsorgepersonen gehabt hätten, die sich mit Ihnen freuten, als Sie lernten, sich selbstbewusst in die Welt hinauszuwagen und sie zu erkunden.

Anleitung

Setzen Sie sich bequem an einen Ort, wo Sie etwa eine Viertelstunde lang ungestört sind. Konzentrieren Sie sich auf Ihren Atem. Spüren Sie, wie sein sanfter Rhythmus Ihren Körper tief entspannt, während Sie jede Anspannung und alle negativen Gedanken loslassen.

Stellen Sie sich vor, Sie sind ein Kleinkind, vielleicht im Alter zwischen einem Jahr und zwei Jahren. Wählen Sie einen Schauplatz, den Sie spielerisch erkunden können – ein Kinderzimmer mit vielen Spielsachen, einen Garten, Park oder Strand oder eine Szenerie auf einem Spaziergang. Das ist Ihre Imagination, also können Sie sich aussuchen, was Ihnen gefällt.

Stellen Sie sich vor, Ihre idealen Eltern (oder auch nur Ihre ideale Mutter oder Ihr idealer Vater) – die beide freundlich, liebevoll und voll präsent sind – sitzen da und beobachten, wie Sie beginnen, Ihre Umgebung zu erkunden. Sie spüren, dass die beiden sich wohlfühlen, dass sie froh und glücklich sind, hier in Ihrer Nähe zu sein und an Ihrem Leben teilzuhaben. Das freut und beruhigt Sie und gibt Ihnen Sicherheit. Visualisieren Sie die Szene im Detail. Achten Sie darauf, wo Sie sind und wo Ihre Eltern sind. Nehmen Sie Ihre Umgebung wahr. Was sehen, hören, riechen Sie? Was spüren Sie auf der Haut? Falls Sie, zum Beispiel, draußen sind, wie fühlt sich der Sonnenschein oder der leichte Wind auf Ihrer Haut an?

Die Welt vor Ihnen ist so interessant! Sie sind neugierig, was es dort alles zu entdecken gibt. Während Sie sich von Ihren Eltern wegbewegen, um das herauszufinden, spüren Sie, dass sie Ihnen vertrauen und sich freuen, dass Sie bereit sind, Ihre Umgebung zu erkunden. Sie lassen Ihnen genau das richtige Maß an Bewegungsfreiheit. Doch sie sind da, stehen zur Verfügung, falls Sie irgendetwas brauchen – Beruhigung, Trost, Ermutigung … oder Schutz. Sie spüren, dass sie Sie lieben und interessiert beobachten, wie Sie alleine losziehen.

Sie blicken zu ihnen zurück und sehen ihre freundlichen Gesichter. Ihre Mienen verraten Ihnen, dass Sie in ihren Augen wertvoll, begabt, voller Potenzial und fähig sind, in der Welt Ihren Weg zu finden. Ihre Eltern lächeln Ihnen zu und ermutigen Sie auf eine Art, die für Sie genau richtig ist. Sie hören sie sagen: „Sieh an, du ziehst los, um die Welt zu erkunden! Das ist großartig. Und das macht Spaß!"

Es macht Ihnen tatsächlich großen Spaß. Sie fühlen sich sicher und beschützt, weil Sie wissen, dass Ihre Eltern in der Nähe sind. Selbstbewusst erkunden Sie Ihre Umgebung. Sie sind neugierig und gespannt, voller Lebensfreude und Begeisterung. Erspüren Sie, wie es sich in Ihrem Körper anfühlt, sich sicher, geliebt und beschützt und gleichzeitig abenteuerlustig zu fühlen.

Nach einer Weile kehren Sie in die Arme Ihrer Eltern zurück – einfach weil es sich gut anfühlt. Sie spüren in Ihrem Körper, wie gut es tut, in ihren Armen zu liegen und liebevoll gehalten zu werden.

Doch nach einer Weile gehen Sie wieder abenteuerlustig Ihre Umwelt erkunden, in dem Wissen, dass Ihre Eltern Ihr sicherer Hafen sind. Sie halten Ihnen den Rücken frei. Sie passen auf Sie auf. Sie können immer zu ihnen zurückkehren, wenn Sie Angst haben … wenn Sie beruhigt werden müssen … oder wenn Sie sich danach sehnen, ihre Liebe zu spüren. Sie erwarten Sie mit offenen tröstenden Armen. Spüren Sie in Ihrem Körper, wie es ist, mit Vergnügen die Welt zu erkunden und dabei zu wissen, dass Ihre Eltern auf Sie achten. Welche Gefühle empfinden Sie?

10.2 Die Umwelt erkunden mit Selbstfürsorge

Diese Erkundungsimagination ist eine Übung in Selbstfürsorge für das von Natur aus neugierige Kind.

Anleitung

Setzen Sie sich bequem an einen ruhigen Ort, wo Sie etwa 20 Minuten lang nicht gestört werden. Geben Sie sich etwas Zeit, um Ihren Körper zu entspannen. Nehmen Sie Ihre Atmung bewusst wahr … wie Ihr Bauch sich beim Einatmen hebt und beim Ausatmen senkt. Spüren Sie, wie die Konzentration auf Ihre Atmung Ihnen hilft, den Kopf frei zu bekommen und körperliche Anspannung loszulassen. Bereiten Sie sich in diesem entspannten Zustand auf eine ganz besondere Imaginationserfahrung vor.

AUS DEM BLICKWINKEL DER ERWACHSENEN PERSON

Stellen Sie sich vor, die erwachsene Person, die Sie jetzt sind, lebt in einem hübschen gemütlichen Haus. Der Garten dahinter ist wunderschön. Er ist von prächtigen Bäumen umgeben, und der weiche, grüne Rasen ist wie ein Teppich. An diesem nahezu perfekten Frühlingstag sitzen Sie in einem bequemen Sessel im Garten. Die warme Sonne und die sanfte Brise fühlen sich auf Ihrer Haut sehr angenehm an. Die Luft duftet nach blühenden Blumen. In diesem friedlichen Augenblick halten Sie das kleine Kind, das Sie einst waren, in den Armen … denn in einer Imagination ist alles möglich. Es ist vielleicht 16 Monate alt. Was für ein kostbarer Schatz dieses Kind ist! Sie genießen es, sein warmes Gewicht in Ihren Armen zu spüren, während es sich an Ihren Körper kuschelt. Im Augenblick gefällt es ihm, an Sie geschmiegt in Ihren Armen zu liegen. Es genießt die Nähe. Sie lieben diese zärtlichen Augenblicke mit ihm und sind glücklich, dass es so prächtig gedeiht … seine kleinen Arme und Beine werden immer kräftiger und strotzen vor Energie. Nach einer Weile beginnt das Kind, sich umzuschauen, und wird zappelig. Sie wissen, dass es nun gerne von Ihrem Schoß hinunterklettern würde, und helfen ihm hinab.

AUS DER PERSPEKTIVE DES KINDES

Nachdem Sie die Liebe und Fürsorge der erwachsenen Person aufgesogen haben, sind Sie, das Kleinkind, neugierig und brennen darauf, Ihre Umwelt zu erkunden. Sie sehen in kurzer Entfernung einen Sandkasten und beginnen, darauf zuzulaufen. Das kühle, grüne Gras unter Ihren Zehen fühlt sich gut an. Nach ein paar Schritten bleiben Sie stehen und blicken zu der vertrauten erwachsenen Person zurück. Sie lächelt Ihnen schweigend zu, als wollte sie sagen: „Du machst das prima. Toll, dass du deine Umgebung erkundest! Sieh an, wie gut du schon laufen kannst. Deine Beinchen sind so stark geworden. Alles ist in Ordnung. Ich bin hier, wenn du mich brauchst. Genieße dein Abenteuer!“ Zufrieden laufen Sie zum Sandkasten hinüber, klettern sofort hinein und setzen sich hin. Sie fahren mit den Fingern durch den Sand. Er fühlt sich interessant an. Sie füllen etwas Sand in ein Eimerchen und heben es an. Sie spüren die Kraft in Ihren Ärmchen und sind freudig überrascht, was Ihr Körper kann. Sie werfen einen Blick zu der erwachsenen Person hinüber, um zu sehen, ob sie zuschaut. Sie lächelt Ihnen mit einem Augenzwinkern zu und freut sich mit Ihnen. Dann spielen Sie wieder im Sandkasten.

Eine Zeit lang sind Sie ganz fasziniert von Ihren neuen Entdeckungen, doch dann wollen Sie zurück zu der erwachsenen Person und laufen auf sie zu. Sie lächelt Ihnen freundlich zu, und als Sie näher kommen, breitet sie einladend die Arme aus, um Sie aufzufangen. Sie lächeln einander an, als sie Sie auf ihren Schoß hebt und knuddelt. Auch ohne Worte wissen Sie, dass diese erwachsene Person gerne mit Ihnen zusammen ist und da sein wird, um Sie zu trösten, zu beschützen und zu ermutigen. Es fühlt sich wie eine Heimkehr an. Eine Weile genießen Sie ihre Nähe und das Gefühl der Verbundenheit mit ihr. Sie sagt zu Ihnen: „Ich bin hier, jetzt und immer, wenn du mich brauchst. Ich freue mich über jeden Schritt, den du machst … da ist so vieles, was du sehen, lernen und tun wirst … so viele gute Zeiten liegen vor dir. Wir werden dieses Abenteuer namens Leben gemeinsam genießen." Sie sehen einander in die Augen und lächeln einander an, glücklich über diesen Augenblick des erneuten Zusammenseins. Die Anwesenheit der erwachsenen Person und der Körperkontakt mit ihr beruhigen Sie. Diese paar Augenblicke der Nähe geben Ihnen die Sicherheit, die Sie brauchen, um wieder loszuziehen.

Nach einer Weile schauen Sie sich erneut um. Da drüben! Nun sehen Sie die schönen Blüten im Blumenbeet. Und wieder ziehen Sie vergnügt los, um Ihre Umwelt zu erkunden, in dem Wissen, dass Sie später zu dieser vertrauten erwachsenen Person zurückkehren werden, die Ihnen Geborgenheit und Sicherheit gibt.

WIEDER AUS DEM BLICKWINKEL DER ERWACHSENEN PERSON

Ein Weilchen genießen Sie das Gefühl, die Entdeckungsfreude Ihres jüngeren Selbst gefördert zu haben. Wie wunderbar, dass Sie ihm die Sicherheit geben konnten, die für ein heranwachsendes Kleinkind so wichtig ist. Sie wissen, dass Sie und dieses jüngere Selbst eigentlich ein und dieselbe Person sind. Sie wissen auch, dass Sie in allen Lebenslagen – in guten wie in schlechten Zeiten und in denen dazwischen – für sich selbst eine verlässliche Quelle des Trostes und der Ermutigung sein können. Sie wissen, dass Sie Liebe geben können, ob es Ihnen gut oder schlecht geht. Sie haben schwierige Zeiten durchgemacht und alles Nötige gelernt … und Sie wissen sich zu trösten und für sich zu sorgen.

Erspüren Sie, wie Ihr Körper sich anfühlt und welche Emotionen Sie haben, und lassen Sie diese Empfindungen und Gefühle ein Weilchen auf sich wirken.

Protokollieren Sie Ihre Ergebnisse

Machen Sie jede der beiden Imaginationsübungen drei Tage hintereinander täglich, um zu sehen, was sie bei Ihnen bewirken. Halten Sie Ihre Erfahrungen in Ihrem Übungsprotokoll (siehe Anhang A) fest. In Ihrem Tagebuch könnten Sie folgenden Fragen nachgehen: Wird das Imaginieren allmählich zu einer angenehmeren Übung? Gönnen Sie sich die Chance, durch Imaginationen glücklichere Kindheitserfahrungen zu schaffen? Welche Variante der Imagination fühlt sich für Sie gut an – wenn Sie sich ideale Eltern vorstellen oder wenn Sie sich vorstellen, wie Sie für sich selbst sorgen, oder beide Varianten? Können Sie sich vorstellen, dass Sie zum gegenwärtigen Zeitpunkt erkennen, was Sie emotional brauchen, und dieses Bedürfnis dann durch Selbstfürsorge und Selbstmitgefühl stillen? Wie ließen sich die Imaginationsübungen verändern, um sie für Sie effektiver zu machen?

11. Eine Bindungsimagination für Ihre Teenagerzeit

Wenn junge Menschen allmählich erwachsen werden, werden sie natürlich selbständiger. Es gehört zu ihrer normalen Entwicklung, dass sie sich von ihren Fürsorgepersonen lösen und unabhängiger werden. Eine sichere Bindung erleichtert diesen Übergang, und eine gesunde Bindung muss sich dabei nicht auflösen. Die gesunde Liebe anteilnehmender Eltern bleibt in der Teenagerzeit und darüber hinaus wichtig. Doch viele Erwachsene leiden weiterhin unter Wunden von Bindungsstörungen in der Teenagerzeit, die mit ACEs zusammenhängen. Die Imaginationsübung in diesem Kapitel kann eine neue Erfahrung von Fürsorge schaffen, indem sie die heilsamen Botschaften vermittelt, die jeder Teenager von seinen Eltern (oder einem alleinerziehenden Elternteil) hören sollte.

Wie andere Anleitungen in diesem Arbeitsbuch können Sie auch diese als Audiodatei abspielen, sie Schritt für Schritt lesen und umsetzen oder selbst aufnehmen und anhören.

Botschaften einer liebenden Fürsorgeperson

In dieser Imagination werden Sie Botschaften erhalten, die jeder Teenager hören sollte. Bei Teenagern ist die Fähigkeit, verbale Botschaften zu verinnerlichen, besser entwickelt als bei kleinen Kindern, aber die Auswirkungen dieser Botschaften auf den Körper bleiben trotzdem wichtig. Sie können die Angaben zu der/den Fürsorgeperson/en anpassen, bis sie sich für Sie richtig anfühlen. Sie könnten sich beispielsweise vorstellen, Zeit mit einer oder mit zwei zuverlässigen Fürsorgeperson/en zu verbringen.

Anleitung

Suchen Sie sich einen bequemen Platz, wo Sie sich etwa 20 Minuten lang ungestört entspannen können. Setzen Sie sich bequem aufrecht hin, wie ein erhabener Berg, der bleibt, wie er ist, ungeachtet der Umgebungsbedingungen. Beruhigen Sie Ihren Geist, indem Sie sich auf Ihre Atmung konzentrieren. Nehmen Sie einfach wahr, wie Ihr Bauch sich beim Einatmen hebt und beim Ausatmen senkt.

Stellen Sie sich Eltern oder Fürsorgepersonen vor, die Ihren Idealvorstellungen entsprechen. Stellen Sie sich vor, dass Sie und diese Eltern an einem schönen Tag einen langen, entspannten Spaziergang machen (oder vielleicht unternehmen Sie auch gemeinsam einen entspannten Ausflug mit dem Auto oder sitzen gemütlich am Feuer beisammen). Sie fühlen sich sicher, weil Ihre Eltern immer die Menschen waren, auf die Sie sich verlassen konnten … die immer für Sie da waren. Nehmen Sie wahr, wie Ihr Körper sich in dieser angenehmen Situation anfühlt.

Visualisieren Sie, wie Ihre Eltern auf Ihrem gemeinsamen Spaziergang aussehen – ihre Kleidung … ihre Körperhaltung … ihren Gang … ihre Gesten … ihre Gesichtsausdrücke. Die beiden haben all ihre Aufgaben und Sorgen zurückgestellt und schenken Ihnen nun ihre volle Aufmerksamkeit … und Sie fühlen sich in ihrer Gesellschaft geborgen. Erspüren Sie, wie es sich emotional und in Ihrem Körper anfühlt, mit diesen verlässlichen, liebenden Eltern zusammen zu sein.

Stellen Sie sich vor, dass diese Eltern Ihnen angenehm nahe sind. Vielleicht berühren sie ab und zu sanft Ihre Schulter oder legen liebevoll einen Arm um Sie, während sie Ihnen abwechselnd Folgendes sagen – halten Sie nach jeder Aussage inne, um sie auf sich wirken zu lassen und in Ihrem Körper zu spüren:

Wie lieben dich so, wie du bist.

Wir genießen es, mit dir zusammen zu sein.

Es gefiel uns, dich großzuziehen.

Du bist uns wichtig.

Wir schätzen, was du in unsere Familie einbringst.

Wir werden uns immer für dein Leben interessieren.

Dein Glück liegt uns sehr am Herzen.

Du kannst dir unserer Liebe sicher sein. Du musst uns deinen Wert nicht beweisen.

Wir respektieren deine Meinung und erkennen deine Fähigkeiten an.

Wir unterstützen dich, während du im Leben deinen Weg suchst.

Es macht uns Freude, mitzuverfolgen, wie du deine Talente und Interessen entdeckst.

Auf deine eigene Art und in deinem eigenen Tempo entwickelst du dich zu einem/r klugen und mitfühlenden Erwachsenen, der/die fähig ist, sich selbst und anderen Mut zu machen.

Wenn du straucheln solltest, lieben wir dich nach wie vor und vertrauen darauf, dass du dich wieder aufrappeln wirst.

Wir schätzen es sehr, wie achtsam du mit dir selbst und anderen umgehst.

Wir sind sehr froh, dass du nach deinem Gewissen lebst, selbst wenn das schwierig oder unpopulär ist.

Wir sehen, dass du zu einem erwachsenen Menschen heranreifst, der in die Gesellschaft anderer guter Erwachsener gehört – als gleichwertiges Individuum mit deinen eigenen Ansichten, Kenntnissen und Möglichkeiten, Gutes zu bewirken.

Es ist in Ordnung, dass du dich von uns löst.

Wir freuen uns, dass du unabhängig wirst und Wege findest, dich mit anderen Menschen zu verbinden, die dich gut behandeln und unterstützen.

Dein Verlangen nach Verbundenheit und gesunder Intimität ist normal und natürlich.

Wir sind froh, dass du auf eine respektvolle und einfühlsame Art mit Liebe und Intimität umgehst, sodass beides wachsen kann.

Wir freuen uns, dass du dir darüber klar wirst, was für dich das Wichtigste im Leben ist, in welchen Überzeugungen und Aufgaben du Erfüllung findest.

Wir werden dich immer lieben, vergiss das nicht.

Du kann uns besuchen oder mit uns reden, wann immer du willst. Wir werden uns nach Kräften bemühen, dir zu helfen, schwierige Zeiten zu verstehen, wenn du uns darum bittest.

Am Ende wird alles in deinem Leben gut.

Protokollieren Sie Ihre Ergebnisse

Vielleicht lächeln Sie, während Sie diese Botschaften hören. Achten Sie auf Ihre Körperempfindungen, während Sie über sie nachdenken. Können Sie spüren, wie Ihr Herz weich wird? Wie Ihr Körper sich entspannt? Achten Sie auf Ihre Atmung, Ihren Herzschlag und Ihren Bauch. Was nehmen Sie wahr? Welche Gefühle ruft diese Imagination bei Ihnen hervor? Machen Sie diese Übung ebenfalls ein Mal täglich an drei aufeinanderfolgenden Tagen und halten Sie Ihre Erfahrungen in Ihrem Übungsprotokoll (siehe Anhang A) fest.

12. Eine tröstende Imagination für schwierige Zeiten

Wir alle machen auf unserer irdischen Reise schwierige Zeiten durch. Niemand ist davon ausgenommen. Wir sind nicht dafür gerüstet, solche Zeiten alleine durchzustehen, und das wird auch nicht von uns erwartet. Wir alle verlassen uns manchmal darauf, dass andere uns helfen, unsere Bedürfnisse zu erfüllen und Krisen zu bewältigen, dass sie uns Mut machen, uns Nahrung, Liebe und Schutz geben und uns Wissen vermitteln. Doch kleine Kinder machen oft überwältigende negative Erfahrungen, wenn sie besonders verwundbar sind – sie sind auf sich allein gestellt in einem Alter, in dem Teile ihres Gehirns und ihre Bewältigungskapazitäten noch nicht ausgereift sind.

Wie wäre es, wenn Sie ein Muster einüben könnten, das Trost und Freundlichkeit in Ihre schwierigen Zeiten bringt? Die Imaginationsübung in diesem Kapitel ist eine Form der Selbstfürsorge für eine schwierige Zeit.

Trost für das leidende jüngere Selbst

In dieser Imaginationsübung werden Sie in eine Zeit in Ihrer Kindheit zurückreisen, in der Sie sehr litten. Nur dass das Kind diesmal erhält, was es damals gebraucht hätte, um auf eine konstruktive Weise durch diese schwierige Zeit zu kommen. Sie ändern die Programmierung, die durch frühen toxischen Stress entstand, und schaffen eine neue, indem Sie positive Erfahrungen einfügen. Gleichzeitig bauen Sie auf Ihre Fähigkeit auf, schwierige Zeiten in der Gegenwart durch Selbstfürsorge und Mitgefühl erträglicher zu machen.

Anleitung

Setzen Sie sich bequem hin. Nehmen Sie ein paar ruhige tiefe Atemzüge und lassen Sie allen Stress los. Schließen Sie die Augen, wenn Ihnen das angenehm ist. Denken Sie nun zurück an einen schwierigen Augenblick in Ihrer Kindheit, in dem Sie wirklich aufgewühlt waren. Vielleicht wurden Sie schlecht behandelt oder vernachlässigt, oder um Sie herum herrschte ein verwirrendes Chaos. Vielleicht hatten Sie Angst, waren wütend oder traurig, genierten sich oder fühlten sich einsam. Wenn Sie eine bestimmte Zeit oder ein bestimmtes Ereignis klar in Erinnerung haben, dann sind Sie bereit für diese Imaginationsübung. Behalten Sie Ihre damalige Erfahrung im

Kopf, während Sie in jene Zeit zurückkehren, um sie mit Liebe erträglicher zu machen.

Stellen Sie sich vor, dass Sie – als freundlicher, kluger, starker und erfahrenerer erwachsener Mensch – in eine Zeitmaschine steigen und in jene Zeit zurückreisen, um das leidende Kind – Ihr jüngeres Selbst – zu besuchen. Als Sie aus der Zeitmaschine steigen, sehen Sie einander. Das Kind hat ungeduldig auf Sie gewartet und freut sich sehr über Ihre Ankunft! Ihre Blicke treffen sich. Sie fühlen sich sehr miteinander verbunden, wie zwei beste FreundInnen, die sich nach einer langen Zeit endlich wiedersehen.

Sehen Sie sich das Kind genau an. Wie alt ist es? Was hat es an? Achten Sie auf seinen Gesichtsausdruck und seine Körperhaltung.

Sie sehen, was in dieser schwierigen Zeit des Kindes geschieht. Sie fragen es, was es gerade erlebt und wie es sich fühlt. Sie hören ihm mit viel Liebe, Mitgefühl und Respekt zu. „Kein Wunder, dass du aufgewühlt bist“, sagen Sie. „Es ist schwierig für ein Kind, dass alleine durchzumachen. Ich bin froh, dass du es so gut geschafft hast.“

Sie fragen das Kind, was es braucht. Wieder hören Sie ihm mit viel Liebe, Mitgefühl und Respekt zu. Vielleicht braucht es eine Umarmung, eine Berührung oder einen Arm um die Schulter und die wortlose Zusicherung, dass alles gut wird. Und Sie geben ihm, was es braucht. Vielleicht braucht es auch ermutigende Worte wie: „Du wirst das überstehen.“ Wenn es physischen Schutz braucht, stellen Sie sich schützend vor es. Vielleicht helfen Sie ihm, das zu sagen, was es damals nicht artikulieren konnte: „Halt! Ich bin wertvoll. Und so behandelt man kein Kind!“ Vielleicht erkennen Sie ein Bedürfnis, das das Kind nicht mit Worten ausdrücken kann, ergreifen die Initiative und erfüllen es. Vielleicht braucht es einfach die Gewissheit, dass Sie da sind, an seiner Seite, dass es nicht allein ist … und dass es geliebt wird … denn wir können alles durchstehen, wenn wir das wissen.

Das jüngere Selbst fühlt sich getröstet und geborgen in der Liebe, die aus Ihren Blicken und Gesten spricht. Es erkennt an der Art, wie Sie es ansehen und mit ihm reden, wie Sie es berühren und beschützen, dass Ihre Liebe von Herzen kommt.

Bevor Sie zurückreisen, lassen Sie das Kind noch wissen, dass Sie es nicht alleine lassen werden, dass Sie da sein werden, um ihm die Liebe und Unterstützung zu geben, die es braucht – *wann immer* es sie braucht … in guten wie in schlechten Zeiten, ob es ihm gut oder schlecht geht. Vielleicht sind gar keine Worte nötig, um ihm das zu vermitteln. Vielleicht erklären Sie ihm: „Diese schwierige Zeit bestimmt nicht, wer du bist … du bist so viel mehr als das, was du durchgemacht hast. Schau, du hast es geschafft, diese schwierige Zeit zu überleben … Ich werde dir helfen, deinen Weg durch jede schwierige Zeit zu finden … Ich werde dich daran erinnern, das Negative loszulassen, damit du die vielen angenehmen Augenblicke, die vor dir liegen, genießen kannst." Vielleicht sagen Sie: „Ich weiß, dass du mit innerem Frieden und Selbstvertrauen deinen Weg fortsetzen wirst, in dem Wissen, dass du wertvoll bist, geliebt wirst und fähig bist, ein gutes und glückliches Leben zu führen."

Jetzt ist es Zeit, in die Gegenwart zurückzukehren. Vielleicht verabschieden Sie sich lächelnd und mit einem Ausdruck in den Augen, der Ihr Vertrauen in Ihr jüngeres Selbst erkennen lässt. Vielleicht lassen Sie ein Abschiedsgeschenk da, das das Kind an seinen unveränderlichen Wert und an Ihre beständige Liebe und Fürsorge erinnert. Vielleicht versprechen Sie ihm, dass Sie es sehr oft besuchen werden. Das Kind lächelt erfreut und denkt nun zuversichtlich an die vielen Lernerfahrungen und glücklichen Augenblicke, die vor ihm liegen. Spüren Sie, wie sein Körper weich wird und sich entspannt und wie sein Kinn sich hebt? Wie ist es für das Kind, zu erkennen, dass es nicht allein ist, dass zumindest ein Mensch es liebt und sich um es kümmert, dass es um Hilfe bitten kann? Und Sie wissen, dass Ihr Besuch wichtig war. Ihre Liebe hat gezählt. Sie hat einen Unterschied gemacht. Achten Sie auf Ihre Körperempfindungen und Emotionen, während Sie darüber nachdenken.

Protokollieren Sie Ihre Ergebnisse

Wiederholen Sie diese Übung mindestens drei Mal, an drei aufeinanderfolgenden Tagen. Es steht Ihnen frei, ob Sie sich dabei wieder auf dasselbe Geschehnis oder auf andere belastende Zeiten konzentrieren. Je öfter Sie die Übung wiederholen, desto mehr profitieren Sie von ihr. Halten Sie Ihre Erfahrungen in Ihrem Übungsprotokoll (siehe Anhang A) fest.

Den Dingen auf den Grund gehen: die Floatback-Technik

13. Floatback zu aufwühlenden Ereignissen

Haben Sie je erlebt, dass ein Ereignis bei Ihnen starke negative Emotionen triggerte, die Ihnen unverhältnismäßig heftig erschienen? Vielleicht überreagierten Sie mit Wut, Angst oder Traurigkeit und fragten sich: „Warum bin ich bloß so aufgewühlt? Woher kommt das?“ Die Lösung dieses Rätsels liegt in belastenden Kindheitserfahrungen, denn inzwischen wissen wir, dass alte Erinnerungen mitsamt den ursprünglichen Emotionen im Gehirn gespeichert sind. Aktuelle Ereignisse, die ähnliche Gefühle auslösen, können Aspekte einer alten Erinnerung einschließlich der ursprünglichen Emotionen hochkommen lassen. Und diese alten Emotionen können dann die treibende Kraft hinter unseren Reaktionen in der Gegenwart sein.

Normalerweise merken wir es, wenn heftige Emotionen unser Leben stören. Sie können unsere gegenwärtige Leistungsfähigkeit, unsere Beziehungen und unser emotionales Wohlbefinden beeinträchtigen. Wenn wir uns dieser starken Gefühle bewusst sind, können wir das zu unserem Vorteil nutzen, indem wir die sogenannte *Floatback*-Technik anwenden, bei der wir sozusagen von der Gegenwart in die Vergangenheit „zurückdriften“.

Diese Technik stammt von William Zangwill. Cindy Browning (1999) entwickelte sie weiter und gab ihr ihren Namen, und Francine Shapiro (2013) machte sie bekannt. Die *Floatback*-Technik hilft uns, sowohl das aufwühlende aktuelle Ereignis zu desensibilisieren (sodass es uns nicht mehr überwältigt) als auch die alte Erinnerung, die die treibende Kraft hinter unserer emotionalen Reaktion auf das aktuelle Ereignis ist. Durch ihre Anwendung können Sie tatsächlich Ihr Gehirn neu vernetzen, sodass es die neuen und die alten Ereignisse – und Sie selbst – auf eine positivere Weise wahrnimmt.

Wir werden das alte Ereignis, das im Gedächtnis eingeschlossen ist, die *Kernerinnerung* nennen, weil es in den tieferen Bereichen des Gehirns gespeichert ist und die treibende Kraft hinter heftigen gegenwärtigen Reaktionen ist. Die nachfolgende Geschichte von Isaac zeigt, wie die Kernerinnerung mit der Gegenwart verbunden ist und wie diese Verbindung durchtrennt werden kann. Beachten Sie, dass die *Floatback*-Technik zwei Hauptschritte umfasst: 1) das Bestimmen und Entschärfen des aktuellen Ereignisses und 2) das Identifizieren und Entschärfen der Kernerinnerung.

13.1 Isaacs Geschichte

Isaac bewundert gelassene Menschen, und er bemüht sich, bei seinen Interaktionen am Arbeitsplatz und zu Hause vernünftig und gelassen zu sein. Um sein Einkommen aufzubessern, jobbt er nach seiner regulären Arbeitszeit nebenbei zu Hause als Reporter für eine Lokalzeitung. Wenn sein Computer abstürzt, während er zu Hause arbeitet, regt er sich extrem auf, so sehr, dass er vor Zorn und Frust auf seinen Schreibtisch einschlägt. Sein Kopf fühlt sich heiß an, als würde er gleich platzen, und sein Magen krampft sich zusammen. Er kommt sich vor wie ein Idiot, weil er weiß, dass er überreagiert, aber er versteht nicht, warum er auf eine Computerpanne so heftig reagiert, als ginge es um Leben oder Tod.

Isaac versuchte es mit der *Floatback*-Technik. Zunächst nahm er sich Zeit, um in Ruhe über seinen letzten Wutausbruch nachzudenken. Ihm wurde bewusst, dass er nicht nur wütend war, sondern sich auch ohnmächtig, hilflos und allein fühlte. Er empfand sogar etwas Angst und Gefühle der Unzulänglichkeit. Das war eine Offenbarung. Er war fähig, diese Reaktionen abzuschwächen. Dann erkannte er eine Verbindung zu einer frühen Erinnerung an ein Ereignis, bei dem er die gleichen Gefühle empfunden hatte. Er erinnerte sich an den Tag, an dem sein Vater wegging und seine Familie für immer verließ. Isaac hatte davor getan, was er konnte, um seine Eltern zusammenzuhalten. Er hatte gebetet. Er hatte ihnen eifrig bei der Haus- und Gartenarbeit geholfen, sich in der Schule angestrengt und sich auch sonst um ein verantwortungsbewusstes Verhalten bemüht, in der Hoffnung, die beiden glücklich zu machen, sodass sie zusammenblieben. Als sein Vater dann doch wegging, fühlte Isaac sich ohnmächtig, hilflos und allein. Er war wütend auf seinen Papa, besorgt um das Wohl seiner Familie und bezweifelte, dass er fähig sein würde, sich um die zurückgelassenen Familienmitglieder zu kümmern. Nun ergab für Issac auf einmal alles einen Sinn. Nachdem er auch diese Kernerinnerung mit der *Floatback*-Technik entschärft hatte, stellte er fest, dass er sich über Computerpannen viel weniger aufregte.

Die nachfolgende Tabelle 13.1 ist ein Protokoll von Isaacs *Floatback*, aufgeteilt in die zwei Hauptteile: 1) das Bestimmen und Entschärfen des aufwühlenden aktuellen Ereignisses und 2) das Identifizieren und Entschärfen der Kernerinnerung. Sie veranschaulicht, wie die *Floatback*-Technik funktioniert.

	Aufwühlendes aktuelles Ereignis	Kernerinnerung
kurze Beschreibung des Ereignisses (mit Altersangabe)	Der Computer stürzt ab, als ich nachts alleine arbeite. Ich bin 48 Jahre alt.	Papa verlässt die Familie, als ich 14 Jahre alt bin.
Emotionen	wütend, ängstlich, hilflos, ohnmächtig, einsam, frustriert	wütend, ängstlich, hilflos, ohnmächtig, einsam, frustriert
Körperempfindungen	Der Kopf fühlt sich an, als würde er gleich platzen. Gerötetes Gesicht, angespannter Kiefer und Brustraum, Magenkrämpfe	niedergeschmettert, sehr bedrückt, schwer, zusammengesunkene Körperhaltung, verspannte Muskeln
Bilder	Isoliert und allein, wie an dem Tag, als Papa die Familie verließ.	Ich sitze in Papas Sessel, traurig und allein.
Gedanken	Ich bin allein und unfähig, dieses Problem zu beheben. Es läuft nicht so, wie es laufen sollte.	Ich bin unfähig, Mama und Papa zusammenzuhalten. In unserer Familie läuft es nicht so, wie es laufen sollte.
Wert auf der Subjektiven Belastungsskala vor dem *Floatback*	8	9
Wert auf der Subjektiven Belastungsskala nach dem *Floatback*	4	3

Tabelle 13.1: Isaacs *Floatback*-Übung für aufwühlende Ereignisse

Das Bestimmen und Entschärfen des aktuellen Ereignisses

Die mittlere Spalte in Isaacs Tabelle beschreibt das aufwühlende aktuelle Ereignis und die damit verbundenen Reaktionen – Emotionen, Körperempfindungen, Bilder und Gedanken. Erinnern Sie sich an das Prinzip der Rekonsolidierung: Wenn wir die Aspekte einer Erinnerung ins Bewusstsein bringen, hat das Gehirn eine Chance, die Erinnerung zu verändern. In den letzten beiden Zeilen bewertete Isaac seine Belastung auf der Subjektiven Belastungsskala. (Diese Skala reicht von 0 bis 10, wobei 10 der höchste vorstellbare Belastungsgrad ist und 0 keinerlei Belastung bedeutet; 5 steht für eine mäßige Belastung.). Diese Bewertungen helfen den Prozess zu skalieren. Als Isaac das aktuelle Ereignis mithilfe der *Floatback*-Technik entschärfte, sank sein Belastungsgrad von 8 auf 4.

Das Identifizieren und Entschärfen der Kernerinnerung

Nachdem Isaac durch den *Floatback* die Kernerinnerung identifiziert hatte, füllte er die dritte Spalte aus und trug in die zweitletzte Zeile einen anfänglichen Belastungsgrad von 9 ein. Nachdem er die Kernerinnerung entschärft hatte, bewertete er seinen Belastungsgrad nur noch mit 3. Jeder Rückgang der Belastung, selbst ein geringfügiger, ist bedeutsam.

13.2 Die *Floatback*-Technik anwenden

Nun sind Sie bereit, die *Floatback*-Technik auf Ihre eigenen aufwühlenden Ereignisse anzuwenden. Bereiten Sie sich auf den *Floatback* vor, indem Sie ein aufwühlendes aktuelles Ereignis auswählen, für das Sie gerne die Kernerinnerung ermitteln würden. Laut Shapiro (2013) haben die meisten Menschen zehn bis 20 Kernerinnerungen, die emotionale Überreaktionen in der Gegenwart auslösen. Diese vergangenen Ereignisse sind nicht immer schwer traumatisch, aber Überreaktionen werden gewöhnlich von unverarbeiteten Erinnerungen ausgelöst.

Vielleicht reagieren Sie aufgebrachter als andere Menschen aus Ihrem Umfeld auf eine ähnliche Situation. Wenn Sie beispielsweise einen sehr kritischen und strengen Vater hatten, werden Sie möglicherweise getriggert und empfinden starke Minderwertigkeitsgefühle und Wut, sobald ein anderes Familienmitglied oder eine Autoritätsperson einen ähnlichen Ton anschlägt oder eine ähnliche Miene aufsetzt. Vielleicht haben andere sogar schon zu Ihnen gesagt, dass Sie überempfindlich sind oder dass Sie in einer bestimmten Situation überreagierten. Das hilft natürlich selten, die *Floatback*-Technik dagegen oft. Probieren Sie sie aus, wenn das Wachrufen einer Kernerinnerung nicht zu belastend für Sie ist und wenn die Auseinandersetzung mit dem aufwühlenden aktuellen Ereignis Ihren subjektiven Belastungsgrad verringert. Lassen Sie am Anfang Vorsicht walten, um zu vermeiden, dass Sie überwältigt werden. Arbeiten Sie zunächst mit einem aktuellen Ereignis, das nur mäßig belastend ist, bevor Sie es mit einem sehr aufwühlenden aktuellen Ereignis versuchen.

Wenn Willenskraft und Ihre normalen Problemlösungsstrategien – Informationen sammeln, das Problem angehen, Unterstützung suchen – nicht geholfen haben, legt das laut Shapiro (2013) die Vermutung nahe, dass eine festsitzende unverarbeitete negative Erinnerung dahintersteckt. Wenn Sie jedoch komplexe traumatische Erinnerungen haben oder wegen solcher in Behandlung sind, rät Shapiro (2013) davon ab, diese Technik anzuwenden. Wenn Sie befürchten, dass eine traumatische Erinnerung Sie überwältigen könnte, suchen Sie Unterstützung bei einem Traumatherapeuten oder einer Traumatherapeutin. Geschulte Traumatherapeut*innen können sehr wirksame Traumaverarbeitungsmethoden wie EMDR anwenden, um Ihnen dabei zu helfen, Kernerinnerungen freizulegen und zu verarbeiten.

Machen Sie sich keine Sorgen, wenn Ihre Reaktionen zunächst nicht klar sind. Vielleicht erinnern Sie sich beispielsweise nicht an den Gesichtsausdruck (Bild) einer Person, die Ihnen Leid zufügte, oder an all Ihre Emotionen. Diese können später klarer werden.

Anleitung

Sie können die Vorlage benutzen, die auf diese Anleitung folgt, oder sich das Arbeitsblatt herunterladen. Setzen Sie sich bequem an einen Ort, wo Sie etwa eine halbe Stunde lang nicht gestört werden. Entspannen Sie Ihren Körper. Konzentrieren Sie sich eine Weile auf Ihre Atmung, bis sie langsam und regelmäßig wird.

DAS AKTUELLE EREIGNIS BESTIMMEN UND ENTSCHÄRFEN

1. Wählen Sie ein aktuelles Ereignis aus, das mäßig starke negative Emotionen in Ihnen aufgewühlt hat – von der Intensität her vielleicht Grad 4 oder 5 auf der Subjektiven Belastungsskala.
2. Machen Sie sich das Ereignis voll bewusst und lassen Sie es mit einem weichen und offenen Herzen auf sich wirken. Nehmen Sie einfach Ihre Reaktionen darauf wahr, ohne diese auf irgendeine Weise zu bewerten – Emotionen, Körperempfindungen, Bilder und dann Gedanken. Vielleicht hilft es Ihnen, Ihre Reaktionen genauer zu bestimmen, wenn Sie sich fragen: „Was wühlt mich an diesem Ereignis am meisten auf?“ Und erinnern Sie sich daran: „Was ich auch empfinde, es ist in Ordnung. Möge ich es empfinden.“
3. Machen Sie eine Pause, um in die mittlere Spalte der Tabelle die Fakten rund um das Ereignis einzutragen. (Wenn negativer Stress in Worte gefasst wird, beruhigt das die Amygdala, eine Kernregion des Gehirns, die Emotionen reguliert). Schreiben Sie dann die Emotionen, Körperempfindungen, Bilder und Gedanken auf. Wenn Sie damit fertig sind, geben Sie einen anfänglichen Belastungsgrad an.

4. Entspannen Sie sich wieder. Konzentrieren Sie sich eine Weile auf Ihre Atmung.
5. Denken Sie erneut über das aktuelle Ereignis nach und achten Sie dabei auf all Ihre Reaktionen. Lassen Sie die Emotionen, Körperempfindungen, Bilder und Gedanken wieder ins Bewusstsein kommen. Lassen Sie Ihren Körper weich werden und nehmen Sie Ihre Reaktionen mit Mitgefühl wahr. Achten Sie besonders darauf, wo in Ihrem Körper Sie die Aufgewühltheit spüren. Besänftigen Sie nun diese Reaktionen, indem Sie mit tiefem Mitgefühl, Güte und Akzeptanz in diesen Bereich hinein und aus ihm heraus atmen. Was Sie auch empfinden, lassen Sie es zu.
6. Wiederholen Sie still oder laut die Selbstmitgefühlsätze (Neff 2012), so wie Sie es in Kapitel 6 getan haben: „Das ist ein Augenblick des Leids. Leid gehört zum Leben dazu. Möge ich in diesem Augenblick gut zu mir sein. Möge ich mir das Mitgefühl schenken, das ich brauche." Nehmen Sie wahr, wie sich das in Ihrem Körper anfühlt.
7. Wenn Sie fertig sind, holen Sie tief Luft und atmen Sie dabei bewusst in den Bereich hinein, wo die Aufgewühltheit zu spüren war. Geben Sie beim Ausatmen die bewusste Konzentration auf diesen Bereich auf. Das Gefühl der Güte bleibt in Ihrem Herzen, während Sie wiederholen: „Möge ich glücklich sein, möge ich mich wohlfühlen, möge ich ganz sein."
8. Bestimmen Sie nun Ihren Belastungsgrad und tragen Sie den neuen Wert in die letzte Zeile der Tabelle ein. Wenn der negative Stress inzwischen etwas abgenommen hat, ist es wahrscheinlich sicher, mit dem *Floatback* fortzufahren (wenn nicht, könnte das auf eine alte Erinnerung hindeuten, die mithilfe eines Psychotherapeuten oder einer Psychotherapeutin verarbeitet werden sollte).

DIE KERNERINNERUNG IDENTIFIZIEREN UND ENTSCHÄRFEN

1. Erinnern Sie sich an das aktuelle Ereignis und Ihre ursprünglichen Reaktionen darauf und lassen Sie Ihren Geist in Ihre Kindheit zurückschweifen, bis Ihnen eine frühere Zeit in den Sinn kommt, in der Sie sich genauso fühlten. Das kann Ihre früheste Erinnerung, Ihre schlimmste Erinnerung oder einfach irgendeine Erinnerung aus Ihren früheren Lebensjahren sein.
2. Nehmen Sie nun das alte Ereignis so wahr, wie Sie vorhin das aktuelle wahrnahmen, die Fakten und Ihre Reaktionen – Emotionen, Körperempfindungen, Bilder und Gedanken –, ohne sie zu beurteilen. Vergegenwärtigen Sie sich nur mit neugierigem Interesse und Akzeptanz, was damals geschah.
3. Notieren Sie in der dritten Spalte die Fakten (auch wie alt Sie damals waren), Ihre Reaktionen und Ihren anfänglichen Belastungsgrad. Denken Sie darüber nach, wie diese alte Erinnerung Ihr heutiges Leben beeinflusst.

4. Entschärfen Sie nun diese alte Erinnerung. Nehmen Sie wahr, wo in Ihrem Körper Sie die aufwühlenden Gefühle empfinden, und atmen Sie beim Einatmen Mitgefühl und Güte in diesen Bereich (oder diese Bereiche). Lassen Sie das Mitgefühl dort weiterwirken, während Sie ausatmen. Konzentrieren Sie sich weiter auf diesen Bereich und Ihre Atmung, während Sie wahrnehmen, was geschieht. Denken Sie: „Was ich auch empfinde, es ist in Ordnung. Möge ich es empfinden." Erinnern Sie sich daran: „Das ist nur eine alte Erinnerung, altes Zeug. Das ist in Ordnung. Atme einfach weiter Güte in den Bereich, wo die Aufgewühltheit sitzt."
5. Wiederholen Sie still oder laut, so wie im ersten Teil dieser Übung, die Selbstmitgefühlsätze (Neff 2012): „Das ist ein Augenblick des Leids. Leid gehört zum Leben dazu. Möge ich in diesem Augenblick gut zu mir sein. Möge ich mir das Mitgefühl schenken, das ich brauche." Atmen Sie weiterhin achtsam Mitgefühl in die betroffenen Bereiche Ihres Körpers und wiederholen Sie die Selbstmitgefühlsätze. Nehmen Sie wahr, wie sich das in Ihrem Körper anfühlt. Achten Sie darauf, ob Ihre Reaktionen sich bereits etwas verändert haben.
6. Wenn Sie möchten, fahren Sie mit der Besänftigung Ihrer Reaktionen auf die Kernerinnerung fort – auf jede Art, die Ihnen hilfreich erscheint. Sie können dafür jeden Ihrer bevorzugten Skills nutzen, zum Beispiel:
   - Die Skills zur Regulation von Stresserregung aus Kapitel 5. Dazu gehören die Übung *Stressabbau von Fuß bis Kopf in fünf Minuten* und die körperbasierten Skills *(Armkneten, Im Körper erden, Widerstand* oder *Die Körperhaltung ändern).*
   - Die EFT-Technik oder die Technik des „Hindurchlassens" (aus Kapitel 6).
   - Sie können sich auch vorstellen, dass Sie dieses jüngere Kind umarmen, bis der Schmerz nachlässt und gute Gefühle zurückkehren. Vielleicht geben Sie ihm den Zuspruch, den es braucht, indem Sie ihm beispielsweise versichern: „Du bist nicht allein. Du wirst das durchstehen und wieder lächeln."
7. Wenn Sie fertig sind, holen Sie tief Luft und geben Sie beim Ausatmen die Konzentration auf den Körperbereich auf, in dem Sie den Schmerz spürten. Lassen Sie Ihre Miene sanft werden und in ein leises, zufriedenes Lächeln übergehen, während Sie sich bewusst machen, dass Sie diese schwierige Zeit durchgestanden haben.
8. Nehmen Sie wahr, wie Sie sich jetzt fühlen. Was empfinden Sie in Ihrem Körper? Hat sich irgendetwas verändert – Ihre Atmung, Ihr Herzschlag, Ihre Muskelspannung, Ihre gefühlte Körpertemperatur, Empfindungen in Ihrem Bauch? Haben Ihre Emotionen, Bilder, Gedanken sich verändert? Bewerten Sie, wie hoch Ihre Belastung jetzt ist, wenn Sie über die Kernerinnerung nachdenken.

Floatback-Übung für aufwühlende Ereignisse

	Aufwühlendes aktuelles Ereignis	Kernerinnerung
Kurze Beschreibung des Ereignisses (mit Altersangabe)		
Emotionen		
Körperempfindungen		
Bilder		
Gedanken		
Grad der subjektiven Belastung vor dem *Floatback*		
Grad der subjektiven Belastung nach dem *Floatback*		

Protokollieren Sie Ihre Ergebnisse

Wahrscheinlich werden Sie feststellen, dass Wiederholung diese *Floatback*-Übung wirksamer macht. Machen Sie sie daher an jedem von drei aufeinanderfolgenden Tagen, um Sicherheit zu gewinnen. Notieren Sie Ihre Erfahrungen damit in Ihrem Übungsprotokoll (siehe Anhang A).

Wenn das Gehirn sich auf eine konstruktive Weise neu vernetzt, stellen Sie möglicherweise weitere positive Veränderungen Ihrer Reaktionen auf alte oder aktuelle Ereignisse fest. Achten Sie darauf.

Denken Sie daran, Ihre erlernten Skills aus den Kapiteln 5 und 6 anzuwenden, um jede Aufgewühltheit zu besänftigen, die im Zusammenhang mit alten oder aktuellen Ereignissen entsteht. Sie können es mit Selbstmitgefühl, körperbasierten Skills, EFT und der Technik des „Hindurchlassens" versuchen.

Wenn Sie Schwierigkeiten haben, die alte Erinnerung zu entschärfen, ist sie vielleicht noch nicht ausreichend verarbeitet. Das könnte bedeuten, dass Sie die Unterstützung eines Traumaspezialisten oder einer Traumaspezialistin benötigen. Dann können Sie sich vorstellen, dass Sie die Erinnerung in einen Behälter packen und in die Gefriertruhe legen, bis Sie bereit sind, sie mithilfe eines Therapeuten oder einer Therapeutin „aufzutauen".

14. *Floatback* zu Kernüberzeugungen

In alten Erinnerungen, die unser gegenwärtiges Leben weiterhin beeinflussen, sind *Kernüberzeugungen* eingeschlossen. Das sind tief verwurzelte Überzeugungen über uns selbst, zu denen wir in unseren frühen Lebensjahren gelangt sind. Wir machen sie uns selten bewusst. Vielleicht drücken wir sie nicht einmal in Worten aus. Deshalb werden sie selten in Frage gestellt oder geändert und beeinflussen weiterhin unser Selbsterleben.

In dieser Floatback-Übung bringen Sie zunächst starke negative Überzeugungen, die Sie über sich selbst hegen, ins Bewusstsein und verfolgen sie dann zu ihrem Ursprung zurück. Dann entschärfen und ersetzen Sie sie.

14.1 Die sechs Grundbedürfnisse

Die Voraussetzung für ein gesundes Selbstwertgefühl und emotionales Wohlbefinden ist die Befriedigung von sechs Grundbedürfnissen. In dieser Hinsicht sollte jeder Mensch Folgendes *denken* und *fühlen* und *mit allen Sinnen wahrnehmen*:

- **Ich bin wertvoll.** Menschen können zwar einen unterschiedlichen ökonomischen oder gesellschaftlichen Status haben, doch ihr Wert als Mensch ist gleich, absolut, unendlich und unveränderlich. Dieser absolute menschliche Wert ist ein Geschenk, das jeder Mensch mit seiner Geburt erhält. Fehler, Schwächen oder eine schlechte Behandlung durch andere Menschen ändern nichts an diesem Wert. Er wird auch nicht durch Äußerlichkeiten wie Besitz, Aussehen, Bildung, Beziehungsstatus oder Gesundheit positiv oder negativ beeinflusst.
- **Ich bin liebevoll und liebenswert.** Liebe gibt uns die Sicherheit für unser Wachstum und unsere Erkundung der Umwelt. Sie hat viele starke positive Auswirkungen auf unser Gehirn und unsere Biologie.
- **Ich bin lebenstüchtig.** Niemand ist perfekt oder auf allen Gebieten bewandert. Tatsächlich ist es normal, sich manchmal und in bestimmten Situationen unzulänglich zu fühlen. Aber gesunde Menschen glauben, dass sie im Großen und Ganzen fähig sind, gut zu leben und die Herausforderungen des Lebens zu meistern.
- **Ich kann wachsen und mich nach Fehlern wieder aufrappeln.** Wer ein gesundes Selbstwertgefühl hat, versteht, dass sein Wert nicht gefährdet ist, wenn er Fehler macht, Ziele verfehlt oder andere Rückschläge erleidet, weil diese ihn nicht definieren. Selbstbewusste Menschen glauben, dass sie, wenn sie sich nicht unterkriegen lassen, die Herausforderungen des Lebens immer besser meistern lernen und

gleichzeitig bessere und glücklichere Menschen werden. Kurz gesagt, sie geben die Hoffnung nie auf.

- **Ich bin im Grunde gut.** *Gut* bezieht sich hier auf den Charakter. Menschen, die eine schlechte Meinung von sich haben, wissen nicht, wie es ist, ein beständiges Gefühl innerer Zufriedenheit und Selbstachtung zu haben. Ein guter Charakter bedeutet nicht Perfektion, sondern dass wir unser Bestes versuchen und auf einem guten Weg sind.
- **Ich bin sicher.** Gesunde Menschen betrachten die Welt als einigermaßen vorhersehbar, andere Menschen als größtenteils vertrauenswürdig und sich selbst als fähig, in der Welt ihren Weg zu finden.

Denken Sie darüber nach, wie belastende Kindheitserfahrungen die Befriedigung dieser Grundbedürfnisse behindern und dazu führen können, dass negative Kernüberzeugungen sich verwurzeln und das Selbstwertgefühl Schaden nimmt. Negative Kernüberzeugungen gehen oft mit Depressionen, Ängsten, Wut und vielen anderen stressbedingten Problemen einher. Die Beispiele in Tabelle 14.1 zeigen, wie ACEs zu negativen Kernüberzeugungen führen können (nach Shapiro 2013):

Belastende Kindheitserfahrungen (ACEs) ...	... können z. B. zu diesen negativen Kernüberzeugungen führen
allein gelassen, vernachlässigt werden	Ich zähle nicht. Ich bin nicht liebenswert.
kritische überkontrollierende Eltern	Ich bin nicht gut genug. Ich bin unzulänglich. Ich kann niemandes Liebe oder Anerkennung gewinnen.
Missbrauch durch Fürsorgeperson	Ich bin wertlos. Ich wurde wie Müll behandelt – also muss ich Müll sein. Ich muss schlecht sein. Ich kann diesen Missbrauch nicht stoppen. Ich bin machtlos, hilflos. Ich bin nicht sicher. Ich kann Menschen nicht vertrauen.

Belastende Kindheitserfahrungen (ACEs) …	… können z. B. zu diesen negativen Kernüberzeugungen führen
Scheidung der Eltern	Ich werde ihre Fehler wiederholen. Ich kann nicht anders. Ich bin ein hoffnungsloser Fall. Menschen, die ich liebe, werden mich verlassen. Ich bin nicht liebenswert.[3]
in der Schule von anderen gehänselt werden	Ich bin anders. Ich bin wertlos.
die Eltern streiten hören	Es ist nicht sicher. Schlimme Dinge werden passieren.

Tabelle 14.1: Wie belastende Kindheitserfahrungen Kernüberzeugungen beeinflussen

Wenn Sie verstehen, was Sie erlebt und wie Sie auf diese Ereignisse und Erfahrungen reagiert haben, verstehen Sie auch, warum Ihr Selbstwertgefühl beschädigt ist. Zum Glück können wir die Verschaltungen des Gehirns ändern, die mit diesen alten Überzeugungen verbunden sind.

14.2 Floatback zu Kernüberzeugungen

Diese Übung verläuft ähnlich wie die aus dem vorherigen Kapitel. Doch ihr Ziel ist, zurückzuverfolgen, wie bestimmte schädliche Überzeugungen entstanden sind, und diese dann neu zu vernetzen.

Anleitung

1. Die nachfolgende Tabelle listet Überzeugungen auf, unterteilt nach den sechs Grundbedürfnissen. In der ersten Spalte stehen weitverbreitete *negative* Überzeugungen, zu denen viele Menschen gelangt sind. Gehen Sie sie langsam durch und setzen Sie einen Haken links neben diejenigen, die Sie aus eigener leidvoller Erfahrung kennen. Sie sind mit diesen Überzeugungen nicht allein. Es ist nichts Ungewöhnliches an ihnen. Sie sind verständlich. Erworben werden sie durch

3 Hinweis: Menschen mit einer Panikstörung haben oft Angst, verlassen zu werden. Die meisten von ihnen erlebten eine Trennung von einem Elternteil (Shapiro 2013).

negative Erfahrungen mit Fürsorgepersonen, Geschwistern, Gleichaltrigen, den Medien und so weiter – und sie können geändert werden. (Die zweite Spalte enthält Beispiele für positive Überzeugungen, die, mit etwas Übung, die negativen Überzeugungen ersetzen können.) Bewusstwerdung ist der erste Schritt, um Ihre negativen Überzeugungen zu „entwurzeln" und zu ersetzen. Eine Kopie dieses Arbeitsbogens finden Sie online.

Kernüberzeugungen

✔	Negative Überzeugungen	Positive Überzeugungen
	wertvoll als Mensch	
	Ich bin wertlos.	Ich bin wertvoll ... die Zeit wert, die ich brauche, um zu wachsen.
	Ich zähle nicht.	Jeder Mensch zählt. Jeder Mensch hat Potenzial. „Selbst mein kleiner Beitrag zählt."
	Ich bin unwichtig, bedeutungslos.	Ich bin ein wertvoller Mensch.
	Ich bin anders.	Ich bin einzigartig und wertvoll.
	Ich werde von X nie Anerkennung erhalten.	Selbst wenn ich von X keine Anerkennung erhalte, kann ich mich selbst lieben und annehmen.
	liebevoll und liebenswert	
	Ich bin nicht liebenswert.	Ich bin liebenswert.
	Ich kann nicht lieben.	Ich lerne zu lieben.
	Ich bin hässlich.	Mein unvollkommener Körper ist ein Wunder, das Wertschätzung verdient.
	Niemand wird mich lieben, wie ich bin.	Vielleicht wird jemand mich lieben, wie ich bin. In der Zwischenzeit werde ich mich selbst lieben.

✔	Negative Überzeugungen	Positive Überzeugungen
	lebenstüchtig	
	Ich bin inkompetent, unzulänglich, machtlos, schwach. Ich habe mich / mein Leben nicht im Griff.	Ich bin nicht perfekt, aber ich werde immer besser. Manchmal habe ich nicht alles unter Kontrolle – das ist okay! In einigen Dingen bin ich wirklich gut. Auch unvollkommene Menschen sind wertvoll. Schwäche kann in Stärke verwandelt werden. Ich bin inzwischen stärker.
	Ich bin dumm, ein/e Idiot/in.	Ich mache Fortschritte. Genau wie andere Menschen habe ich Stärken, aber auch Schwächen, an denen ich arbeiten kann.
	Ich kann nichts.	Ich kann einiges. Einige Dinge mache ich wirklich gut. Und ich werde lernen, viele weitere Dinge auch gut zu machen.
	Ich kann vom Leben nicht das bekommen, was ich will.	Ich denke, ich kann das bekommen, was ich will. Ich habe jetzt Wahlmöglichkeiten.
	Ich habe viele Fehler.	Wer hat keine Fehler? Ich bin trotzdem wertvoll.
	Ich kann das nicht schaffen.	Ich werde das schaffen, auch wenn es unangenehm ist.
	Ich bin kaputt.	Mein Kern ist unversehrt.

✔	Negative Überzeugungen	Positive Überzeugungen
	Wachstum nach Fehlern	
	Ich bin eine Niete.	Ich bin nicht perfekt, aber voller Potenzial.
	Ich muss perfekt sein.	Ich genüge. Ich werde versuchen, einen guten oder sogar ausgezeichneten Job zu machen.
	Ich muss zu 100 Prozent erfolgreich sein.	Es ist okay, Fehler zu machen, während ich lerne. Wo steht geschrieben, dass ich in der ersten Liga spielen muss?
	Ich bin ein hoffnungsloser Fall.	Wo Leben ist, ist auch Hoffnung. Ich will daraus lernen. Ich halte meine Träume lebendig.
	im Grunde gut	
	Ich bin ein schlechter Mensch.	Ich versuche, ein guter Mensch zu sein. Ich möchte ein guter Mensch sein. Ich lerne aus meinen Fehlern.
	Ich bin schrecklich.	Ich bin unvollkommen und wertvoll.
	Ich bin peinlich.	Wie jeder andere Mensch mache ich Fehler. Leider.
	Sicherheit und Vertrauen	
	Ich kann niemandem trauen.	Manche Menschen sind vertrauenswürdig. Manche Menschen sind bedingt vertrauenswürdig. Ich kann mich entscheiden, einigen Menschen zu vertrauen.
	Ich kann meine Gefühle nicht zeigen.	Ich vertraue meinen Gefühlen.
	Ich bin in Gefahr.	Ich war in Gefahr. Jetzt bin ich sicher.

2. Wählen Sie eine negative Überzeugung aus, die Sie gerne ändern würden. Schreiben Sie sie auf dem nachfolgenden Arbeitsbogen ins erste Kästchen der linken Spalte. (Eine Kopie dieses Arbeitsbogen finden Sie online.)

3. Halten Sie eine Weile inne. Entspannen Sie Ihren Körper so gut wie möglich. Konzentrieren Sie sich auf Ihre Atmung und beobachten Sie, wie Ihr Bauch sich bei jedem Atemzug hebt und senkt.

4. Machen Sie sich die negative Überzeugung, die Sie ausgewählt haben, *voll* bewusst, ohne zu versuchen, sie zu bekämpfen oder zu ändern. Atmen Sie entspannt weiter und nehmen Sie einfach neugierig und urteilslos wahr, was Sie empfinden, während Sie diese Überzeugung im Kopf haben. Welches Gefühl oder welche Gefühle löst sie aus? Wo in Ihrem Körper spüren Sie die Aufgewühltheit? Bemerken Sie zum Beispiel eine Veränderung Ihrer Atmung oder Ihres Pulses, eine Muskelanspannung oder irgendwelche Körperempfindungen in Ihrem Bauch, Brustkorb, Hals oder Kopf? Behalten Sie all das in achtsamem Bewusstsein – mit neugierigem Interesse und Mitgefühl. Wenn Sie möchten, beruhigen Sie Ihren Körper mit achtsamer Atmung und Selbstmitgefühlsätzen: „Das ist ein Augenblick des Leids. Leid gehört zum Leben dazu. Möge ich in diesem Augenblick gut zu mir sein. Möge ich mir das Mitgefühl schenken, das ich brauche" (Neff 2012).

5. *Floatback:* Durchforsten Sie Ihre Vergangenheit nach der Kernerinnerung – einem Ereignis in Ihren frühen Lebensjahren, bei dem diese Überzeugung Ihrer Meinung nach entstanden sein könnte. Wenn Sie kein frühes Ereignis ausmachen können, rufen Sie sich einfach eine frühere Zeit in Ihrem Leben in Erinnerung, in der Sie dieses Gefühl und diesen Gedanken hatten. Nehmen Sie, ohne zu urteilen, die Emotionen und Körperempfindungen wahr, die die Kernüberzeugung in Ihnen auslöst. An welche Bilder von diesem Ereignis / aus dieser Zeit erinnern Sie sich? Wie sahen Sie damals aus? Achten Sie auf Ihre Körperhaltung, Ihre Mimik und Gestik und so weiter. Füllen Sie nun die restlichen Kästchen in der linken Spalte des Arbeitsbogens aus. Geben Sie in der Beschreibung der Kernerinnerung auch Ihr damaliges Alter an und tragen Sie im untersten Kästchen Ihren momentanen (anfänglichen) Belastungsgrad ein.

6. Nachdem Sie die ganze linke Spalte des Arbeitsbogens ausgefüllt haben, lassen Sie alles, was Sie niedergeschrieben haben, in achtsamer Bewusstheit auf sich wirken. Atmen Sie Mitgefühl in den Bereich (oder die Bereiche) Ihres Körpers, wo Sie die Aufgewühltheit spüren. Erinnern Sie sich daran: „Das ist nur eine alte Erinnerung. Was ich auch empfinde, es ist in Ordnung. Möge ich es empfinden." Um die Erinnerung weiter zu entschärfen, wiederholen Sie still oder laut die Selbstmitgefühlsätze: „Das ist ein Augenblick des Leids. Leid gehört zum

Leben dazu. Möge ich in diesem Augenblick gut zu mir sein. Möge ich mir das Mitgefühl schenken, das ich brauche" (Neff 2012). Atmen Sie weiterhin achtsam Mitgefühl in die Bereiche Ihres Körpers, in denen Sie die Aufgewühltheit spüren, und wiederholen Sie die Selbstmitgefühlsätze. Nehmen Sie wahr, wie sich das in Ihrem Körper anfühlt. Achten Sie darauf, ob sich an Ihren Reaktionen etwas verändert hat.

7. Beginnen Sie nun, die rechte Spalte des Arbeitsbogens auszufüllen, indem Sie ins erste Kästchen eine positive Ersatzüberzeugung (oder mehrere) eintragen. Behalten Sie diese im fokussierten Bewusstsein. Wiederholen Sie sie drei Mal im Stillen, um sie in sich aufzunehmen. Atmen Sie ruhig. Achten Sie darauf, wo in Ihrem Körper diese Überzeugung sich auswirkt. Stellen Sie sich vor, dass dieser Teil Ihres Körpers nur diesen Gedanken beherbergt. Nehmen Sie wahr, wie sich das in Ihrem Körper anfühlt.

8. Bleiben Sie achtsam sitzen, neugierig auf den Prozess, der gerade abläuft. Genießen Sie die Gefühle und Körperempfindungen. Versetzen Sie sich im Geiste in die damalige Situation zurück und stellen Sie sich vor, wie Sie diese neue Überzeugung wirklich verinnerlichen. Sehen Sie vor sich, wie Ihr Kopf sich hebt, Ihr Rückgrat sich aufrichtet und Ihr Gesicht einen zufriedenen und zuversichtlichen Ausdruck annimmt. Ihr Körper bewegt sich fließend, mit schwungvollen Schritten. Wenn Sie möchten, können Sie auch den Schauplatz beliebig verändern.

9. Sagen Sie leise, während Sie Ihren Körper entspannen: „Das ist ein Augenblick des Friedens. Möge ich glücklich sein. Möge ich mich wohlfühlen."

10. Spüren Sie in Ihren Körper hinein. Was ist darin vorgegangen? Gab es eine Veränderung bei Ihren Körperempfindungen, zum Beispiel eine verringerte Anspannung irgendwo, eine entspanntere Körperhaltung und so weiter? Haben Ihre Emotionen sich irgendwie verändert?

11. Füllen Sie die übrigen Kästchen in der rechten Spalte des Arbeitsbogens aus. Geben Sie auch an, wie hoch Ihr Belastungsgrad jetzt ist, wenn Sie an die ursprüngliche Kernüberzeugung denken.

Arbeitsbogen zu den Kernüberzeugungen

<table>
<tr><td>Negative Überzeugung über Sie selbst</td><td rowspan="2">Positive Überzeugung
(Ersatzgedanke)</td></tr>
<tr><td>Kernerinnerung (Beschreibung)</td></tr>
<tr><td>Emotionen</td><td>Neue Emotionen</td></tr>
<tr><td>Unangenehme Körperempfindungen</td><td>Neue Körperempfindungen</td></tr>
<tr><td>Bilder (besonders von Ihnen selbst)</td><td>Neue Bilder (besonders von Ihnen selbst)</td></tr>
<tr><td>Anfänglicher Belastungsgrad</td><td>Neuer Belastungsgrad</td></tr>
</table>

Protokollieren Sie Ihre Ergebnisse

Wiederholen Sie diesen Prozess mit jeder negativen Überzeugung, die Sie bearbeiten möchten. Wiederholung hilft dem Gehirn, die neuen Gedankenmuster zu vernetzen und einzuprägen.

Halten Sie, wie bei den bisherigen Übungen, Ihre Erfahrungen in Ihrem Übungsprotokoll (siehe Anhang A) fest. Wenn Sie möchten, können Sie auch auf die Skills aus den Kapiteln 5 und 6 zurückgreifen, um körperliche oder emotionale Erregung zu regulieren, zum Beispiel auf körperbasierte Skills, die Klopftechnik und die Technik des „Hindurchlassens". Sie können sich auch vorstellen, dass Sie dieses jüngere Selbst umarmen, bis der Schmerz nachlässt und gute Gefühle zurückkehren. Vielleicht geben Sie dem jüngeren Selbst auch den Zuspruch, den es braucht, indem Sie beispielsweise zu ihm sagen: „Es ist verständlich, dass du dich so gefühlt hast. Du bist nicht allein. Du wirst das durchstehen und wieder lächeln."

Was für andere Übungen aus diesem Arbeitsbuch gilt, gilt auch für diese: Übertreiben Sie es nicht. Machen Sie die Übung grundsätzlich nicht öfter als einmal am Tag. Wenn sie Sie belastet, legen Sie eine Pause von ein oder zwei Tagen ein. Wenn sie nicht wirkt, zwingen Sie sich nicht dazu. Und denken Sie an die Möglichkeit, sich professionelle Hilfe zu suchen, wenn alte Erinnerungen Sie zu überwältigen drohen.

Scham aufarbeiten

15. Scham und Selbstwert

In Kapitel 3 kam ich bereits auf das Thema Scham zu sprechen. Im Kontext von ACEs sind Selbstwert und Scham eng miteinander verknüpft. Betrachten wir ein paar Grundprinzipien zu ACEs, Selbstwert und Scham:

- Das Selbstwertgefühl wird durch belastende Kindheitserfahrungen beschädigt und muss wiederhergestellt werden, um ein psychisch gesundes Leben führen zu können.
- Ein beschädigtes Selbstwertgefühl ist ein Merkmal von vielen stressbedingten psychischen Erkrankungen wie der Posttraumatischen Belastungsstörung, Depressionen, Ängsten, Süchten, Alkoholmissbrauch und riskantem Sexualverhalten.
- Ein gesundes Selbstwertgefühl ist mit Resilienz verbunden und erleichtert Menschen, die traumatischen Ereignissen ausgesetzt waren, die Genesung.
- Scham ist das Gegenteil von einem gesunden Selbstwertgefühl. Eine Gemeinsamkeit zwischen einem geringen Selbstwertgefühl und Scham ist eine tiefe Abneigung gegen sich selbst.
- Scham bedeutet, dass das Kernselbst als beschädigt oder fehlerhaft empfunden wird. Wie ein niedriger Selbstwert wird auch Scham oft implizit erfahren. Sie ist der *Felt Sense* von Abscheu, Selbstverachtung oder Selbsthass.
- Eine Schamprogrammierung erschwert die Erfüllung der in Kapitel 14 beschriebenen sechs Grundbedürfnisse und beeinträchtigt daher das emotionale Wohlbefinden.

Wie Scham entsteht, ist kein Geheimnis. Scham kann in jedem Lebensalter auftreten, und sie kann ein vorhersehbares Ergebnis von ACEs sein, die oft zu ausgesprochenen oder unausgesprochenen Fehlschlüssen führen – wie die nachfolgende Tabelle 15.1 zeigt. Wenn es in den frühen Lebensjahren zu solchen belastenden Ereignissen kommt, sind die Wunden, die sie verursachen, besonders verheerend. Und belastende aktuelle Ereignisse können Schamgefühle triggern, die durch belastende Erfahrungen in den frühen Lebensjahren entstanden.

ACEs	Fehlschlüsse (bewusst oder unbewusst)
Scheidung der Eltern	Mein Vater / meine Mutter hätte mich nicht verlassen, wenn ich liebenswert wäre. Ich bin schuld daran, dass schlimme Dinge passieren.
kritische, überkontrollierende, überbeschützende Eltern	Ich bin unzulänglich.
Zorn der Eltern	Ich kann es niemandem recht machen. Mich kann man nicht lieben.
Die Eltern sind schlecht.	Ich bin ihr Kind, also muss ich auch schlecht sein.
Die Mutter macht beim Windelwechseln ein angewidertes oder gelangweiltes Gesicht, statt zu lächeln oder zu scherzen.	Ich bin unwichtig. Ich werde nicht geschätzt. Ich bin abstoßend.
Die missbrauchende Person sagte zum Kind: „Erzähle niemandem davon, sonst …"	Meine Geheimnisse sind beschämend und machen mich anders. Ich bin ohnmächtig. Ich kann mich nicht schützen.
Die missbrauchende Person vermittelte dem Kind die falsche Botschaft, dass es sie verführt habe, dass es verdorben oder Abschaum sei.	Ich tauge nichts. Ich bin kaputt, schlecht.

Tabelle 15.1: Belastende Kindheitserfahrungen und schambasiertes Denken

Wenn ich an tief verwurzelte Scham denke, denke ich an Maria. Maria war eine Aerobic-Trainerin – schön, fit und intelligent. Sie war dreimal wegen Magersucht in ein landesweit anerkanntes, stationäres Therapieprogramm aufgenommen worden. Dieses Programm konzentrierte sich ausschließlich auf die Veränderung des Essverhaltens, statt tief verwurzelte Scham anzugehen. Maria war voller Scham. Sie hielt sich für fett, hässlich und unzulänglich. Die Ehe ihrer Eltern war zerrüttet. Ihre Mutter war ängstlich und distanziert. Ihr Vater war sehr kritisch und geizte mit Liebe und Anerkennung. Als Maria in die Pubertät kam, sagte ihre Mutter zu ihr, sie solle ihren Vater um die Erlaubnis bitten, einen BH zu tragen. Er fragte sarkastisch:

„Wofür brauchst du einen BH?“ Verschärfend hinzu kam, dass Maria körperlich frühreif war und von den Jungs in der Schule als „zu fett“ gehänselt wurde. Es war ironisch, aber verständlich, dass ihre Scham sie daran hinderte, sich in einem positiven Licht zu sehen.

Das Neutralisieren von Scham ist wichtig für die Genesung von ACEs und die Stärkung des Selbstwertgefühls. Es ist schwierig, Scham mit kognitiven Standardverfahren zu heilen, weil sie sich hauptsächlich auf der Ebene des *Felt Sense* abspielt. Ein grundlegendes Heilungsprinzip ist, dass das Kernselbst überlebt und wertvoll, liebenswert und wachstumsfähig ist, auch wenn die Schamprogrammierung das Gegenteil suggeriert. Sie könnten Scham als einen Aufruf betrachten, Ihr unvollkommenes Kernselbst – ein Selbst, das möglichweise schlecht behandelt wurde – anzunehmen und zu lieben.

Liebe ist die heilende Kraft und ein wirksames Gegenmittel gegen Scham. Erinnern Sie sich, dass Liebe im Gehirn Oxytocin freisetzt. Oxytocin verringert das Cortisol, es beruhigt Stress und puffert ihn ab. Liebe hilft, den neuronalen Schaltkreis der Scham neu zu vernetzen, und überschreibt ihn mit Zuneigung zu sich selbst. In den nächsten acht Kapiteln werden wir das Prinzip der Rekonsolidierung anwenden, um beschämende Erinnerungen durch ihre Vernetzung mit liebevollen mitfühlenden Erinnerungen zu heilen. Das Ziel ist, Scham und Selbstkritik durch Zuneigung zu sich selbst, Mitgefühl und Akzeptanz zu ersetzen, indem die alte Programmierung systematisch durch eine neue neuronale Verschaltung ersetzt wird.

15.1 Ein ACEs-Modell

Die Zusammenhänge zwischen ACEs, Selbstwert, Scham und gesundheitlichen Auswirkungen lassen sich folgendermaßen darstellen (Abbildung 15.1):

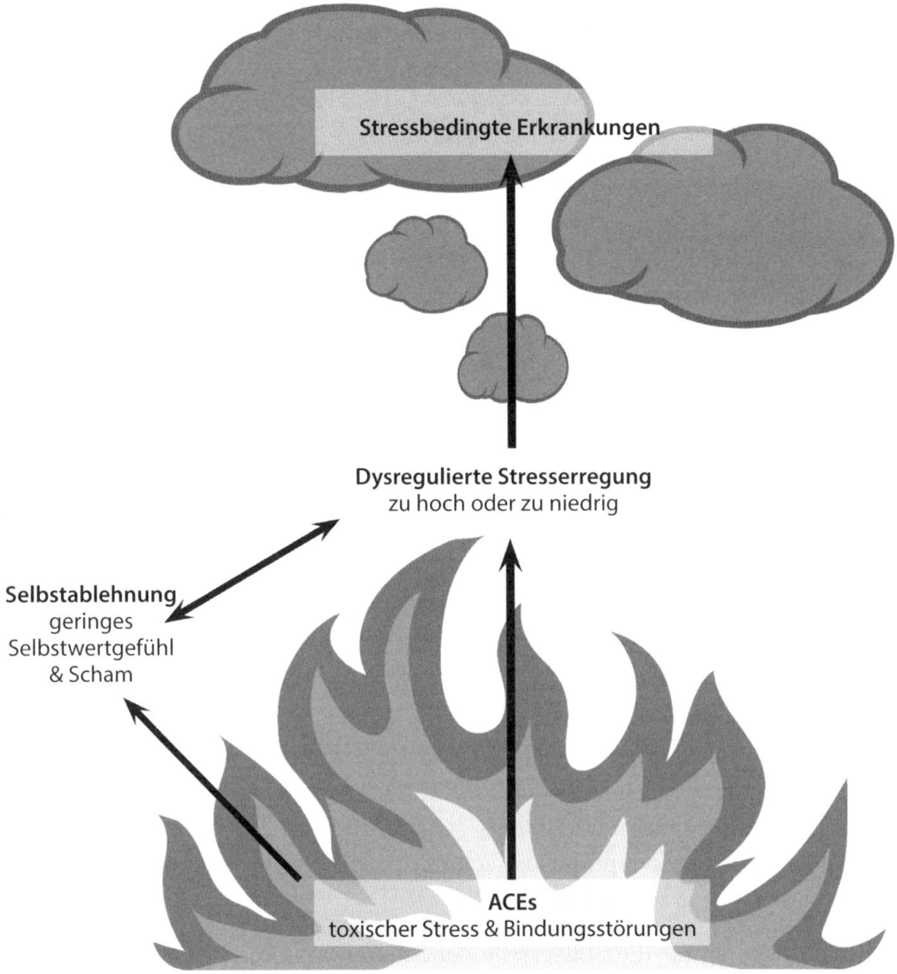

Abbildung 15.1: Auswirkungen von ACEs

Die – körperlichen und psychischen – **stressbedingten Erkrankunge**n reichen von Depressionen, Ängsten und posttraumatischem Stress bis zu Schmerzen und Autoimmunstörungen. Wie Felitti (2002) sagte, sind sie der Rauch, nicht das Feuer. Das Feuer ist der toxische Stress von **ACEs**, zu denen auch Bindungsstörungen gehören. Unbewältigte ACEs führen zu **dysregulierter Stresserregung**, also auch zu einem gestörten Cortisolstoffwechsel. Dysregulierter Stress – Erregung, die auf einem zu hohen oder zu niedrigen Niveau verharrt – erhöht unser Risiko für stressbedingte Erkrankungen.

ACEs können direkt zu dysregulierter Stresserregung führen oder zur **Selbstablehnung**, die mit dysreguliertem Stress wechselwirkt. Zum Beispiel reagieren Menschen mit einem geringen Selbstwert auf dessen Bedrohung besonders gestresst und schütten dann die sechsfache Menge Cortisol aus (Kirschbaum et al. 1995). Und dysregulierter Stress kann wiederum den Selbstwert senken.

Nach diesem Modell gibt es mehrere Ansatzpunkte, um Ihr Wohlbefinden zu verbessern. Um den Ursachen Ihres Leids auf den Grund zu gehen, können Sie zum Beispiel die aufwühlenden Erinnerungen an ACEs verarbeiten, körperliche und emotionale Erregung regulieren, Scham neutralisieren und ein schwaches Selbstwertgefühl stärken (Eidhof et al. 2019). Sie haben bereits gelernt, wie Sie körperliche und emotionale Erregung regulieren können, und Sie haben begonnen, die neuronalen Pfade, die mit frühen toxischen Erinnerungen verbunden sind, neu zu vernetzen. Die nächsten acht Kapitel werden sich gezielt auf die Neutralisierung von Scham konzentrieren, die ein wichtiger Teil der Genesungsarbeit ist.

15.2 Scham erforschen

Scham ist so schmerzhaft, dass wir sie unterdrücken. Wir neigen dazu, sie aus unserem Bewusstsein zu verdrängen. Doch wenn wir Scham nicht angehen, beeinflusst sie weiterhin unser Leben und steht unserer Heilung und unserem Glück im Weg. Die Verwandlung von Scham beginnt mit ihrer freundlichen Wahrnehmung – wir holen sie aus dem Schatten und lindern sie mit Mitgefühl. Es ist sehr hilfreich, sich darin zu üben, Schamsymptome einfach nur bewusst wahrzunehmen, ohne sie zu bewerten oder auf sie zu reagieren.

Vielleicht möchten Sie die „Checkliste der Schamsymptome" (siehe Anhang B) zu Hilfe nehmen. Überprüfen Sie einfach mit neugierigem Interesse und einem freundlichen urteilslosen Blick, welche Zeichen und Symptome von Scham Sie bei sich feststellen. Konstatieren Sie sie mit einem offenen Herzen und einem Gefühl der Zuversicht, dass Sie schließlich lernen werden, sich selbst auf neue positive Arten zu erfahren.

Schätzen Sie ein, wie groß Ihre Scham ist

Um in Ruhe zu bestimmen, wie hoch der Grad Ihrer Scham ist, füllen Sie bitte den nachfolgenden Arbeitsbogen aus.

Bewerten Sie Ihre Scham auf einer Skala von 0 (keine) bis 10 (höchstmöglicher Grad).

0	1	2	3	4	5	6	7	8	9	10

1. Wie sehr beeinträchtigt Scham Ihr Leben?
   - ☐ überhaupt nicht
   - ☐ etwas
   - ☐ erheblich
   - ☐ total

2. Stellen Sie sich vor, Sie würden morgen aufwachen und feststellen, dass der Grad Ihrer Scham sich deutlich verringert hat. Wie würde sich das in Ihrem Körper anfühlen? Können Sie sich etwas vorstellen, das Ihre Scham verringern würde?

____

____

____

____

____

____

____

____

____

____

____

____

16. Von den Eltern eingeflößte Scham bearbeiten

Dieses Kapitel hilft Ihnen, beschämende Botschaften und Muster der Scham, die Ihre Eltern Ihnen vielleicht wissentlich oder unwissentlich in Ihr Gehirn eingebrannt haben, zu bearbeiten. Denken Sie daran, Vorsicht walten zu lassen, während Sie sich durch dieses Kapitel und dieses Buch arbeiten: Sollte irgendeine Übung zu unangenehm werden, stellen Sie sie zurück oder holen Sie professionellen Rat ein.

Wolin und Wolin (1993) untersuchten resiliente Kinder, die eine schwierige Kindheit gut bewältigt hatten. Sie stellten fest, dass diese Kinder Probleme erkennen konnten, mit denen ihre Eltern zu kämpfen hatten, und dann fähig waren, eine gesunde Distanz zu ihren Eltern zu schaffen und ihre eigenen Träume zu verfolgen. So ein Kind könnte beispielsweise denken: „Mama litt unter einem Trauma und hatte Depressionen." Oder: „Papa war Alkoholiker, der nie gelernt hat, wie man inneren Frieden findet. Er hatte keine Selbstachtung, deshalb achtete er andere Menschen auch nicht. Ich muss nicht glauben, dass seine ständige Kritik berechtigt war." Diese resilienten Kinder trennten sich nicht nur im übertragenen Sinne von ihren Eltern („Ich bin nicht mein Vater, ich muss seine Fehler nicht wiederholen"), sondern auch im wörtlichen Sinne – vielleicht zogen sie sogar weiter weg, um Sicherheit zu gewinnen und die Freiheit, ihre eigenen Träume zu verfolgen.

16.1 Der Scham die Stirn bieten

In dieser Übung werden Sie sich der Scham auf die bestmögliche Art stellen: aus einer Position des Mitgefühls und der inneren Stärke heraus. Wie andere Anleitungen in diesem Arbeitsbuch können Sie auch diese Schritt für Schritt lesen und umsetzen oder sich das Audio anhören, das Sie unter ↗ https://www.junfermann.de/titel/belastende-kindheitserlebnisse-hinter-sich-lassen/1540 abrufen können.

Anleitung

1. Setzen Sie sich bequem an einen Ort, wo Sie etwa eine Viertelstunde lang ungestört sind. Konzentrieren Sie sich auf Ihren Atem. Spüren Sie, wie sein sanfter Rhythmus Ihren Körper tief entspannt, während Sie jegliche Anspannung und alle negativen Gedanken loslassen.

2. Stellen Sie sich, wenn Sie können, eine Situation früh in Ihrem Leben vor, in der Sie in Anwesenheit eines Elternteils (oder einer wichtigen Fürsorgeperson) Scham empfanden. Vielleicht wurden Sie vernachlässigt oder behandelt, als seien Sie wenig wert, und verinnerlichten negative Botschaften über Sie selbst. Es macht aber nichts, wenn Sie sich an keine konkrete Situation erinnern. Für diese Übung genügt auch die Erinnerung an einen ungefähren Zeitrahmen.
3. Wenn möglich, stellen Sie sich den Gesichtsausdruck Ihrer Fürsorgeperson vor – vielleicht war ihre Miene finster, mürrisch, desinteressiert oder angewidert. Vielleicht erkennen Sie bei näherem Hinsehen auch Furcht, Traurigkeit, Unsicherheit oder Sorge. Alles, was hochkommt, ist in Ordnung.
4. Betrachten Sie sich selbst als jüngeres Kind. Vielleicht fühlt es sich beschämt, ängstlich oder leer – weil es meint, dass mit ihm etwas nicht stimmt, dass es nicht genügt. Nehmen Sie mit großem Mitgefühl wahr, was es durchlebt – Körperempfindungen, Emotionen, Bilder und Gedanken. Kein Wunder, dass Sie damals so reagiert haben! Sie waren schließlich noch ein Kind.
5. Stellen Sie sich nun vor, dass Sie, der klügere erwachsene Mensch, das Kind auf jede erforderliche Art trösten und beschützen.
6. Sehen Sie dann, aus einem sicheren Abstand, Ihrer Fürsorgeperson mit liebevoller Freundlichkeit in die Augen. Betrachten Sie ihr Leid mit Mitgefühl. Erkennen Sie an, dass sie Probleme hatte. Sie wissen, dass Sie nun, aus einem sicheren Abstand, das Leid Ihrer Fürsorgeperson mit mehr objektiver Distanz und Verständnis sehen können.
7. Stellen Sie sich vor, wie Sie sagen: „Ich habe ein Recht, mich wohl und ganz zu fühlen." Sie sagen das nicht zornig oder mit Groll, sondern mit Mitgefühl für sich selbst, ruhiger Bestimmtheit und einem Gefühl innerer Stärke. Erspüren Sie, wie es sich in Ihrem Körper anfühlt, das auszusprechen. Schieben Sie langsam die Hände nach vorn, um eine sichere Grenze zu schaffen. Sagen Sie erneut: „Ich habe ein Recht, mich wohl und ganz zu fühlen." Erspüren Sie, wie sich das in Ihrem Körper anfühlt.
8. Stellen Sie sich vor, dass Sie die folgenden Sätze sagen, und erspüren Sie nach jedem Satz in Ruhe, was Sie empfinden:
   „Ich wertschätze mich."
   „Ich achte gut auf mich."
   „Ich bin recht stark und lebenstüchtig."
   „Ich bin nicht meine Mutter/mein Vater. Ich baue mir ein besseres Leben auf."
   „Ich bin eine Übergangsperson in meiner Familie."

Machen Sie diese Übung an drei aufeinanderfolgenden Tagen einmal täglich, bevor Sie zur nächsten übergehen.

16.2 Frühe Muster der Scham durchbrechen

Diese Übung überschreibt eine Schamprogrammierung auf vielen Ebenen: Körperempfindungen, Körperbewegungen, Emotionen, Gedanken, Bilder und Absichten. Wie andere Anleitungen in diesem Arbeitsbuch können Sie auch diese Schritt für Schritt lesen und umsetzen oder sich das Audio anhören, das Sie online unter ↗ https://www.junfermann.de/titel/belastende-kindheitserlebnisse-hinter-sich-lassen/1540 abrufen können.

Anleitung

1. Denken Sie wieder an das beschämte Kind in den frühen Lebensjahren. Schenken Sie ihm Mitgefühl. Beginnen Sie, indem Sie freundlich und mit neugierigem Interesse wahrnehmen, wie Sie damals Scham erfuhren (Ogden & Fischer 2015):
   - Sinneseindrücke aus der äußeren Welt (zum Beispiel Anblicke, Gerüche, Geräusche, Geschmäcker, taktile und haptische Eindrücke)
   - Empfindungen aus Ihrer inneren Welt (wie Kribbeln, Zittern, Frösteln, trockener Hals, Übelkeit, Schweregefühl, Dumpfheit, Nervosität, Engegefühl in der Brust, Magendrücken, Atemnot, flache Atmung und andere Veränderungen der Atmung, Energieverlust, Beklemmung, Verstopfung, Herzklopfen, Herzrasen, Anspannung im Kieferbereich oder anderswo, Gefühl der Leere)
   - Körperbewegungen (zum Beispiel eine verkrampfte oder gebeugte Körperhaltung – krummer Rücken, hochgezogene Schultern, sich klein machen, gesenkter Kopf, hängende Schultern –, Veränderungen des Gesichtsausdrucks, Bewegungsdrang, zusammengebissene Zähne, gerunzelte Stirn, geballte Faust, steife Gestik, sich abwenden oder erschlaffen)
   - Emotionen (wie Traurigkeit, Angst, Besorgnis, Wut)
   - Gedanken (zum Beispiel: „Papa war ein schlechter Mensch. Ich bin sein Sohn, deshalb bin ich auch schlecht.“)

2. Trösten Sie sich bei der Bewusstmachung der verschiedenen Erinnerungsaspekte dieser schamerfüllten Zeit, indem Sie Skills zur Regulation von Emotionen und körperlicher Stresserregung anwenden, die Sie bereits erlernt haben, zum Beispiel indem Sie Ihren Arm massieren (siehe Übung „Armkneten“, Seite 74), die Selbstmitgefühlsätze wiederholen und sich sagen: „Das ist nur eine alte Erinnerung. Ich lerne, auf bessere Arten damit umzugehen.“

3. Stellen Sie sich nun vor, dass Sie das Gegenteil von Scham erfahren, indem Sie die alten Schammuster durchbrechen und neue Reaktionsmuster und neuronale Pfade schaffen (Ogden & Fisher 2015). Stellen Sie sich für jene schamerfüllte Zeit ein Leben ohne Scham vor, in dem Sie neue Dinge erfahren:
   - neue *Gefühle* wie Hoffnung, Zuversicht, Abenteuerlust, Heiterkeit, Spaß am Spiel, Selbstliebe und Mitgefühl und eine innere Freude, dass Sie sind, wer Sie sind.
   - neue *Körperempfindungen.* Wie würden die neuen Emotionen sich in Ihrem Körper anfühlen? Vielleicht ist Ihr Puls ruhiger und langsamer, Ihre Muskulatur entspannter und so weiter.
   - neue *Bilder.* Wie würden Sie aussehen? Wie wäre Ihre Körperhaltung? Wie würden Sie sich bewegen? Wie würden Sie die Welt sehen? Wie würde Ihre Miene wirken – freundlich, entspannt, schelmisch?
   - neue *Gedanken.* (Zum Beispiel: „Was andere auch tun oder sagen mögen, ich bin ein wertvoller Mensch", „Was andere auch tun oder sagen mögen, ich mag mich", „Ich habe die Fähigkeit, zu wachsen und mich selbst und andere aufzurichten".)

4. Beenden Sie diese Übung mit freundlichen Gedanken. Es wurde festgestellt, dass das Meditieren über Selbstmitgefühl und wohlwollende Wunschsätze (wie die unten aufgelisteten) Scham, Depressionen und Ängsten entgegenwirken und gleichzeitig den Selbstwert erhöhen (siehe Kearney et al. 2013). Beruhigen Sie sich durch Ihre Atmung. Behalten Sie ein Bild von sich im Kopf, während Sie sich Gutes wünschen. Wiederholen Sie die folgenden Sätze still oder laut (Nakazawa 2019):

   Möge ich von Liebe und Freundlichkeit erfüllt sein.
   Möge ich sicher und geschützt sein.
   Möge ich lieben und geliebt werden.
   Möge ich glücklich und zufrieden sein.
   Möge ich gesund und stark sein.
   Möge mein Leben sich mit Leichtigkeit entfalten.

5. Legen Sie die Hände aufs Herz. Konzentrieren Sie sich auf den Bereich um das Herz und wiederholen Sie die obigen Wunschsätze, während Sie langsam atmen. Halten Sie nach jedem Satz inne, um ihn in Ihr Herz aufzunehmen.

6. Schaffen Sie ein Gefühl freundlicher Verbundenheit mit Mitmenschen – in dem Wissen, dass Sie Ihr Mitgefühl auf andere ausweiten können –, indem Sie still oder laut wiederholen:
   Mögen die Menschen, mit denen ich zu tun habe, von Liebe und Freundlichkeit erfüllt sein.
   Mögen die Menschen, mit denen ich zu tun habe, sicher und geschützt sein.
   Mögen die Menschen, mit denen ich zu tun habe, lieben und geliebt werden.
   Mögen die Menschen, mit denen ich zu tun habe, glücklich und zufrieden sein.
   Mögen die Menschen, mit denen ich zu tun habe, gesund und stark sein.
   Möge ihr Leben sich mit Leichtigkeit entfalten.

Protokollieren Sie Ihre Ergebnisse

Machen Sie jede dieser Übungen mindestens drei Tage lang täglich. Beschreiben Sie Ihre Erfahrungen in Ihrem Übungsprotokoll (siehe Anhang A).

17. Eine spätere Schamprogrammierung bearbeiten

Wir alle werden im Laufe unseres Lebens mit Ereignissen konfrontiert, die beschämend sein können. Dazu gehören ACEs, unsensible Hänseleien, scharfe Kritik oder ein Versagen bei etwas, was sehr wichtig scheint. Solche Erlebnisse können eine sehr unangenehme Schamprogrammierung im Gehirn hinterlassen. Dieses Kapitel beschreibt zwei Möglichkeiten, eine Schamprogrammierung durch erinnerte Ereignisse oder aus erinnerten Zeiten zu ändern, die typischerweise im Alter zwischen drei und 18 Jahren erlebt wurden. In beiden Übungen werden wir die Prinzipien der Rekonsolidierung anwenden, um bewusst abrufbare Erinnerungen neu zu vernetzen.

17.1 Eine Schamprogrammierung mit einer Programmierung auf persönliches Wachstum und Wohlergehen überschreiben

Diese von Ogden, Minton und Pain (2009) inspirierte Übung hilft Ihnen, eine beschämende Erfahrung, die überwältigend scheint, zu relativieren. Sie macht Ihnen klar, dass eine Schamprogrammierung weder endgültig ist noch alle Aspekte Ihres Lebens bestimmt. Durch diese Übung wird die gegenwärtige Schamprogrammierung in Ihrem Gehirn schließlich durch eine Programmierung auf persönliches Wachstum und Wohlergehen ersetzt. Wie andere Anleitungen in diesem Arbeitsbuch können Sie auch diese Schritt für Schritt lesen und umsetzen oder die Audiodatei online abrufen.

Anleitung

1. **Identifizieren Sie eine beschämende Erfahrung.** Erinnern Sie sich an eine Situation, in der Sie sich überwältigt, hilflos, unzulänglich, beschämt, minderwertig, gedemütigt oder von sich selbst enttäuscht fühlten. Hinter all diesen belastenden Gefühlen kann sich Scham verbergen.
2. **Spüren Sie der Scham nach.** Erinnern Sie sich daran, wie hilfreich das Verfolgen Ihrer körperlichen Reaktionen ist. Erspüren Sie, was in Ihrem Körper vorgeht. Nehmen Sie einfach urteilslos wahr, wie Sie Scham in Ihrem Körper erfahren. Wo scheint die Scham zu sitzen? Hat sie eine Größe? Eine Form? Eine Farbe? Atmen Sie mit Mitgefühl in den Bereich, wo Sie die Scham spüren.

3. **Relativieren Sie die beschämende Erfahrung.** Welcher Teil Ihres Körpers fühlt sich *nicht* so an? Sie könnten beispielsweise eine Stelle – vielleicht über dem Brustbein oder in einem Arm – wahrnehmen, wo Sie die Scham *nicht* empfinden. Spüren Sie dem nach. Dieser Schritt erinnert Sie daran, dass die Scham wirklich nicht jeden Aspekt Ihres Seins bestimmt.

4. **Denken Sie an eine beflügelnde Erfahrung.** Erinnern Sie sich an eine Situation, in der Sie sich sicher, kompetent, erfolgreich, stark, leistungsfähig, zuversichtlich oder ausgelassen fühlten. Vielleicht möchten Sie zum Beispiel an einen Spaziergang in der freien Natur, ein Beisammensein mit guten FreundInnen oder ein Erfolgserlebnis denken. Rufen Sie sich möglichst viele Einzelheiten ins Gedächtnis. Erinnern Sie sich daran, was Sie taten, wie Ihr Körper sich bewegte und wie er sich innen anfühlte. Welche Emotionen empfanden Sie? Erinnern Sie sich an die Luft auf Ihrer Haut, die Anblicke, die Geräusche oder andere Sinneseindrücke.

5. **Spüren Sie die beflügelnde Erfahrung.** Denken Sie an diese beflügelnde Erfahrung und nehmen Sie wahr, wie sie sich in Ihrem Körper anfühlt. Wie wundervoll, dass Sie das spüren können! Vielleicht empfinden Sie sich als stark und elastisch. Was geht sonst noch in Ihrem Körper vor? Ist Ihr Rücken steif, weich oder biegsam? Was ist mit Ihrem Brustkorb? Vielleicht nehmen Sie wahr, dass Ihr Rücken sich strafft oder Ihr Kinn sich hebt. Übertreiben Sie diese körperlichen Reaktionen und spüren Sie sie intensiv. Fühlen Ihre Beine sich stark an? Entspannt? Fühlt Ihr Körper sich energiegeladen an? Gibt es eine besondere Stelle in Ihrem Körper, wo Sie ein Triumphgefühl empfinden? Oder Wohlbehagen? Verfolgen Sie das. Nehmen Sie wahr, was mit Ihrer Atmung geschieht, während Sie sich an Ihre beflügelnde Erfahrung erinnern.

6. **Besinnen Sie sich darauf, dass Sie eine Wahl haben.** Stellen Sie sich aufrecht hin, mit geradem Rücken. Ihre Muskeln sind entspannt und stark. Sie fühlen sich ruhig und sicher. Machen Sie sich bewusst, dass Sie, mit etwas Übung, Ihren Fokus selbst wählen und die Schamprogrammierung mit einer Programmierung auf persönliches Wachstum und Wohlergehen überschreiben können.

Machen Sie diese Übung drei Mal in drei Tagen, bevor Sie fortfahren.

17.2 Eine beschämende Situation aus der Vergangenheit überschreiben

Es heißt oft, dass wir so krank sind wie unsere Geheimnisse. Was meinen Sie, was geschehen könnte, wenn Sie über beschämende Augenblicke schreiben würden, wenn Sie zu Papier brächten, was Sie bisher vielleicht noch niemandem anvertraut haben? Das nennt sich expressives Schreiben, und es hat nachgewiesenermaßen positive Auswirkungen auf die Gesundheit. Eine Studie ergab zum Beispiel, dass das expressive Schreiben ebenso gut wirkte wie eine gängige Traumabehandlung, mit einer geringeren Abbruchrate (Sloan et al. 2018). Die Kombination des expressiven Schreibens mit Selbstmitgefühlsätzen kann das Selbstwertgefühl erhöhen, die Zufriedenheit steigern und die Selbstberuhigung erleichtern (Imrie & Troop 2012).

Beim expressiven Schreiben beschreiben Sie die Tatsachen des Ereignisses, Ihre Gefühle und Ihre Gedanken über das Ereignis. Üblicherweise schreiben Sie vier Tage lang täglich zwischen 15 und 30 Minuten. Menschen, die Verständnis und Mitgefühl ins expressive Schreiben einfließen lassen, stellen oft fest, dass das schwierige Ereignis seine Macht über sie verliert und dass die empfundene Stressbelastung während der vier Tage des Schreibens durch Verständnis, eine bessere Stimmung, ein höheres Selbstwertgefühl und eine bessere Gesundheit ersetzt wird. Es scheint gutzutun, sich aufgestaute Gefühle von der Seele zu schreiben.

Sobald Sie alles haben, was Sie zum Schreiben brauchen – ein Tagebuch oder Schreibpapier und einen Stift oder einen Computer –, sind Sie bereit, mit dieser Übung zu beginnen, die sich an Kaufman (1996) orientiert. Finden Sie einen Platz, wo Sie 15 bis 30 Minuten lang nicht gestört werden. Im Idealfall ist es ein Platz, an dem Sie keine Assoziationen mit der Vergangenheit herstellen, zum Beispiel ein Tisch in der Ecke eines Raums.

Anleitung

1. **Identifizieren Sie eine beschämende Situation aus der Vergangenheit.** Beschreiben Sie mit neugierigem Interesse die Fakten und Einzelheiten des Ereignisses schriftlich und möglichst vollständig. Erinnern Sie sich an das Prinzip der Rekonsolidierung: Wenn die Aspekte einer schwierigen Erinnerung ins Bewusstsein gebracht werden, hat das Gehirn eine Chance, die Erinnerung zu verändern.
2. **Beschreiben Sie Ihre Reaktionen.** Schreiben Sie über das ganze Spektrum der Gefühle, die Sie empfanden. Erspüren Sie, was in Ihrem Körper geschah. Sie können alle Erkenntnisse hinzufügen, die Ihnen helfen, Ihre Gefühle zu verstehen. Sie

können auch darüber schreiben, wie diese Erfahrung Sie immer noch beeinflusst, zum Beispiel was sie mit Ihren gegenwärtigen Beschwerden, Gefühlen der Selbstverachtung, Beziehungen oder Ihrem mangelnden Selbstvertrauen zu tun hat.

3. **Ermitteln Sie den Grund, warum Sie bis heute diese innere Stimme der Scham hören oder diesen *Felt Sense* von Scham spüren.** Gab es eine verbale Botschaft von irgendwem? Einen Gesichtsausdruck? Schreiben Sie darüber. Welche Schlussfolgerung/en – über Sie selbst, andere oder die Welt – haben Sie aus dieser Erfahrung gezogen und verinnerlicht? Schreiben Sie darüber. Nehmen Sie sich Zeit.
4. **Schenken Sie sich bei Bedarf Selbstmitgefühl.** Während Sie über diese alte Erfahrung nachdenken, könnten Sie Ihren Arm massieren und dabei leise wiederholen: „Das ist ein Augenblick des Leids. Jeder Mensch leidet. Möge ich Mitgefühl in diesen Augenblick bringen. Möge ich mir das Mitgefühl schenken, das ich brauche, um zu heilen."
5. **Schaffen Sie eine neue Situation.** Ändern Sie beim Schreiben die alte Situation nach Belieben. Beschreiben Sie die Einzelheiten der neuen Situation und die neuen Gefühle, Körperempfindungen und Körperhaltungen, die neue innere Stimme und das neue Selbstmitgefühl. Es ist in Ordnung, wenn Sie neue Gefühle der Heiterkeit, Freude, Zugehörigkeit, Zuversicht, Sicherheit vor schlechter Behandlung oder Freiheit von übermäßiger Besorgnis haben.
6. **Schreiben Sie einen mitfühlenden Brief an sich selbst.** Schreiben Sie, wie Sie Ihrem besten Freund oder Ihrer besten Freundin oder einem geliebten Kind schreiben würden. Es ist sehr wichtig, dass Sie auch Gefühle ausdrücken. Vielleicht möchten Sie Empathie und Anerkennung für das, was Sie überlebt haben, für die Stärken, die Sie gezeigt haben, und das Gute, das Sie tun – trotz der schwierigen Erfahrungen, die Sie durchmachten –, zum Ausdruck bringen. Nehmen Sie sich Zeit. Verfolgen Sie, was danach in Ihrem Körper vorgeht.

Ein paar Hinweise, die Sie im Hinterkopf behalten sollten

Schreiben Sie nur für sich selbst. Wenn Sie befürchten, dass jemand sehen könnte, was Sie schreiben, könnten Sie Hemmungen haben, sich frei auszudrücken. Vielleicht möchten Sie das Geschriebene deshalb vernichten, wenn Sie mit der Übung fertig sind, um Ihre Privatsphäre zu schützen.

Sie können an den vier Tagen immer über dasselbe beschämende Ereignis oder auch über verschiedene Ereignisse schreiben. Das steht Ihnen frei.

Rechnen Sie während der vier Tage, an denen Sie über ein beschämendes Ereignis aus der Vergangenheit (oder auch mehrere) schreiben, mit gewissen Schwierigkeiten. Diese sind jedoch normalerweise nicht allzu unangenehm, und nach den vier Tagen wird Ihre Stimmung wahrscheinlich besser sein als vor dem Schreiben. Wenn das Schreiben über beschämende Ereignisse aus der Vergangenheit zu schwierig wird, erzwingen Sie nichts. Sie können dann über eine weniger belastende Erinnerung schreiben oder sich professionelle Hilfe suchen.

Protokollieren Sie Ihre Ergebnisse

Machen Sie diese Übungen nacheinander, jeweils an drei oder vier aufeinanderfolgenden Tagen, und halten Sie Ihre Fortschritte in Ihrem Übungsprotokoll (siehe Anhang A) fest.

18. | Körperscham lindern

Haben Sie je bewusst wahrgenommen, was Sie sehen, wenn Sie in den Spiegel schauen? Blicken Sie mit Beklommenheit auf die Unvollkommenheiten Ihres Körpers? Oder erfüllt Sie alles, was in Ihrem Körper so gut funktioniert, mit ehrfürchtigem Erstaunen und Dankbarkeit? Sehen Sie über die körperlichen Unvollkommenheiten hinweg und erkennen mit Freude Ihre Kernpersönlichkeit, das Wunder, das Sie sind?

Ich erinnere mich sehr gut an Dan. Dan ist Polizeibeamter in der dritten Generation und gelähmt, seit er von einem Drogenhändler niedergeschossen wurde. Nun bewegt er sich mit seinem Elektrorollstuhl durch die Welt. Sein Körper ist schwerbehindert, nicht mehr schlank und muskulös. Er könnte ihn hassen, aber das tut er nicht. Stattdessen schätzt er, wozu sein Körper nach wie vor fähig ist. Zudem ist Dan ein Optimist, und sein Selbstwertgefühl ist intakt, weil er weiß, dass sein Wert als Mensch wichtiger ist als sein unvollkommener Körper. Er geht jeden Tag mit Humor und Einsatzfreude an, stets neugierig darauf, wie er anderen Menschen helfen kann.

Wie erfahren Sie Ihren Körper? Wie beeinflusst Ihr Verhältnis zu Ihrem Körper Ihr Selbstgefühl und Ihr Wohlbefinden?

Lassen Sie mich ein paar wichtige Prinzipien darlegen. Ihr Körper ist nicht Ihr eigentliches Selbst, Ihr Kernselbst. Das Kernselbst hat einen unbegrenzten Wert und ein unendliches Potenzial. Der Körper ist eine Äußerlichkeit unter anderen Äußerlichkeiten wie Ihrem Einkommen, Ihrem Familienstand oder Ihrem Beruf. Äußerlichkeiten haben keinen Einfluss auf Ihren inneren Wert als Mensch. Folglich haben weder die veränderlichen Eigenschaften Ihres Körpers – wie sein Erscheinungsbild, seine Chemie, sein Gewicht oder sein Energieniveau – noch die Art, wie er behandelt wurde, Einfluss auf Ihren inneren Wert. Das gilt auch für die veränderlichen Eigenschaften von anderen Äußerlichkeiten. Sie ändern nichts an Ihrem unveränderlichen Wert als Mensch. Nicht, dass Dinge wie ein angemessenes Einkommen, ein gutes Aussehen und körperliche Gesundheit nicht wünschenswert und erstrebenswert wären. Aber unser Streben nach solchen wünschenswerten Äußerlichkeiten wird erfolgreicher sein, wenn wir wissen, wer wir im Inneren sind.

Leider setzen heutzutage viele Menschen ihren Selbstwert mit ihrem Körper gleich. Doch der Selbstwert ist eine innere Erfahrung, die von Äußerlichkeiten unabhängig ist.

Wie beeinflusst Scham das Körperempfinden?

Der Körper wird in hohem Maße zum Träger von Scham, denn Selbstablehnung konzentriert sich oft auf den Körper und wird dort erfahren. Das gilt insbesondere für Menschen, die körperlich misshandelt wurden oder deren Körper zur Zielscheibe von Spott wurde. Doch jede beschämende Emotion kann den Körper in Mitleidenschaft ziehen.

Der Körper ist eine Metapher für das Kernselbst: Der Körper wird oft ganz ähnlich erfahren wie das Kernselbst. Wenn Sie Ihren Körper mit unangenehmen Gefühlen erfahren, kann das Schaltkreise der Scham in Ihrem Gehirn verstärken. Wenn Sie dagegen Ihren Körper lieben und wertschätzen, wird das im rechten Gehirn gespeichert und hilft, Schaltkreise der Scham neu zu vernetzen.

In der nachfolgenden Übung, die sich an Engel (2006) orientiert, führen Sie ein mitfühlendes Gespräch mit einem Körperteil, den Sie nicht mögen, und zwar auf eine Art, die Ihre Wahrnehmung dieses Körperteils verändert. Sie können in die Leerzeilen hineinschreiben oder ein Tagebuch, Schreibpapier oder einen Computer benutzen. Sie können auch eine Kopie dieses Arbeitsbogens online abrufen.

Ein Gespräch mit einem schambesetzten Körperteil

Beginnen Sie, sich auf Ihren Körper zu konzentrieren, indem Sie eine Weile durch bewusstes Atmen entspannen. Suchen Sie sich ein Übergangsobjekt, das Sie in der Hand halten können, zum Beispiel einen Tennisball. Konzentrieren Sie sich auf seine Beschaffenheit und Haptik (Gilbert & Procter 2006).

1. Schreiben Sie über den Teil Ihres Körpers, den Sie am wenigsten mögen, und begründen Sie, warum Sie so empfinden (zum Beispiel, weil andere sich über ein Körpermerkmal lustig gemacht haben oder weil Sie bei diesem Körperteil immer sehr selbstkritisch waren).

____

____

____

____

____

____

2. Atmen Sie Mitgefühl in diesen Teil Ihres Körpers und erspüren Sie, was in Ihrem ganzen Körper vorgeht. Nehmen Sie sich Zeit. Warum schätzen Sie diesen Körperteil oder warum haben Sie ihn geschätzt?

____

____

____

____

____

____

3. Wenn Sie ein Gespräch mit diesem Körperteil führen würden, was würde er sagen? Was würde er Ihnen mitteilen wollen? Gibt es etwas, was er Sie lehren könnte? Nehmen Sie sich Zeit zum Zuhören und schreiben Sie nieder, was hochkommt.

____

____

____

____

____

____

4. Wenn Sie fertig sind, spüren Sie in sich hinein. Welche Körperempfindungen und Emotionen haben Sie? Achten Sie darauf, ob sich irgendetwas auf eine angenehme Weise verändert hat. Beschreiben Sie es unten:

____

____

____

____

____

____

Dieses „Gespräch“ kann sehr aufschlussreich sein und sowohl das Körpererleben als auch das Selbsterleben verändern, wie das folgende Beispiel zeigt.

Die Botschaft des Körperteils	Was diese Botschaft mich lehrt
Ich fühle mich schlecht, weil du mich nicht akzeptierst, wie ich bin.	Ich werde meinen Körper akzeptieren und mit Dankbarkeit und Respekt behandeln, statt ihn ständig vernichtend zu kritisieren. Ich werde gut auf ihn achtgeben. Ebenso werde ich auch mein Kernselbst mit freundlicher Akzeptanz betrachten. Das ist meinem persönlichen Wachstum förderlicher als harte Selbstkritik oder Selbstablehnung.
Du störst dich die ganze Zeit an meiner Unvollkommenheit und übersiehst, was in Ordnung ist.	Ob es um meinen Körper oder um mein Kernselbst geht, es ist viel motivierender, zu sehen, was in Ordnung ist, als mit meinen Schwachstellen zu hadern.
Du bist so viel mehr als dein unvollkommener Körperteil.	Ich bin so viel mehr als meine Ecken und Kanten und meine momentanen Schwächen. Ich werde lieber meine Stärken genießen, statt mich mit meinen Schwächen aufzuhalten.
Trotz meiner äußerlichen Unvollkommenheit habe ich dir stets gedient, so gut ich konnte. Ich hätte gern, dass du würdigst, was ich für dich getan habe.	Trotz meiner inneren Schwäche und diverser Herausforderungen bin ich so weit gekommen. Hurra!

Tabelle 18.1: „Gespräch“ mit dem Körperteil

Protokollieren Sie Ihre Ergebnisse

Machen Sie die Übung „Ein Gespräch mit einem schambesetzten Körperteil“ mindestens drei Tage lang einmal täglich. Sie können sich immer mit demselben Körperteil unterhalten oder die Übung mit verschiedenen Teilen Ihres Körpers versuchen. Beschreiben Sie Ihre Erfahrungen in Ihrem Übungsprotokoll (siehe Anhang A).

19. | Den Körper lieben

Die Stressreaktion lenkt unsere Aufmerksamkeit tendenziell auf das, was falsch und besorgniserregend ist. Das kann in Notfällen natürlich sehr nützlich sein. Doch bei chronischem Stress kann dieser Fokus uns daran hindern, die Welt – und unseren Körper – mit gesunder Lebensfreude zu genießen. Toxischer Kindheitsstress durch ACEs programmiert das Gehirn auf ständige Alarmbereitschaft, aber dank seiner Plastizität können wir es umprogrammieren.

Dieses Kapitel baut auf das in Kapitel 18 eingeführte Muster auf, den eigenen Körper mit freundlicher Bewusstheit und Wertschätzung zu erfahren, und verstärkt dieses Muster. Dieses neue Körpererleben ist nicht nur wohltuend, sondern ändert auch die Schamprogrammierung, die dazu beiträgt, das Gehirn in Alarmbereitschaft zu halten.

Wir brauchen nicht lange über den menschlichen Körper nachzudenken, um uns bewusst zu machen, dass er ein wahres Wunderwerk ist. Denken Sie an das Gehirn, das mehr komplexe Funktionen ausführen kann als jeder uns bekannte Computer. Unser Herz schlägt unser ganzes Leben lang unermüdlich und pumpt Blut zu allen Körperzellen, normalerweise ohne Probleme. Unsere Ohren und Augen sind Miniwunder, die uns befähigen, den Atem eines schlafenden Babys zu hören und uns an den Farben von Blumen im Frühling zu erfreuen. Die Haut und die Knochen reparieren sich nach Verletzungen selbst, während das komplexe Immunsystem eine Vielzahl von schädlichen Eindringlingen bekämpft.

Meditation: Den Körper lieben

Ist es nicht interessant, dass wir uns oft auf die Unvollkommenheiten unseres Körpers konzentrieren und all das, was so gut funktioniert, gar nicht gebührend schätzen? Dabei erlaubt es uns, die Schönheiten der Natur zu genießen, die Umarmung eines geliebten Menschen oder den Wind auf unserer Haut zu spüren. Diese Meditation, die von der „Mind-Body-Meisterin" Joan Borysenko (1992, S. 310 ff.) entwickelt und mit Genehmigung hier abgedruckt wurde, lehrt uns, unseren Körper auf eine heilsame Weise zu erfahren, vielleicht zum ersten Mal. Ihre positiven Auswirkungen verstärken sich normalerweise durch wiederholtes Üben. Finden Sie einen Platz, wo Sie etwa 20 Minuten lang ungestört entspannen können. Setzen Sie sich dann in Meditationshaltung hin und bereiten Sie sich auf eine sehr angenehme Erfahrung vor. Wie andere Anleitungen in diesem Arbeitsbuch können Sie auch diese Schritt für Schritt lesen und umsetzen oder sich das Audio anhören, das Sie online abrufen können.

Anleitung

Atme tief ein, und schließe sanft die Augen. Seufze ein paarmal tief … Seufzer der Erleichterung … Und schaue, ob dein Körper sich ein wenig strecken will … oder ob du gähnen möchtest … (Pause).

Achte jetzt auf den Rhythmus deines Atems … Spüre, wie sich dein Körper leicht hebt, während du einatmest, und entspanne dich, während du ausatmest … (ein paar Atemzüge lang Pause) … Jedes Ausatmen ist eine Gelegenheit, loszulassen … die wohltuende Wärme und Schwere deines Körpers zu spüren … ein bisschen mehr bei jedem Ausatmen (Pause).

Wenn du jetzt einatmest, stelle dir deinen Atem als einen warmen, liebevollen Lichtstrom vor, der am Scheitelpunkt deines Kopfes eintritt. Lass ihn deine Stirn und Augen ausfüllen … dein Gehirn … deine Ohren … und die Nase … Spüre, wie das Licht deine Zunge, deine Kiefer und deinen Hals wärmt und entspannt. Lass deinen ganzen Kopf in ein Meer aus warmem Licht eintauchen … Es wird bei jedem Atemzug heller und heller … (Pause). Danke deinen Augen für das Wunder des Sehens … deiner Nase für den Duft der Rosen und den Duft von heißem Kaffee am kalten Morgen (oder etwas anderes, was du magst) … deinen Ohren für die vollen Klänge … deiner Zunge für das Vergnügen des Schmeckens … Und lass das Licht jede Zelle deiner Sinne erfüllen und heilen …

Atme das Licht in deinen Hals … Lass es sich in deinen Schultern ausbreiten … Und atme es deine Arme hinunter … und in deine Hände … bis in die Fingerspitzen … Danke deinen Armen und Händen für alles, was du in deinem Leben geschaffen und berührt hast … all die Menschen, die du umarmt und an dein Herz gedrückt hast … Ruhe dich in der Wärme und Liebe des Lichts aus … das mit jedem Atemzug heller wird …

Und atme das warme Licht in deine Lungen und in dein Herz … Spüre, wie es deinen ganzen Brustkorb ausfüllt, jedes Organ, jede Zelle mit Liebe nährt. Während du atmest, danke deinen Lungen für das Aufnehmen der Lebensenergie – und deinem Herzen dafür, dass es Leben in alle Zellen deines Körpers schickt und dass es dir all die Jahre so gut gedient hat … Ruhe dich in der Dankbarkeit und der Liebe aus … in dem Licht, das weiterhin mit jedem Atemzug heller wird … (Pause).

Und atme das Licht in deinen Bauch, spüre, wie es tief in dein Zentrum fließt, in die Verdauungs- und Zeugungsorgane … Und spüre das Wunder deines Körpers … das Mysterium der Fortpflanzung und der Fähigkeit, Leben zu schenken … Lass das Licht sich in deinem Torso ausbreiten, bis hinein in dein Gesäß … Es wird wärmer und heller … es bringt alle Zellen deines Körpers ins Gleichgewicht und heilt sie …

Atme das Licht in deine Oberschenkel … in Knochen und Muskeln, Nerven und Haut – sie sind lebendig durch die Energie des Lichts … geborgen in deiner Fürsorge und deiner Liebe … Und lass das Licht sich in deinen Waden ausbreiten … und deinen Füßen … bis in die Fußsohlen … Fühle Dankbarkeit für das Geschenk des Gehens … Lass das Liebeslicht heller und heller werden …

Ruhe dich in der Fülle des Lichtes aus … Genieße die Lebenskraft … Und wenn es in deinem Körper irgendeine Stelle gibt, die sich entspannen oder die geheilt werden muss, lenke das Licht dorthin, und halte diesen Teil deiner selbst mit der gleichen Liebe, die du einem verletzten Kind geben würdest … (Pause).

Während du jetzt atmest, spüre, wie das Licht von deinem Körper ausstrahlt … Genau wie ein Licht in der Dunkelheit scheint, umhüllt es dich mit einem Kokon der Liebe … Und du kannst spüren, wie der Kokon sich um deinen ganzen Körper ausbreitet, über und unter dir und an allen Seiten, fast einen Meter dick … wie ein riesiger Kokon … ein Ort vollkommener Sicherheit, wo du deinen Körper und deinen Geist wieder aufladen kannst … (Pause).

Und du kannst dir vorstellen, wie das Licht andere Menschen umhüllt … sie mit dem gleichen Glanz der Liebe, Dankbarkeit und Heilung umgibt … Sieh die Menschen, die du liebst, in dem Licht … Sieh die, die du für deine Feinde hältst, im Licht … Dann lass das Licht sich ausbreiten, bis du dir die ganze Welt als Lichtball vorstellen kannst … (Pause) … mitten in einem Universum aus Licht (Pause) … alles miteinander verbunden … alles friedlich … Und fühle das Wunder und die Erhabenheit der Schöpfung … (Pause) Jetzt ruhe dich ein oder zwei Minuten lang aus … Atme nur … Kehre zu den warmen, behaglichen Gefühlen in dir zurück … (lange Pause).

Und nun nimm das Zimmer, in dem du dich befindest, wieder wahr … langsam und in deinem Tempo … Bringe den Frieden und die Dankbarkeit mit zurück ins Hier und Jetzt.

Protokollieren Sie Ihre Ergebnisse

Wiederholen Sie diese Meditation mindestens drei Tage lang täglich. Beschreiben Sie Ihre Erfahrungen in Ihrem Übungsprotokoll (siehe Anhang A).

20. Der heilsame innere Dialog

Wenn der Stresslevel in den Resilienzbereich zurückkehrt – also weder zu hoch noch zu niedrig ist –, werden Hirnregionen aktiv, die das logische Denken und die sprachliche Artikulation regulieren. Dann kann der kognitive Heilungsansatz helfen, die Schaltkreise der Scham im Gehirn neu zu vernetzen. Das geschieht durch den Wechsel negativer Denkmuster in positivere, die dann durch Wiederholung die Gehirnverschaltung, die Stresserregung und Emotionen verändern.

Forscher und Theoretiker haben den Einfluss von Denkgewohnheiten auf die geistige Gesundheit längst erkannt. Dr. Aaron Beck, ein Mitbegründer der Kognitiven Therapie, definierte beispielsweise die sogenannte negative Triade – drei Gedanken, die gewöhnlich mit Depressionen verbunden sind. Sie lauten: „Ich tauge nichts", „Ich kann nichts" und „Nichts wird je besser". Martin Seligman, einer der Pioniere der Positiven Psychologie, erkannte in entsprechenden Studien den pessimistischen Attributionsstil: Wenn Pessimisten gebeten werden zu erklären, warum ein schlimmes Ereignis geschah und welchen Einfluss es auf sie und ihre Zukunft hatte bzw. hat, betrachten sie es typischerweise als:

- **persönlich** (internal) – „Mit mir stimmt etwas ganz und gar nicht. Ich bin so dumm."
- **generell** (stabil) – „Das ist ein durchgängiges Muster in allen Lebensbereichen. Ich vermassele alles."
- **permanent** (global) – „Das ist ein stabiles, unabänderliches Muster. Nichts wird je besser."

Verglichen mit Menschen, die optimistisch denken, sind Pessimisten weniger zufrieden, haben eine schlechtere geistige und körperliche Gesundheit, sind weniger stressresistent und im Beruf oder Sport weniger erfolgreich. Kurz gesagt, Pessimisten bleiben in der Negativität stecken – zu ihrem Schaden.

Beachten Sie die Parallelen zwischen der negativen Triade und der pessimistischen Denkweise (Tabelle 20.1). Doch Sie können lernen, negative Denkmuster durch optimistischere zu ersetzen (wie die in der letzten Spalte der nachfolgenden Tabelle).

	Negative Triade (Beck)	Pessimistischer Attributionsstil (Seligman)	Gegenmittel (Ersatzgedanken)
Selbst-verurteilung	Ich tauge nichts.	Mit mir stimmt etwas ganz und gar nicht. Ich bin ein/e Verlierer/in. Ich bin dumm.	Ich bin fehlbar, wie jeder Mensch. Das war eine schwierige, missliche Situation. Sie definiert nicht, wer ich bin. Im Kern bin ich trotzdem wertvoll. Ich bin ein wertvoller Mensch.
Zweifel an den eigenen Fähig-keiten	Ich kann nichts.	Ich vermassle alles.	Einige Dinge kann ich ganz gut.
Hoffnungs-losigkeit	Nichts wird je besser.	Nichts wird je besser.	Mit Erfahrung und Übung werde ich wahrscheinlich besser werden, langsam, aber sicher. Ich kann meine Stärken ausbauen.

Tabelle 20.1: Parallelen zwischen der negativen Triade und der pessimistischen Denkweise

Deprimierende pessimistische Gedanken sind wirklich eine Scham-Falle. Wenn nichts gegen sie unternommen wird, können sie das Wohlbefinden stark beeinträchtigen. Traumatisierte leiden beispielweise unter mehr PTBS-Symptomen, wenn sie glauben, dass ihr Trauma definiert, wer sie sind, statt es als ein unglückliches außergewöhnliches (äußeres) Ereignis zu betrachten (Foa et al. 1999). Umgekehrt stimuliert das Ersetzen von pessimistischen Gedanken durch optimistische eine Hirnregion, die wichtig für Mitgefühl, Bindung, Empathie und Friedfertigkeit ist – gleichzeitig dämpft es die Aktivität von Hirnregionen, die mit emotionaler Erregung in Verbindung stehen (Newberg & Waldman 2010). Es ist also sehr wichtig, negative Gedankenmuster mit optimistischeren zu überschreiben.

20.1 Den heilsamen inneren Dialog üben

In der nachfolgenden Übung geht es darum, das innere Erregungsniveau wieder in einen Resilienzbereich herunterzuregulieren. Dann werden Sie gedanklich einen freundlichen, optimistischen Dialog einüben. Durch Wiederholung führen diese Gedanken allmählich zu einer neuen Denkweise. Tatsächlich helfen sie, die Schaltkreise der Scham neu zu vernetzen und durch Schaltkreise des Mitgefühls zu ersetzen. Wie andere Anleitungen in diesem Arbeitsbuch können Sie auch diese Schritt für Schritt lesen und umsetzen oder sich die Audiodatei herunterladen.

Anleitung

1. Suchen Sie sich einen Platz, wo Sie etwa 20 Minuten lang ungestört entspannen können. Schließen Sie die Augen, wenn Sie das als angenehm empfinden.
2. Konzentrieren Sie sich auf Ihren Bauch und den natürlichen Rhythmus Ihres Atems. Nehmen Sie wahr, wie Ihr Bauch sich beim Atmen hebt und senkt. Nehmen Sie sich Zeit, um über Ihre Atmung zu entspannen.
3. Massieren Sie einen Arm. Bewegen Sie Ihre Hand dabei den Unterarm so hinauf und hinunter, wie es sich für Sie am besten anfühlt. Verbinden Sie sich mit Ihrem Körper. Erspüren Sie, wie sich diese Verbundenheit in Ihrem Körper anfühlt.
4. Denken Sie an eine Situation, einen Ort oder ein Ereignis, die/der/das Ihnen ein angenehmes Gefühl vermittelte. Vielleicht erinnert diese Erinnerung Sie an eine innere Stärke, die Sie schätzen. Rufen Sie sich möglichst viele Details ins Gedächtnis. Nehmen Sie sich Zeit. Erspüren Sie, wie diese angenehme Erinnerung Ihren Körper – Ihre Körperhaltung und Ihre Körperempfindungen – beeinflusst. Welche Emotionen kommen in Ihnen auf? Es ist in Ordnung, Freude, Zuversicht, Frieden und Ähnliches zu empfinden.
5. Wiederholen Sie den ersten der folgenden Sätze langsam drei Mal, mit einer freundlichen, entspannten Haltung. Atmen Sie ruhig und tief ein und aus und lassen Sie dem Satz Zeit, in Ihrem Geist und in Ihrem Körper anzukommen. Machen Sie das dann auch mit allen anderen Sätzen. Sagen Sie jeden mit Überzeugung und Gefühl. Falls Sie einen inneren Widerstand dagegen verspüren, freundlich mit sich selbst zu reden, akzeptieren Sie das als eine anfangs recht häufig auftretende Reaktion. Besänftigen Sie diesen Widerstand geduldig mit Mitgefühl, während Sie Ihr Herz der heilenden Kraft von Freundlichkeit öffnen.
   Ich empfinde Gelassenheit und Selbstachtung, weil ich weiß, dass ich im Kern wertvoll bin.
   Ich bin mit meiner Unvollkommenheit im Reinen – ich bin nicht perfekt, kann aber immer besser werden.

Ich bin fehlbar wie jeder Mensch. Und das ist okay.
Ich habe Stärken und Schwächen wie jeder Mensch.
Meine Mischung aus Stärken und Schwächen ist einzigartig. Es gefällt mir, einzigartig zu sein.
Ich betrachte mich alles in allem als lebenstüchtig. Einige Dinge kann ich ganz gut.
Obwohl ich unvollkommen bin, bin ich ein wertvoller Mensch.
Ich bin nicht perfekt, doch ich genieße es, an meinem Wachstum zu arbeiten.
Ich mache Fehler, aber ich liebe mich trotzdem.
Schlechte Zeiten definieren mich nicht. Ich bin so viel mehr als das.
Wenn ich schlecht behandelt werde, ändert das nichts an meinem Wert als Mensch.
Wenn ich schlecht behandelt werde, bestärkt mich das darin, mich selbst zu lieben.
Ich neige dazu, zu denken: „Ich kann das."
Alles in allem komme ich ganz gut zurecht.
Fehler sind Äußerlichkeiten. Sie definieren nicht, wer ich im Kern bin.
Mit Erfahrung werde ich besser werden.
Ich kann über die dummen Sachen lachen, die ich manchmal mache.
Ich werde Widrigkeiten überwinden.
Die Dinge werden sich so gut wie möglich entwickeln, wenn ich meinen Teil dazu beitrage.
Ich finde jeden Tag irgendetwas, was ich genießen oder schätzen kann, komme, was da wolle.
Mein Leben zählt. Ich bin entschlossen, es sinnvoll zu gestalten.
Ich öffne mein Herz der Liebe und Freundschaft guter Menschen.
Ich liebe mein unvollkommenes Selbst und vertraue darauf, dass zumindest einige Menschen mich lieben werden, wie ich bin. Wenn nicht, ist das auch okay.
Es gefällt mir, dass ich allmählich lerne, mich selbst zu lieben.
Ich bin kein Übermensch. Es ist in Ordnung, manchmal emotionalen Schmerz zu empfinden.
Ich bin so viel wert wie jeder andere Mensch, aber nicht mehr. So bleibe ich bescheiden und innerlich sicher.
Ich freue mich im Stillen, dass ich bin, wer ich bin.

6. Wenn Sie damit fertig sind, diese Sätze bewusst einzuüben, konzentrieren Sie sich wieder auf Ihre Atmung. Erspüren Sie, wie Ihr Körper sich jetzt anfühlt. Nehmen Sie Ihre Emotionen wahr. Bemerken Sie irgendwelche Veränderungen, und seien es nur leichte?

Protokollieren Sie Ihre Ergebnisse

Wiederholen Sie diese Übung drei Mal, einmal täglich an drei aufeinanderfolgenden Tagen. Füllen Sie danach Ihr Übungsprotokoll aus (siehe Anhang A).

21. Sich vom Sog negativer Erinnerungen befreien

Beschämende Erinnerungen sind wie Treibsand, in den wir einsinken und stecken bleiben, obwohl wir uns so sehr bemühen, nicht über sie nachzudenken. Steven Hayes, der Begründer der Akzeptanz- und Commitment-Therapie (ACT), hat eine Technik namens kognitive Defusion („Entschmelzung") entwickelt. Sie hilft uns, Distanz zu hartnäckigen beschämenden Erinnerungen zu gewinnen, mit denen wir im Laufe der Zeit „verschmolzen" sind. Die Defusion basiert auf vier Prinzipien[4]:

1. **Fast jeder Mensch leidet manchmal unter intensivem emotionalem Schmerz.** Wir empfinden fast alle manchmal Scham, Traurigkeit oder Angst. Nach Hayes haben 90 Prozent der Menschen irgendwann in ihrem Leben sogar Selbstmordgedanken. Mit anderen Worten, Schmerz ist ein normaler Teil des menschlichen Lebens.

2. **Das meiste Leid entsteht aus den endlosen Kämpfen, die wir gegen unsere Lebensgeschichten führen.** Wir befinden uns in – oder verschmelzen mit – einem endlosen Kampf gegen unsere schmerzlichen Erinnerungen, in dem wir verzweifelt versuchen, diese durch Nachdenken (Selbstgespräche) zu klären, zu korrigieren oder zu löschen. Sagen wir, neulich hat jemand Sie scharf kritisiert und Ihnen das Gefühl vermittelt, unzulänglich zu sein. Vielleicht rief das in Ihnen eine Scham wach, die ihren Ursprung in frühkindlichem Stress hat. Sie könnten denken: „Ich hasse dieses Gefühl. Es ist demütigend. Ich kann niemandem erzählen, dass ich so empfinde. Was ist, wenn ich tatsächlich unzulänglich bin? Ich will nicht mit diesem Gefühl leben. Ich werde etwas tun, an dem nichts auszusetzen ist, damit ich mich nicht mehr unzulänglich fühlen muss. Aber was ist, wenn ich versage? Dann werde ich mich noch unzulänglicher fühlen. Ich will gar nicht daran denken. Ich werde mich mit irgendetwas ablenken, damit ich nicht mehr daran denke." Und der Kampf geht immer weiter – ein Kampf, den wir nicht gewinnen können. Das Wort „unzulänglich" genügt bereits, um uns wieder in den Kampf zu verwickeln und alten Schmerz aufzuwühlen. Dieses Wort ist sozusagen mit der Erinnerung verschmolzen.

---

4 Dieser Abschnitt basiert hauptsächlich auf Hayes und Smith, *In Abstand zur inneren Wortmaschine. Ein Selbsthilfe- und Therapiebegleitbuch auf der Grundlage der Akzeptanz- und Commitment-Therapie* (2007) sowie Hayes und Strosahl mit Wilson, *Akzeptanz- und Commitment-Therapie: Ein erlebnisorientierter Ansatz zur Verhaltensänderung* (2004).

3. Wir können zwar 95 Prozent unserer äußeren Probleme (wie undichte Wasserhähne, platte Reifen oder störrische Haare) beheben, doch unsere Lebensgeschichten – die Erinnerungen und schmerzlichen Gefühle – können wir nicht loswerden. Das Nachdenken über eine Erinnerung eliminiert sie nicht, ebenso wenig wie das Bemühen, *nicht* über sie nachzudenken. Testen Sie das selbst, indem Sie an einen Schoko-Muffin denken und sich im Detail vorstellen, wie er aussieht, riecht, schmeckt und sich im Mund anfühlt. Versuchen Sie dann, nicht mehr an ihn zu denken. Schließlich hat er viele leere Kalorien, deshalb wäre es besser, ihn zu vergessen. Aber natürlich werden Sie jetzt erst recht an ihn denken. Sie könnten sogar zählen, wie oft Sie im Laufe der nächsten Minute an ihn denken. So verhält es sich auch mit einer schmerzhaften Erinnerung. Sobald Sie eine intensive Emotion empfinden, ist es unwahrscheinlich, dass es Ihnen gelingt, nicht an sie zu denken. Tatsächlich werden Sie erst recht an sie denken, je verzweifelter Sie versuchen, das nicht zu tun. Erinnerungen lassen sich nicht einfach auslöschen. Es scheint paradox, aber je mehr wir gegen die Erinnerungen ankämpfen, desto stärker wird ihre emotionale Aufladung. Um sie abzuschütteln, könnten wir versuchen, vom Schlachtfeld zu fliehen. Wir versuchen, der Erinnerung zu entkommen, indem wir uns bemühen, nicht an sie zu denken. Oder wir versuchen, uns von ihr abzulenken – durch Schlaf, Arbeit, Shopping, Sex, Glücksspiel, Fernsehen, Schmerzmittel oder andere Arten, den Schmerz zu betäuben. Doch die Erinnerungen kehren zurück, weil sie sich nicht verändert haben.
4. **Wörter ziehen uns in den Kampf.** Vielleicht zieht uns bereits der Gedanke an das Wort „unzulänglich" (oder „inkompetent", „Verlierer/in", „Niete" oder ein anderes beschämendes Wort) in die Schlacht gegen uns selbst.

Grafisch dargestellt, sieht der Teufelskreis von chronischem emotionalem Schmerz so aus (Abbildung 21.1):

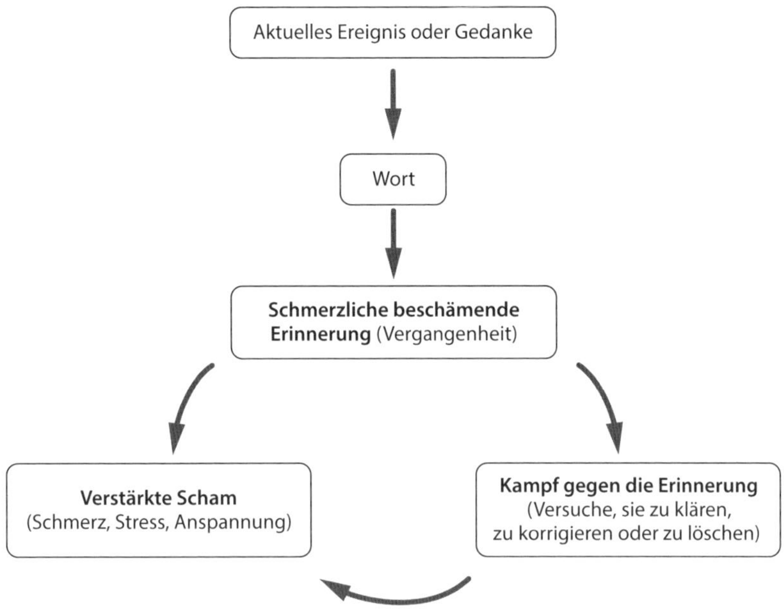

Abbildung 21.1: Der Teufelskreis der Scham

Ein aktuelles Ereignis, zum Beispiel erfahrene Kritik, oder auch nur ein flüchtiger negativer Gedanke triggern ein beschämendes Wort wie „unzulänglich". Dieses Wort wühlt den Schmerz einer beschämenden Erinnerung auf und zieht uns in den Kampf. Normalerweise reagieren wir auf den Schmerz, indem wir uns zusammenreißen und ihn bekämpfen. Doch das ist ein Kampf, den wir nicht gewinnen können, weil wir das Erlebte, das Teil unserer Lebensgeschichte ist, nicht ändern können. Der erfolglose Kampf verstärkt nur den Schmerz der Scham – er hält ihn im Fokus und steigert die körperliche und emotionale Erregung. Die verstärkte Scham bewirkt, dass das Gehirn weitere beschämende Gefühle und Erinnerungen abruft. Das wird zustandsabhängige Erinnerung genannt. Und der Teufelskreis setzt sich fort.

Es braucht eine andere Taktik. Paradoxerweise können wir uns besser vom Kampf lösen oder von ihm „entschmelzen", indem wir uns voll auf ihn einlassen. Das heißt, dass wir lernen können, den ganzen Schmerz mit einer völlig akzeptierenden, einladenden, freundlichen und leidenschaftslosen Haltung ins Bewusstsein zu lassen. Wir kümmern uns um die Verletzten, dann verlassen wir das Schlachtfeld und setzen unser Leben fort, ohne energieverschwendende Versuche, die Erinnerung zu ändern. Das ist das Grundkonzept der Defusionstechnik. Es folgt ein Arbeitsbogen zum Einüben dieser Technik. Eine Kopie finden Sie online.

Die Defusionstechnik

1. Wählen Sie eine nicht allzu schmerzliche Erinnerung aus. Vielleicht erinnern Sie sich an eine Situation, in der Sie sich blamiert, zurückgewiesen, beschämt, missachtet, beleidigt, lächerlich gemacht, ungeliebt oder unzulänglich fühlten. Vielleicht haben Sie einen Fehler gemacht oder eine schlechte Entscheidung getroffen. Vielleicht wurden Sie schlecht behandelt. Vielleicht bezeichnete ein Elternteil oder jemand aus Ihrem Freundeskreis Sie als faul oder feige, und Sie haben jahrelang versucht, vor dieser Erinnerung wegzulaufen. Oder vielleicht haben Sie in jüngerer Zeit eine belastende Erfahrung gemacht. Beschreiben Sie kurz die Situation:

   ____

   ____

   ____

   ____

2. Notieren Sie, auf welche Weise diese Situation Ihnen zu schaffen machte. Beschreiben Sie Ihre Gedanken, Gefühle, Bilder und Körperempfindungen.

   Gedanken

   ____

   ____

   Gefühle

   ____

   ____

   Bilder

   ____

   ____

   Körperempfindungen

   ____

   ____

3. Wie lange hat die Erinnerung Ihnen zu schaffen gemacht?

____

Sind Sie sie durch Nachdenken losgeworden?

____

Die Milch-Übung: Ein kleiner Umweg

Diese Übung zeigt, warum die Defusionstechnik funktioniert. Probieren Sie sie aus, bevor Sie mit dem Einüben der Defusionstechnik fortfahren.

a. Denken Sie an Milch. Spüren und horchen Sie dabei in Ihren Körper hinein. Achten Sie darauf, was bei diesem Wort hochkommt. Denken Sie an etwas Weißes in einem großen Glas? In einer Flasche? In einem Müsli? Spüren Sie, wie kühl und cremig die Milch sich in Ihrem Mund anfühlt? Hören Sie beim Schlucken ein Gluck-gluck und spüren Sie, wie die Milch in Ihren Magen hinabfließt? Fühlt sich das gut an? Denken Sie: „Ich mag den Geschmack von Milch" oder „Ich bin laktoseintolerant" oder „Mama tat immer Milch in mein Müsli"? Verfolgen Sie einfach, was hochkommt. Ist es nicht interessant, was ein einziges Wort triggern kann?

b. Sagen Sie dann 45 Sekunden lang mit neutraler, urteilsloser Bewusstheit laut und möglichst schnell das Wort „Milch". (Pause) Verfolgen Sie, was geschieht, nachdem Sie das Wort „Milch" 45 Sekunden lang wiederholt haben. Viele sagen, dass die Art, wie sie das Wort „Milch" erfahren, sich verändert. „Milch" wird zu einem bloßen Laut, ohne die Bedeutung oder die Empfindungen, die mit der Erinnerung an Milch verknüpft sind.

Ebenso kann die Wiederholung eines Wortes, das mit einer beschämenden Erinnerung verschmolzen ist, das Wort und die damit verbundenen Schamreaktionen neutralisieren. Nun sind Sie bereit, zu Ihrem Arbeitsbogen zurückzukehren und mit der Defusionstechnik fortzufahren.

4. Denken Sie über Ihre nicht allzu schmerzliche Erinnerung nach und suchen Sie nach einem einzigen Wort, das treffend beschreibt, wie Sie sich bei dieser Erinnerung fühlen – ein Wort, das das Schmerzliche daran auf den Punkt bringt. Das Wort könnte „schlecht", „unfähig", „dumm", „Niete", „hilflos", „machtlos", „unzulänglich", „Feigling", „faul", „widerlich", „beschämt", „schuldig", „töricht", „unbeholfen" und so weiter sein. Vielleicht bestimmt dieses Wort mehr oder weniger Ihr Selbstbild und Ihre Sichtweise Ihrer Vergangenheit.
   Ich erinnere mich an eine intelligente Frau, deren Selbstidentität mit dem Wort „Dummchen" verschmolzen war – das war ein Spitzname, mit dem ihr kritischer Vater sie immer aufgezogen hatte. Obwohl sie einen Hochschulabschluss hatte, kämpfte sie jahrzehntelang mit dem Gefühl, ein „Dummchen" zu sein.

Vielleicht ist das Wort in eine frühe Erinnerung eingebettet – eher als ein *Felt Sense* denn als eine verstandene verbale Botschaft. In beiden Fällen erlaubt Ihnen das gefundene Wort, Ihren Schmerz auszudrücken – als würde eine infizierte Wunde drainiert –, sodass Sie ihn hinter sich lassen können. Wie Ihr Wort auch lautet, notieren Sie es:

____

5. Bewerten Sie auf einer Skala von 0 bis 10, wie belastend das Wort für Sie ist (0 = keine Belastung; 10 = größte vorstellbare Belastung).

   Notieren Sie Ihre Bewertung:

   ____

6. Bringen Sie die Erinnerung nun mit einer akzeptierenden freundlichen Haltung ins volle Bewusstsein – nicht als einen Feind, den Sie bekämpfen, sondern als einen Freund, den Sie in Ihrem Zuhause willkommen heißen. Nicht mit dem Gedanken: „Ich beiße die Zähne zusammen und ertrage diese Erinnerung eine Minute lang, damit ich sie loswerde“, sondern mit dem Gedanken: „Ich lade diese ganze Erinnerung freundlich in mein Bewusstsein ein.“ Entspannen Sie Ihren Körper und lassen Sie ihn weich werden. Denken Sie an diesen Freund in Ihrem Zuhause, am warmen Kaminfeuer.
7. Wiederholen Sie mit dieser freundlichen und offenen Haltung das in Schritt 4 ausgewählte Wort laut und so oft, wie Sie es in 45 Sekunden schaffen. Wenn Sie damit fertig sind, bewerten Sie Ihre Belastung auf einer Skala von 0 bis 10. Notieren Sie Ihre Bewertung:

   ____

8. Nehmen Sie wahr, was geschehen ist. Merken Sie, dass das Wort etwas von seiner emotionalen Wirkung eingebüßt hat? Dass es nur noch ein Wort ist? Fühlen Sie sich weniger mit dem Wort verschmolzen? Empfinden Sie die Erinnerung oder das Wort als weniger belastend? Merken Sie, dass Sie die Erinnerung tatsächlich ertragen können? Wenn ja, können Sie diese Technik auch auf andere belastende Erfahrungen anwenden. Es ist beeindruckend, zu spüren, wie sich unsere Reaktion auf die Erinnerung verändert, wenn wir unseren Schmerz offen und freundlich in unser Bewusstsein einladen.
9. Versuchen Sie nun erneut, das Wort etwa 45 Sekunden lang zu wiederholen, und diesmal zu variieren, wie Sie es sagen. Sagen Sie es erst laut, dann leise. Erst langsam, dann schnell. Erst mit hoher, dann mit tiefer Stimme. Sagen Sie es in einem missbilligenden Ton – wie ihn vielleicht eine strenge Tante anschlagen würde – und in einem spielerischen. Versuchen Sie dann, das Wort in einem freundlichen Ton zu wiederholen. Diese Variationen können ebenfalls helfen, die Art, wie Sie die Erinnerung erfahren, zu verändern. Bewerten Sie erneut Ihre Belastung auf einer Skala von 0 bis 10. Notieren Sie Ihre Bewertung:

   ____

Ich habe gesehen, wie diese Technik die Reaktionen von Menschen auf Erinnerungen tiefgreifend veränderte. Einer Krankenschwester wurde zum Beispiel immer übel, wenn sie an eine beschämende Erinnerung dachte. Nachdem sie diese Technik angewendet hatte, stellte ihr Ehemann fest, dass sie zum ersten Mal ohne negative Reaktionen über die Erinnerung reden konnte.

Wenn Sie diese Technik hilfreich fanden, können Sie vorsichtig versuchen, sie auf Erinnerungen anzuwenden, die Sie stärker belasten, auch auf frühere Erinnerungen.

Weitere Anwendungsmöglichkeiten der Defusionstechnik

Sie können die Defusionstechnik auch auf andere Wörter anwenden, die mit emotionalem Schmerz aufgeladen sind. Um solche Wörter zu finden, schlagen Follette und Pistorello (2012, S. 163) vor, die folgenden Sätze zu ergänzen:

- Insgeheim befürchte ich, dass ich ______________________________ bin, was die meisten Menschen in meiner Nähe aber gar nicht merken.
- Am meisten ärgert es mich, wenn andere andeuten oder sagen, ich sei ______________________________.
- Für meine Elternfigur war / ist ______________________________ die schlimmste Eigenschaft, die man haben kann.

Wenn Sie keine konkrete Erinnerung abrufen können, die das jeweilige Wort triggert, denken Sie einfach mit einer freundlichen und offenen Haltung an das Wort und nehmen Sie dabei all Ihre Emotionen und Körperempfindungen wahr. Wiederholen Sie dann das Wort 45 Sekunden lang und achten Sie darauf, was geschieht.

Mit Schmerz weiterleben

Probieren Sie diese Übung aus, um sich an den Gedanken zu gewöhnen, dass Sie den Schmerz ins Bewusstsein bringen und dann das Schlachtfeld verlassen können, um Ihr geschätztes Leben fortzusetzen. Zeichnen Sie einen großen Kopf auf ein Blatt Papier. Füllen Sie ihn mit allem, was in Ihrem Kopf vorgeht – den Gefühlen, Empfindungen, Gedanken und Bildern. Tun Sie das ebenfalls mit einer freundlichen, akzeptierenden Haltung und einem weichen, entspannten Körper. Falten Sie dann das Blatt Papier zusammen. Stecken Sie es ein und lassen Sie es in Ihrer Tasche, während Sie Ihren täglichen Aktivitäten nachgehen. Es symbolisiert die Tatsache, dass Sie Ihren Schmerz ertragen und Ihr Leben weiterleben können. Sie können den Schmerz anerkennen, ohne sich von ihm davon abhalten zu lassen, die Dinge zu tun, die Ihnen wichtig sind.

Defusion mit Humor

Wenn Sie Schmerz mit einer Prise spielerischem Humor angehen möchten, versuchen Sie es mit dieser Übung. Stellen Sie sich hin. Verlagern Sie Ihr Gewicht größtenteils auf einen Fuß, während Sie eine schamgebeugte, zusammengesunkene Haltung einnehmen. Lassen Sie den Kopf hängen. Sagen Sie laut und sehr deprimiert: „Ich bin unzulänglich." Lassen Sie das schmerzliche Gefühl dieser Aussage mit einer akzeptierenden Haltung in Ihr Bewusstsein dringen und auf sich wirken. Verlagern Sie Ihr Gewicht auf den anderen Fuß und sagen Sie: „Ich bin unzulänglich." Beugen Sie nun die Knie, mit nach hinten gestreckten Armen, als wollten Sie einen Weitsprung aus dem Stand machen. Werfen Sie dann die Hände hoch in Richtung Decke und lassen Sie die Finger zappeln, während Sie in die Luft hinaufspringen und mit einem breiten Grinsen sagen: „Ich bin unzulänglich." Machen Sie das noch zwei Mal. Sie können dabei über die Unsinnigkeit des Geschehens schmunzeln. Wenn wir lachen, heilen wir. Nehmen Sie wahr, wie die Erfahrung, unzulänglich zu sein, sich verändert. Jeder Mensch fühlt sich manchmal unzulänglich. Und Sie haben nun das Prinzip der Rekonsolidierung angewendet, indem Sie Humor und körperliche Bewegung ins Spiel brachten, um die Art, wie Sie Unzulänglichkeit erfahren, zu verändern. Natürlich können Sie diese Übung auch mit jedem anderen beschämenden Wort machen.

Protokollieren Sie Ihre Ergebnisse

Wiederholen Sie die Defusionsübung drei Mal, einmal täglich an drei aufeinanderfolgenden Tagen, und füllen Sie Ihr Übungsprotokoll aus (siehe Anhang A). Vielleicht möchten Sie anschließend eine oder mehrere der anderen Anwendungsmöglichkeiten der Defusionstechnik ausprobieren und Ihre Erfahrungen ebenfalls in Ihrem Übungsprotokoll festhalten.

22. | Wie würde die Welt sich verändern?

Quälen Sie ständig beschämende Gedanken wie: „Ich bin unzulänglich", „Ich bin inkompetent" oder „Ich tauge nichts"? Bedrücken oder ängstigen Sie diese Gedanken? Bekämpfen Sie sie oder fliehen Sie vor ihnen? Ärgern Sie sich über sie? Oder versuchen Sie ständig, sich zu ändern?

Es gibt eine sehr nützliche Übung, um diese Erfahrung in ein ruhiges, realistisches Selbstwertgefühl zu verwandeln. Sie besteht darin, über die folgenden beiden Fragen nachzudenken (Ulrich 1992):

1. Wie würde die Welt sich *zum Schlechten* verändern, wenn alle Menschen so wären wie Sie?
2. Wie würde die Welt sich *zum Guten* verändern, wenn alle Menschen so wären wie Sie?

Die erste Frage ermutigt Sie, sich zu Ihren Schwächen zu bekennen, während die zweite Ihnen hilft, Ihre Stärken klar zu sehen. Es tut gut – und ist seltsam beruhigend –, Schwächen ehrlich und urteilslos zuzugeben. Sie stellen sich der Realität und merken, dass davon die Welt nicht untergeht. Sogar noch wichtiger (und motivierender) ist es, die eigenen Stärken zu erkennen. Das gilt ganz besonders für Menschen, die in einer schambasierten Umgebung aufwuchsen.

Nehmen Sie sich Zeit, um über diese wichtigen Fragen nachzudenken. Aber zuerst möchte ich Ihnen ein Beispiel geben, wie jemand nach reiflicher Überlegung die beiden Fragen beantwortet hat:

1. Wie würde die Welt sich *zum Schlechten* verändern, wenn alle Menschen so wären wie Sie? Beschreiben Sie in diesem Schritt, was dann schlechter wäre.
   Alle Menschen wären scheu, reserviert, zurückhaltend und introvertiert. Sie hätten wenig Selbstvertrauen und würden auf Notsituationen zu zögerlich reagieren. Sie hätten viele Selbstzweifel („Bin ich gut genug? Ich muss mich anstrengen, um andere zu beindrucken"). Sie wären ängstlich, ernst, ohne Spielfreude. Sie hätten Schuldgefühle und ein niedriges Selbstwertgefühl. Sie wären unbeholfen in sozialen Situationen, von Autoritätspersonen eingeschüchtert und in Beziehungen unsicher und misstrauisch.
2. Wie würde die Welt sich *zum Guten* verändern, wenn alle Menschen so wären wie Sie?
   Die Menschen würden respektvoll miteinander umgehen. Sie würden diejenigen, die leiden und zu kämpfen haben, verstehen und freundlich zu ihnen sein. Sie würden einander mehr zuhören. Sie würden Augenblicke schätzen, in denen sie miteinander Spaß haben. Sie würden Beziehungen zueinander aufbauen, Mitgefühl zei-

gen und nicht über andere urteilen. Sie würden Gesetze befolgen. Niemand würde Verbrechen begehen oder anderen absichtlich Leid zufügen. Sie würden ernsthaft versuchen, ihr Möglichstes zu tun, um aus ihren Fehlern zu lernen und zum Wohle von sich selbst und anderen besser zu werden. Sie würden ihre Lebenserfahrungen mit ihren Lieben teilen. Sie würden sich über Erfolge und Leistungen anderer mitfreuen. Sie würden Bedürftigen unter die Arme greifen. Es gäbe keine Angeberei oder Überlegenheitsgefühle. Die Menschen wären besonnen und achtsam. Sie würden wollen, dass alle erfolgreich und glücklich sind. Sie würden für andere da sein und Interesse an ihrem Leben und Wohlbefinden zeigen. Es gäbe keine Kriege.

Jetzt sind Sie dran. Denken Sie über die beiden Fragen nach und benutzen Sie für Ihre Antworten den nachfolgenden Arbeitsbogen.

Wie die Welt sich verändern würde

Versuchen Sie, die beiden Fragen schriftlich zu beantworten. Nehmen Sie sich alle Zeit, die Sie brauchen. Lassen Sie einen Tag oder zwei verstreichen und schauen Sie dann erneut, was Ihnen zu den beiden Fragen einfällt. Seien Sie gründlich. Wenn Sie mit der Beantwortung fertig sind, verarbeiten Sie, was Sie geschrieben haben.

1. Wie würde die Welt sich *zum Schlechten* verändern, wenn alle Menschen so wären wie Sie? Beschreiben Sie in diesem Schritt, was dann schlechter wäre.

2. Wie würde die Welt sich *zum Guten* verändern, wenn alle Menschen so wären wie Sie?

Verarbeiten Sie Ihre Antworten

Denken Sie über das nach, was Sie geschrieben haben, und halten Sie Ihre Gedanken in Ihrem Tagebuch fest:

1. Bedenken Sie, dass ausnahmslos jeder Mensch sowohl Stärken als auch Schwächen hat. In dieser Hinsicht sind Sie also wie alle anderen.

2. Betrachten Sie mit voller Bewusstheit Ihre aufgelisteten Schwächen. Erkennen Sie sie an, aber nicht mit einem vagen Unbehagen, sondern nur mit Mitgefühl, liebevoller Freundlichkeit und völliger Klarheit. Schauen Sie sie an, wie Sie einen geliebten Menschen – ein Kind, einen Freund oder eine Freundin – anschauen würden, der noch nicht gelernt hat, diese Schwächen zu überwinden und in Stärken zu verwandeln. Achten Sie darauf, wie Ihr Körper sich anfühlt, während Sie sich auf diese Weise zu Ihren Schwächen bekennen. Spüren Sie, dass diese Reaktion auf Schwäche etwas Beruhigendes hat? Fühlt Ihr Körper sich entspannter an? Angenehmer? Nehmen Sie sich Zeit für diesen Schritt.

3. Erkennen Sie Ihre Stärken an. Wie fühlt sich das an? Würdigen Sie, dass einige Ihrer Stärken Vorzüge sind, die die Welt besser machen (oder besser machen können). Vielleicht ist das für Sie eine ganz neue Erfahrung. Ihre Mischung aus Stärken und Schwächen ist einzigartig und unterscheidet Sie von allen anderen Menschen.

4. Vergegenwärtigen Sie sich, dass Ihre Stärken – und auch Ihre Schwächen – die Ausgangsbasis für Ihr Wachstum bilden. Mit Geduld und Mitgefühl können diese Eigenschaften fruchtbar zusammenwirken und Ihnen helfen, Ihr persönliches Potenzial zu entfalten.

5. Erhöht diese Übung Ihre Wertschätzung für Menschen, deren Stärken Ihre eigenen ergänzen? Inspiriert sie Sie und hebt Ihre Stimmung?

6. Macht diese Übung deutlich, dass Ihre Stärken für Sie selbst und andere von Wert sind (oder sein können)? Gibt sie Ihnen das Gefühl, einen Platz auf der Welt zu haben?

23. Auf die Rückkehr der Scham vorbereitet sein

Wenn Sie die Skills zur Aufarbeitung von Scham beherrschen und Ihre Genesungsreise fortsetzen, ist es durchaus möglich, dass die Scham gelegentlich wieder auftaucht. Wenn Sie zum Beispiel unfreundlich behandelt werden, kann das alte Schamgefühle aufwühlen, die mit ACEs zusammenhängen. Es ist sehr hilfreich, wenn Sie auf solche Situationen vorbereitet sind, also mit ihnen rechnen und einen Plan haben, wie Sie auf sie reagieren wollen. Die Übung in diesem Kapitel wurde von der Traumaexpertin Marybeth Williams (Williams & Poijula 2020) entwickelt. Lesen Sie die nachfolgenden Beispiele für konstruktive Reaktionen anderer Menschen auf wiederkehrende Schamgefühle. Anschließend haben Sie Gelegenheit, sich eigene Reaktionsstrategien zu überlegen.

1. Wenn ich mit Leuten zusammen bin, die immer noch versuchen, mich zu beschämen, kann ich …
   - lächeln und denken: „Egal, was ihr tut oder sagt, ich weiß, dass ich ein wertvoller Mensch bin."
   - auf meine Selbstmitgefühlsätze zurückgreifen.
   - meinen Körper mit meinen bevorzugten körperbasierten Skills beruhigen.
   - ruhig und mit Würde weggehen.
   - die Leute ignorieren und denken, dass es wahrscheinlich ihre eigene Scham ist, die sie dazu bringt, so zu handeln.

2. Wenn ich mich beschämt fühle, kann ich mir sagen (und ernsthaft versuchen, es zu glauben):
   - Mein Wert als Mensch ist unbegrenzt und unveränderlich, genau wie der aller anderen.
   - Auch beschämende Gedanken und Gefühle sind einfach nur Gedanken und Gefühle, die kommen und gehen. Ich bin mehr als das, was ich denke und fühle.
   - Was auch geschieht, ich beschließe, mich zu mögen – gerade jetzt!
   - Warum sollte ich mir Sorgen darüber machen, was ein anderer unvollkommener Mensch denkt?

3. Wenn beschämende Gefühle zurückkehren oder jemand versucht, mich zu beschämen, kann ich Selbstfürsorge praktizieren, indem ich …
   - die Fünf-Minuten-Übung *Stressabbau von Fuß bis Kopf* mache.
   - mich um meine körperliche Gesundheit kümmere – eine warme Dusche nehme, einen gemütlichen Spaziergang mache, eine nahrhafte Mahlzeit einnehme und genug schlafe.
   - mich ansporne („Du bist auf einem guten Weg … weiter so!“).
   - lächle, wenn ich unter der Scham meine wahre, glückliche, wertvolle Natur spüre.

Der nachfolgende Arbeitsbogen gibt Ihnen Gelegenheit, Ihre erlernten Skills zur Aufarbeitung von Scham noch einmal durchzugehen und Reaktionen auf wiederkehrende Schamgefühle zu planen, die am besten zu Ihnen passen. Vielleicht fallen Ihnen sogar neue Bewältigungsmöglichkeiten ein, an die Sie bisher gar nicht gedacht haben. Eine Kopie dieses Arbeitsbogens finden Sie online.

Geplante Reaktionen auf Scham

Listen Sie für jede der folgenden Situationen drei Reaktionen auf:

1. Wenn ich mit Leuten zusammen bin, die immer noch versuchen, mich zu beschämen, kann ich …

   ____

   ____

   ____

   ____

2. Wenn ich mich beschämt fühle, kann ich mir sagen (und ernsthaft versuchen, es zu glauben) …

   ____

   ____

   ____

   ____

3. Wenn beschämende Gefühle zurückkehren oder wenn jemand versucht, mich zu beschämen, kann ich Selbstfürsorge praktizieren, indem ich …

   ____

   ____

   ____

   ____

Legen Sie die Liste Ihrer Reaktionen auf diese Situationen für einen Tag oder zwei beiseite und nehmen Sie sie sich dann wieder vor. Sie können sie nach Belieben abändern. Wenn Sie mit Ihrem aufgeschriebenen Plan zufrieden sind, spielen Sie ihn im Geiste durch. Stellen Sie sich vor, dass Sie Scham empfinden. Nehmen Sie urteilslos wahr, wie sich das in Ihrem Körper anfühlt. Stellen Sie sich dann vor, dass Sie Ihre geplanten Bewältigungsstrategien anwenden. Spüren Sie in sich hinein, um zu verfolgen, was sich an Ihren Körperempfindungen, Emotionen, Gedanken oder Bildern verändert hat.

Protokollieren Sie Ihre Ergebnisse

Machen Sie diese Übung an drei aufeinanderfolgenden Tagen täglich und füllen Sie Ihr Übungsprotokoll (siehe Anhang A) aus.

Die nächste Etappe

24. Selbstachtung kultivieren

Das bisherige Hauptthema dieses Arbeitsbuches war die Heilung von emotionalem Schmerz, der durch ACEs entstand – Schmerz, den andere Ihnen zugefügt haben. In diesem Kapitel geht es um Scham, die Sie möglicherweise bewusst oder unbewusst selbst verursachten, und darum, wie Sie anfangen können, diese Scham zu heilen und durch Selbstachtung zu ersetzen.

Selbstachtung zu haben bedeutet, dass Sie eine stille innere Freude empfinden, dass Sie der Mensch sind, der Sie sind. Ein Grund für diese Freude ist die inneren Frieden schenkende Gewissheit, dass Sie einen guten Charakter haben – nicht, dass Sie perfekt sind, aber dass Sie Ihr Bestes versuchen, um das Gute in sich selbst und anderen zu fördern. Charakter beschreibt, wie Sie im Grunde sind. Wenn Sie spüren können, dass Sie im Grunde gut und vertrauenswürdig sind, dass Sie eine gute Meinung von sich haben, dann empfinden Sie innere Freude – ein Gefühl von innerem Frieden und Selbstachtung, das der Schlüssel zu Selbstwertschätzung und Wohlbefinden ist.

Wenn Sie dieses Arbeitsbuch bis hierher durchgearbeitet haben, haben Sie hoffentlich bereits große Fortschritte bei der Aufarbeitung von Scham gemacht, die von anderen Menschen oder von bestimmten Ereignissen verursacht wurde. Nun geht es darum, Verantwortung für die Veränderung selbst gewählter Muster zu übernehmen, die alte Schamgefühle triggern oder verstärken.

24.1 Selbst verursachte Scham verstehen

Der renommierte Psychologe Abraham Maslow (1973, S. 11) schrieb:

> „Jeder sollte für sich allein ernsthaft, klar und nachdrücklich erkennen, dass sich jedes Abweichen von den Werten der menschlichen Spezies, jedes Vergehen gegen die eigene Natur, jede böse Tat ausnahmslos unserem Unbewussten einprägt und die Ursache dafür ist, dass wir uns selbst verachten. Karen Horney hat ein treffendes Wort gefunden, um dieses unbewusste Wahrnehmen und Erinnern zu beschreiben; sie sagte, es ‚registriert'. Wenn wir etwas tun, dessen wir uns schämen, ‚registriert' es zu unserem Nachteil; tun wir aber etwas Ehrliches oder Gutes, dann ‚registriert' es zu unserem Vorteil. Die Nettoresultate befinden sich entweder auf der einen oder auf der anderen Seite – entweder wir respektieren und akzeptieren uns oder wir verachten uns und fühlen uns verächtlich, wertlos und unwürdig, geliebt zu werden. Die Theologen pflegten das Wort ‚Acedia' (mlat. ‚accidia') zu verwenden, um jene Sünde zu beschreiben, die darin besteht, dass ein Mensch nicht all das aus seinem Leben macht, was er daraus machen könnte."

An späterer Stelle (S. 118) führt Maslow aus, dass echte Schuldgefühle die Folge des Verrats an der eigenen inneren Natur oder am Selbst seien. In dieser Form seien sie sogar notwendig für unsere Entwicklung, ein innerer Wegweiser für das Ausschöpfen unseres Potenzials.

Wir unterscheiden hier zwischen echten oder gerechtfertigten Schuldgefühlen und chronischen, übersteigerten Schuld- und Schamgefühlen. Echte Schuldgefühle sind hilfreich – sie helfen uns, Verhaltensweisen zu ändern, die Leid verursachen. Dann können wir die Schuldgefühle loslassen. Doch chronische, übersteigerte Schuld- und Schamgefühle dienen keinem nützlichen Zweck.

24.2 Ein guter Charakter

Ein guter Charakter macht uns für andere und für uns selbst liebenswert und vertrauenswürdig. Er verleiht uns auch innere Stärke, die uns in schweren Zeiten schützt. Doch eine schlechte Meinung von unserem Charakter zu haben ist schmerzhaft und belastend.

In einer interessanten Studie aus den Niederlanden, für die Menschen mit posttraumatischen Beschwerden sowie im Gesundheitswesen Beschäftigte befragt wurden, wurden acht Annahmen der Befragten über sich selbst, die Welt, andere Menschen und Ereignisse analysiert. Ein Ergebnis war, dass, verglichen mit den anderen Annahmen, die Selbsteinschätzung, also der Selbstwert, den größten Einfluss auf posttraumatische Symptome hatte. Der Selbstwert – „die Annahme der befragten Person, dass sie ein guter, moralischer, wertvoller und anständiger Mensch ist" (van Bruggen et al. 2018, S. 823) – wurde mithilfe von vier (vorgegebenen) Aussagen gemessen:

- Ich denke oft, dass ich überhaupt nichts tauge.
- Ich habe eine schlechte Meinung von mir.
- Ich habe Grund, mich für meinen Charakter zu schämen.
- Ich bin sehr zufrieden damit, was für ein Mensch ich bin. (umgekehrte Wertung)

Dieses Ergebnis bestätigt – so das Fazit der Autoren und Autorinnen der Studie – die „weit verbreitete Auffassung, dass der Selbstwert ein wichtiger Faktor in der Entwicklung von psychischen Erkrankungen ist" (Zeigler-Hill 2011, zitiert in van Bruggen et al. 2018, S. 823).

Wo und warum wir in Schwierigkeiten geraten

Wir haben alle schon Dinge getan, die nicht gerade ruhmreich waren. Vielleicht waren wir jung, unerfahren, gedankenlos, neugierig oder reagierten aus einem Schmerz heraus, mit dem wir zu der Zeit nicht umzugehen wussten. Das passiert uns unvollkommenen Sterblichen, während wir herauszufinden versuchen, was uns wirklich glücklich und unser Leben lebenswert macht. Unsere Vergangenheit können wir nicht ändern, doch wir können aus unseren Erfahrungen lernen und unser Leben so gestalten, dass aus einer von Reue belasteten Vergangenheit eine Geschichte „endlich gelernter Lektionen" (Harrison 2912, A-19) wird. Statt uns zu verurteilen und zu verachten, können wir uns rückblickend fragen, ob unsere Entscheidungen sich als gut erwiesen haben, und dann notwendige Kurskorrekturen vornehmen.

24.3 Die zwei Schlüssel zur Selbstachtung

Zwei Dinge sind entscheidend, um Selbstachtung zu stärken: 1) dass wir aufhören, Dinge zu tun, die uns oder anderen wehtun, und 2) dass wir Charakterstärken entwickeln, die unseren inneren Frieden fördern. Diese beiden Schlüsselaufgaben beginnen damit, dass wir unsere Gewohnheitsmuster erkennen und durchschauen, Heilungsprinzipien verstehen und uns neuer Bewältigungsmöglichkeiten bewusst werden.

Heilungsprinzipien

Das sind die Prinzipien, die den folgenden Übungen zugrunde liegen:

- Frühere Entscheidungen und Verhaltensweisen spiegeln nicht Ihre wahre Natur und Ihr Potenzial wider. Auch wenn sie sich möglicherweise in Ihr Nervensystem eingeprägt haben, sind sie lediglich frühere Entscheidungen und Verhaltensweisen. Sie definieren nicht Ihr wahres Wesen.
- Das Ziel ist, frühere Erfahrungen zu nutzen, um uns zu einer neuen Seinsweise zu motivieren, die unserer wahren Natur entspricht. Ohne Selbstverurteilung oder Scham stellen wir einfach fest, woher wir kommen und wohin wir möchten. Gleichzeitig erkennen wir das Gute an, das wir getan haben. Das wirkt der falschen Vorstellung entgegen, dass wir alle schlecht sind, und motiviert uns, auf frühere Erfolge aufzubauen.
- Der Maßstab ist nicht Vollkommenheit. Wenn er das wäre, könnte niemand inneren Frieden finden. Vielmehr streben wir danach, unseren idealen Charakter zu erreichen, mit einer gehörigen Portion Freundlichkeit für die Zeiten, in denen

wir hinter unseren guten Vorsätzen zurückbleiben. Und wenn wir straucheln und hinfallen, klopfen wir uns den Staub ab und gehen weiter, in dem Wissen, dass Charakter durch lebenslange Ausdauer entwickelt wird.

- Am Ende können wir mit Zufriedenheit auf unser Leben zurückblicken und denken: „Ich habe zwar Fehler gemacht, aber ich weiß, dass ich mich nach besten Kräften bemüht habe, aus meinen Fehlern zu lernen und ein gutes Leben zu leben."

24.4 Schädliche Verhaltensweisen ablegen

Um ein selbstzerstörerisches Verhalten abzulegen, genügt es nicht, einfach damit aufzuhören. Sie müssen ein Ersatzverhalten finden, das die Bedürfnisse, die Sie mit dem schädlichen Verhalten zu befriedigen versuchten, besser erfüllt. Denken Sie darüber nach, mit welchen Strategien Sie in der Vergangenheit Stress zu bewältigen versucht haben – Strategien, die nicht besonders gut funktioniert oder die Sie vielleicht in Schwierigkeiten gebracht haben. Gleich werden Sie einen Arbeitsbogen ausfüllen, um zu erkennen, welche unerfüllten Bedürfnisse die treibenden Kräfte hinter Ihren eher erfolglosen alten Bewältigungsstrategien sind und welche Auswirkungen diese alten Strategien haben, und um neue Strategien zu finden, die die schamauslösenden alten Bewältigungsstrategien ersetzen könnten. Hier ist ein Beispiel von jemandem, der diesen Arbeitsbogen ausgefüllt hat:

Alte Bewältigungsstrategien	Bedürfnis, das ich zu erfüllen versuchte	Was ich mit dieser Strategie erreicht habe	Neue Bewältigungsstrategien
Wut. Ich gehe auf andere los, die etwas an mir auszusetzen haben.	Ich versuche, mich vor schmerzhafter Scham zu schützen.	Sie scheint Leute zu vertreiben und führt dazu, dass ich von mir enttäuscht bin.	Verstehen und akzeptieren, dass andere auch nicht perfekt sind. Vergeben. Geduld haben. Freundlich sein. Mich selbst akzeptieren.

Alte Bewältigungsstrategien	Bedürfnis, das ich zu erfüllen versuchte	Was ich mit dieser Strategie erreicht habe	Neue Bewältigungsstrategien
Leugnung. Ich kann es nicht zugeben, wenn ich unrecht habe.	Ich versuche, mich vor Scham und Schmerz zu schützen.	Sie erspart mir etwas Schmerz darüber, dass ich unrecht habe. Aber was ich leugne, kann ich nicht verbessern. Die Leute streiten mit mir, dann geben sie auf.	Schwächen mit freundlicher Akzeptanz und einem Lächeln zugeben.
Flucht vor dem inneren Schmerz in Süchte (Arbeit, Drogen, Shopping).	Ich versuche, Schmerz zu vermeiden.	Sie verschafft mir kurzfristig Erleichterung. Aber der Schmerz bleibt unverändert. Und die Sucht schafft weitere Probleme.	Mir meinen Schmerz eingestehen und ihn mit Mitgefühl lindern.
Suche nach Trost und Glück in Süchten.	Glück	Sie verschafft mir ein gewisses Vergnügen, aber nicht das tiefe Glück, nach dem ich mich sehne.	Inneres Glück finden – spirituelle Ressourcen nutzen.
Selbstkritik	Ich möchte besser werden und mich vor der Scham schützen, die die Wiederholung alter Fehler auslöst.	Harsche Kritik ist entmutigend und deprimierend.	Mich motivieren, indem ich mir Mut mache.
Isolation	Schutz vor schmerzhafter Ablehnung oder Zurückweisung	Sie führt dazu, dass ich mich einsam fühle.	Den Charakter anderer erkennen. Mein Herz öffnen und vertrauenswürdige Menschen nach und nach hineinlassen.

Tabelle 24.1: Beispiele für das Aufdecken unerfüllter Bedürfnisse

Liebe kann Furcht neutralisieren, sodass wir ruhig und mit einem tieferen Verständnis erkennen können, wo wir stehen und wohin wir gerne wollen. Füllen Sie also den nachfolgenden Arbeitsbogen mit einer mitfühlenden und verständnisvollen Haltung aus. Eine Kopie finden Sie online.

Neue Bewältigungsstrategien

1. Beschreiben Sie in der ersten Spalte, wie Sie in der Vergangenheit typischerweise auf Stress reagiert haben.
2. Identifizieren Sie in der zweiten Spalte die Bedürfnisse, die Sie mit dieser Bewältigungsstrategie zu erfüllen versuchten.
3. Beschreiben Sie in der dritten Spalte, was Sie mit dieser Bewältigungsstrategie erreicht haben. Vielleicht stellen Sie fest, dass sie gewisse Vorteile hatte. Wenn sie keine hätte, hätten Sie sie wahrscheinlich bereits aufgegeben.
4. Beschreiben Sie in der vierten Spalte neue Bewältigungsstrategien, die Ihre Bedürfnisse besser erfüllen könnten. Denn wenn Sie keine bessere Option haben, werden Sie wahrscheinlich in die alten Bewältigungsmuster zurückfallen. Machen Sie sich zum jetzigen Zeitpunkt keine Gedanken darüber, ob Sie die neuen Bewältigungsstrategien tatsächlich umsetzen können. Diese Übung soll Ihnen nur helfen, abzuschätzen, wo Sie sind, und neue Bewältigungsmöglichkeiten zu erkennen, die für Sie vorteilhafter sein könnten. Allein das Bewusstsein, Optionen zu haben, die Sie bisher vielleicht nicht ernsthaft in Betracht gezogen haben, kann sehr aufbauend sein.

Alte Bewältigungsstrategien	Bedürfnis, das ich zu erfüllen versuchte	Was ich mit dieser Strategie erreicht habe	Neue Bewältigungsstrategien

24.5 Charakterbildung

Weltweit herrscht Einigkeit, was die meistgeschätzten Charaktereigenschaften betrifft. Es sind charakterliche Stärken, die die Gemeinschaft und die Teambildung sowie Vertrauen und Respekt im zwischenmenschlichen Umgang fördern. Und was vielleicht am wichtigsten ist, sie fördern Selbstachtung und inneren Frieden. Mithilfe der nachfolgenden Übung werden Sie erkennen, wo Sie stehen, was diese charakterlichen Stärken angeht. Sie werden feststellen, dass Sie sie bereits, mehr oder weniger gut entwickelt, besitzen, und die Weichen stellen, um sie weiter auszubauen. Wieder gilt, dass Liebe Angst neutralisieren und uns vieles klarer erkennen lassen kann. Machen Sie diese Bestandsaufnahme daher mit Freundlichkeit und Neugier.

Integritätsmeditation

„Integrität" bedeutet, in Harmonie mit unseren tiefsten Werten zu leben. Integrität beschert Wohlbefinden – Selbstachtung, inneren Frieden, Zufriedenheit und Vertrauen. Setzen Sie sich ruhig hin und denken Sie über folgende Frage nach: Gibt es etwas, das Ihren inneren Frieden stört, das Ihre Meinung von sich selbst verschlechtert und dazu führt, dass Sie sich misstrauen oder dass andere Ihnen misstrauen? Nehmen Sie einfach ruhig und neugierig wahr, was hochkommt, ohne darüber zu urteilen oder sich zu kritisieren. Achten Sie darauf, wo Sie das, was hochkommt, in Ihrem Körper spüren. Atmen Sie in diesen Bereich.

Der nächste Schritt in der Charakterbildung besteht darin, eine Art moralische Bestandsaufnahme zu machen. Die nachfolgende Übung ist Schiraldi (2017) entlehnt. Eine Kopie dieses Arbeitsbogens finden Sie online.

Eine furchtlose, gründliche und liebevolle moralische Bestandsaufnahme

Lesen Sie die Definitionen der Charakterstärken. Sie können an ihnen nach Belieben Korrekturen vornehmen, die Sie für angebracht halten. Bewerten Sie in der zweiten Spalte, wo Sie momentan stehen. Die dritte Spalte hilft, Sie dazu zu motivieren, besser zu werden, indem sie Sie an bereits vorhandene Stärken und Möglichkeiten erinnert. Die vierte Spalte fordert Sie auf, sich konkrete Schritte zu überlegen, um Ihren Charakter bestmöglich zu formen.

Um beispielsweise an Ihrer Ehrlichkeit zu arbeiten, könnten Sie eine Woche lang ein „Tagebuch der Ehrlichkeit und Unehrlichkeit" führen. Darin notieren Sie jeden Tag:

Lügen, die Sie hören. Wie fühlt es sich an, sie zu hören?

Lügen (auch „Notlügen"), die Sie erzählen. Wie fühlt es sich an, sie zu erzählen? Macht es Sie zufriedener?

Wahrheiten, die Sie sagen (zollen Sie sich besondere Anerkennung, wenn Sie die Wahrheit auch dann sagen, wenn das schwierig ist.) Was empfinden Sie dabei in Ihrem Innern?

Am Ende der Woche ziehen Sie Bilanz und setzen sich ein (erreichbares) Ziel, wie Sie ehrlicher werden möchten. Sie könnten sich beispielsweise vornehmen, einen ganzen Tag lang nur die Wahrheit zu sagen – keine Notlügen, Täuschungsmanöver oder Ausreden, um das Gesicht zu wahren. Fragen Sie sich: „Was könnte schlimmstenfalls passieren, wenn ich die Wahrheit sage? Was könnte im besten Fall geschehen?"

Charakterliche Stärke	Bewerten Sie sich auf einer Skala von 1 bis 10, wobei 10 bedeutet, dass Sie diese Stärke so gut wie menschenmöglich leben.	Beschreiben Sie eine frühere Situation, in der Sie diese Stärke zeigten.	Beschreiben Sie, was Sie tun könnten, um diese Stärke besser und öfter zu zeigen.
Mut bedeutet: Sie tun beharrlich das Richtige, trotz des Drucks, etwas anderes zu tun.			
Ehrlichkeit bedeutet: Sie sagen immer nur die Wahrheit. Keine Notlügen, Halbwahrheiten (die Wahrheit kann taktvoll und freundlich sein), Betrügereien oder Diebstähle.			
Integrität bedeutet: Ihr Verhalten entspricht Ihren Werten. Und Sie zeigen Ihr wahres authentisches Selbst, ganz unverstellt.			

Charakterliche Stärke	Bewerten Sie sich auf einer Skala von 1 bis 10, wobei 10 bedeutet, dass Sie diese Stärke so gut wie menschenmöglich leben.	Beschreiben Sie eine frühere Situation, in der Sie diese Stärke zeigten.	Beschreiben Sie, was Sie tun könnten, um diese Stärke besser und öfter zu zeigen.
Respekt bedeutet: Sie achten andere und behandeln Sie als wertvoll. Und Sie sind höflich und zuvorkommend.			
Fairness bedeutet: Sie spielen nach den Regeln, übervorteilen andere nicht und behandeln sie unvoreingenommen.			
Loyalität, Treue und Vertrauenswürdigkeit bedeuten: Sie halten Verpflichtungen, Zusagen und Vertraulichkeitsvereinbarungen ein, sprechen nicht schlecht über andere hinter deren Rücken und sind zuverlässig.			
Verantwortungsbewusstsein bedeutet: Sie sind fähig und bereit, zu reagieren, wenn bestehende Notwendigkeiten und Pflichten es erfordern. Sie sind verlässlich und schützen sich selbst und andere.			
Freundlichkeit und Fürsorglichkeit bedeuten: Sie sind um das Wohl anderer besorgt und möchten ihr Wachstum unterstützen. Sie sind hilfsbereit, rücksichtsvoll, großzügig und mitfühlend.			

Charakterliche Stärke	Bewerten Sie sich auf einer Skala von 1 bis 10, wobei 10 bedeutet, dass Sie diese Stärke so gut wie menschenmöglich leben.	Beschreiben Sie eine frühere Situation, in der Sie diese Stärke zeigten	Beschreiben Sie, was Sie tun könnten, um diese Stärke besser und öfter zu zeigen.
Sexuelle Integrität bedeutet: Sie verleihen Ihrer Sexualität im Rahmen einer liebevollen und rücksichtsvollen Beziehung Ausdruck, und nie auf eine egoistische oder ausbeuterische Weise.			
Toleranz bedeutet: Sie reagieren mit Geduld und Nachsicht auf die Eigenheiten und Unvollkommenheiten anderer.			
Bescheidenheit bedeutet: Sie betrachten alle Menschen als gleichermaßen wertvoll. Und Sie können von jedem lernen. Denn Sie haben Fehler und viel zu lernen, genau wie alle anderen.			
Dankbarkeit bedeutet: Sie empfinden eine ehrfürchtige Wertschätzung für all das Wunderbare im Leben – für die großen und die kleinen Dinge.			

In der nachfolgenden Übung beschäftigen Sie sich eingehender mit Charakterstärken. Eine Kopie dieses Arbeitsbogens finden Sie online.

Charakterstärken fördern

1. Wählen Sie eine Charakterstärke aus, die Sie gerne ausbauen würden. Fügen Sie sie in den nachfolgenden Satz ein und zählen Sie so viele positive Auswirkungen auf, wie Ihnen einfallen (das kann sehr motivierend sein):

   Wenn ich mehr ________________________ (Ehrlichkeit, Freundlichkeit, Toleranz etc.) entwickle, hat das folgende positive Auswirkungen:

   ____

   ____

   ____

   ____

   ____

   ____

   ____

2. Werden Sie nun aktiv, um diese Charakterstärke auszubauen. Tun Sie mindestens die nächsten drei Tage lang Dinge, die Sie in der vierten Spalte der vorangegangenen Tabelle („Eine furchtlose, gründliche und liebevolle moralische Bestandsaufnahme") aufgelistet haben. Notieren Sie hier, was Sie tun wollen:

   ____

   ____

   ____

   ____

   ____

   ____

   ____

Seien Sie geduldig und beharrlich. Charakterstärken lassen sich nicht über Nacht ausbauen. Rechnen Sie mit Rückschlägen. Versuchen Sie es weiter. Die Früchte Ihrer Bemühungen wachsen vielleicht langsam, aber sie wachsen.

24.6 Reflexionen über Charakterstärke

Die folgenden Zitate helfen Ihnen vielleicht beim Reflektieren über Charakterstärken:

- „Charakter … ist entscheidend für die Identität und das Selbstwertgefühl eines Menschen." (Hara Estroff Marano)
- „Halte Frieden in deiner Seele, so werden Himmel und Erde mit dir in Frieden sein." (Isaak von Ninive)
- „Kein Mensch kann wirklich mit sich im Reinen sein, wenn er sein moralisches Potenzial nicht verwirklicht." (Norman Cousins)
- [Wie ist es, eine lebende Heilige zu sein?] „Du musst an deinem Platz und auf deine Art heilig sein, und ich muss an dem Platz, an den Gott mich gestellt hat, heilig sein … Heiligkeit ist einfach eine Pflicht für dich und mich. Es ist also nichts Außergewöhnliches, heilig zu sein." (Mutter Teresa)
- „Setze dein Herz darauf, Gutes zu tun. Tue es immer und immer wieder, und du wirst von Freude erfüllt sein. Ein Narr ist glücklich, bis sich sein Übermut gegen ihn wendet, und ein guter Mensch mag leiden, bis seine Güte erblüht." (Buddha)
- „Lebe ein gutes, ehrbares Leben. Wenn du älter bist und zurückdenkst, wirst du es noch einmal genießen können." (Dalai Lama)

Protokollieren Sie Ihre Ergebnisse

Halten Sie in Ihrem Übungsprotokoll (siehe Anhang A) fest, welche Erfahrungen Sie beim Stärken des ausgewählten Charakterzuges gemacht haben. Wenn es positive Erfahrungen waren, möchten Sie vielleicht auch noch die anderen Charakterstärken fördern.

25. Alte Wunden vergeben

Die Welt ist voller Licht – voller resilienter Menschen, die uns inspirieren. Vielleicht erinnern Sie sich an das 1972 entstandene Foto von der kleinen Vietnamesin Phan Thi Kim Phuc, das um die Welt ging. Darauf sieht man das neunjährige Mädchen eine Landstraße hinablaufen, schreiend vor Schmerz, weil sein kleiner Körper schwere Napalmverbrennungen erlitt. Das Leben von Kim Phuc änderte sich damals schlagartig. Aus unschuldigem Kinderglück wurde unaufhörlicher Schmerz. In einer schönheitsliebenden Kultur musste sie wegen ihrer Narben ihre Träume vom Heiraten begraben. Ehemalige Freunde und Freundinnen mieden sie. Von der nordvietnamesischen Regierung wurde sie als Kriegsopfer vorgeführt. Sie wurde depressiv und dachte an Selbstmord, um sich von ihrem Schmerz zu befreien.

Doch schließlich fasste Kim Phuc den Entschluss, ihren Feinden zu vergeben und Gutes zu wünschen. Sie erkannte, dass sie die ganze Zeit einen erbitterten Groll gegen viele Menschen gehegt hatte: gegen den Piloten, der sie unabsichtlich verbrannt hatte, gegen die Kommunisten, die ihre Träume zunichtemachten, gegen die Bekannten, die nichts mehr mit ihr zu tun haben wollten, gegen diejenigen, die ihr Zuhause zerstört hatten, und sogar gegen gewöhnliche Leute, die ihren Schmerz nicht nachempfinden konnten. Es fiel ihr nicht leicht, aber sie begann, für alle zu beten, die sie schlecht behandelt hatten, und ihnen Gutes zu wünschen. Allmählich, fast unmerklich, wurde ihr Herz weicher. Ihr natürliches ansteckendes Lächeln und ihr innerer Frieden kehrten zurück. Sie wurde sogar eingeladen, Sprecherin der Vereinten Nationen zu werden. Sie reiste um die Welt und sprach darüber, Hass durch Frieden und Liebe zu verdrängen. Das Foto, dessen Anblick sie früher nicht ertragen konnte, erinnert sie nun an all jene, denen sie helfen konnte, was sie mit Dankbarkeit erfüllt. In ihrem inspirierenden Buch mit dem Titel *Ins Herz gebrannt* (Phan Thi 2018 – die englische Originalausgabe erschien 2017 unter dem Titel *Fire Road*) schreibt Kim Phuc, dass wir alle unsere *„fire roads"* haben und dass wir einen Weg finden müssen, Verbitterung durch Liebe zu ersetzen.

Früher wurde Vergebung nur als theologischer Begriff betrachtet, doch inzwischen hat sie sich in der psychologischen Forschung als ein therapeutisches Mittel etabliert, durch das Überlebende von toxischem Stress ihren inneren Frieden und ihr Selbstwertgefühl wiederherstellen können (Enright 2012). Wie bereits ausgeführt, können wir unsere Geschichte zwar nicht ändern, unsere Reaktion auf sie aber schon. Vergebung bietet uns die Möglichkeit, auf eine Weise auf unsere Geschichte zu reagieren, die uns wieder mit unserer angeborenen weisen und liebevollen Natur verbindet.

25.1 Prinzipien der Vergebung

Ein klares Verständnis davon, was Vergebung bedeutet, wird Ihnen das Verzeihen Ihrer Wunden, die durch ACEs und anderes Unrecht verursacht wurden, erleichtern. Lassen Sie uns also zunächst die Prinzipien der Vergebung klären.

- Durch Vergebung wird das schwere Leid, das der Täter / die Täterin verursachte, weder verharmlost noch vertuscht. Das wäre eine Form der Leugnung, die der Heilung im Wege stünde. Vielmehr vergeben wir, nachdem wir den Schmerz voll anerkannt haben, sodass wir ihn heilen können (erinnern Sie sich an das Prinzip der Rekonsolidierung). Dann entscheiden wir uns, Wut, Hass und Rachegelüste loszulassen, sodass uns unsere Verbitterung nicht länger schadet.
- Schwere Vergehen zu vergeben ist nicht leicht! Doch dieser schwierige Prozess bringt enorme Vorteile.
- Manche sind der Auffassung, dass Vergebung zwar hilfreich, aber nicht notwendig sei. Ich sage, sie ist notwendig, aber sie sollte mit Bedacht erfolgen und erst dann, wenn die Zeit reif dafür ist.
- Vergebung ist eine persönliche Entscheidung, die wir treffen, um Wut durch Liebe zu ersetzen. Sie ist unabhängig von der Schwere des Vergehens – und auch unabhängig davon, ob der Täter / die Täterin Vergebung verdient, sich entschuldigt oder um Vergebung bittet. Die Entscheidung, zu vergeben, hängt allein von unserer Bereitschaft ab, unsere Reaktion auf die Vergangenheit zu ändern. Wir entscheiden uns für Vergebung, weil wir gesehen haben, dass andere, die sich dafür entschieden, von ihrer quälenden Verbitterung befreit wurden.
- Ob der Täter / die Täterin eine Fürsorgeperson oder jemand anderes ist oder ob Sie es selbst sind, Vergebung weitet Mitgefühl auf diesen Menschen aus, in dem Wissen, dass Menschen, die anderen absichtlich Leid zufügen, aus einer inneren Dunkelheit, einer inneren Krankheit heraus handeln, die mit innerem Frieden und Glück unvereinbar ist.
- Die höchste Form von Vergebung besteht darin, nicht nur Wut und Rachegelüste loszulassen, sondern dem Täter / der Täterin zudem Gutes zu wünschen.
- Vergebung bedeutet nicht zwangsläufig eine Versöhnung mit einem Täter / einer Täterin, der / die nicht vertrauenswürdig ist. (Es *kann* zu einer Versöhnung kommen, wenn das Vertrauen wiederhergestellt wurde.) Vergeben bedeutet auch nicht unbedingt vergessen. Tatsächlich können Sie beschließen, den Täter / die Täterin vor Gericht zu bringen, wenn Sie dadurch sich selbst oder andere schützen können. Doch rechtliche Schritte sollten aus guten Gründen eingeleitet werden, nicht aus Rachegefühlen heraus.

Der Vergebungsprozess hat vier Phasen: Vergebung empfinden, sich selbst vergeben, anderen vergeben und um Vergebung bitten. Wir werden diese vier Phasen mit den entsprechenden Übungen der Reihe nach durchgehen.

25.2 Vergebung empfinden

Jeder Mensch macht Fehler. Ausnahmslos jede/r von uns verhält sich ab und zu falsch. Wie glücklich ist ein Mensch, der echte Vergebung erfahren hat! Haben Sie das je erlebt? Hat Ihnen je jemand zu verstehen gegeben, dass er / sie Ihnen die Fehler, die Sie gemacht haben, vergibt und Sie trotzdem liebt? Wenn ja, denken Sie kurz darüber nach, wie sich das anfühlte. Manchmal können Menschen, die an einen liebenden und vergebenden Gott glauben, auf diese Erfahrung zurückgreifen. Ich erklärte dieses Prinzip einmal einer Gruppe Veteranen. Danach kam ein alter grantiger und etwas furchteinflößender Navy-Veteran auf mich zu und sagte: „Ich glaube nicht an ein höheres Wesen, aber mich quälen Schuldgefühle wegen dem, was ich vor Jahren getan habe. Was kann ich tun?“ Ich schlug ihm vor, es mit der folgenden Übung zu versuchen (Litz et al. 2016):

Anleitung

Denken Sie an eine Situation, in der Sie etwas Falsches getan oder es versäumt haben, etwas Richtiges zu tun, und die Ihnen deshalb sehr zu schaffen machte. Stellen Sie sich nun vor, Sie befinden sich in Gegenwart einer gütigen und liebevollen moralischen Autorität, die Sie unterstützt und will, dass Sie glücklich sind und nicht mehr leiden. Diese gütige moralische Autorität kann Gott oder eine andere höhere Macht, ein/e spirituelle/r Führer/in, eine Vertrauensperson aus Ihrer Familie oder Ihrem Freundeskreis oder eine Fantasiegestalt sein. Stellen Sie sich in stiller Reflexion vor, dass Sie sich vom Mitgefühl dieses Wesens umgeben fühlen, während Sie ihm Ihren Kummer anvertrauen – was Sie taten oder versäumten und wie Ihnen das zu schaffen machte. Stellen Sie sich vor, dass diese gütige moralische Autorität ganz für Sie da ist und Ihren Schmerz mit tiefer Liebe aufnimmt. Spüren Sie, wie der Schmerz beim Ausatmen entweicht. Stellen Sie sich beim Einatmen vor, dass Sie das Mitgefühl einatmen, das dieses gütige Wesen verströmt. Spüren Sie beim Ausatmen, wie dieses Mitgefühl alle Teile Ihres Körpers durchdringt und einhüllt. Nehmen Sie wahr, wie sich das in Ihrem Körper anfühlt. Hören Sie zu, was dieses Wesen freundlich zu Ihnen sagt.

Vielleicht erklärt Ihnen die gütige moralische Autorität, dass Sie damals jünger, unerfahren oder voller Schmerz waren. Vielleicht wurden Sie von Ihren Gefühlen überwältigt. Sie hatten noch nicht so recht gelernt, mit solchen Situationen besser umzugehen. Vielleicht standen Ihnen Ängste oder Selbstzweifel im Weg, oder Sie trafen eine Entscheidung unter Zwang. Vielleicht verdienen Sie gleichzeitig Anerkennung für das Gute, das Sie taten. Vielleicht äußert die gütige moralische Autorität sich zuversichtlich, dass Sie aus dieser schwierigen Situation lernen und daran wachsen – dass diese Erfahrung Sie Einsicht lehrte, was Ihnen und anderen künftig helfen wird. Vielleicht tröstet sie Sie damit, dass Ihre Fehler Sie nicht definieren, dass Sie mehr sind als Ihre Fehler. Sie erinnert Sie daran, dass es in Ordnung ist, schmerzhafte Schuldgefühle zu empfinden, aus ihnen zu lernen und sie dann loszulassen. Falls Scham sich in Ihren früheren Lebensjahren unauslöschlich eingeprägt hat, weist sie Sie vielleicht darauf hin, dass der Vergebungsprozess schwieriger sein und mehr Zeit, Mitgefühl und Geduld erfordern könnte. Sie können sich vorstellen, dass dieses liebevolle Wesen Sie umarmt oder Ihnen ermutigend die Hand auf die Schulter legt.

Atmen Sie ein paar Mal durch und verfolgen Sie Ihre Körperempfindungen und Emotionen, während Sie über diese Begegnung nachdenken. Sehen Sie sich selbst mit innerem Frieden und Hoffnung Ihren Weg fortsetzen.

25.3 Sich selbst vergeben

Kaufman (1996, S. 254) schrieb: „Für jedes Unrecht gibt es eine Strafe und eine Verjährungsfrist." Fragen Sie sich: „Habe ich genug, zu wenig oder zu viel gelitten?" Sie können sich auch fragen: „Gibt es etwas, das mir helfen würde, Fehler wiedergutzumachen – gibt es eine sinnvolle Möglichkeit, einen Schaden, den ich angerichtet habe, in Ordnung zu bringen?" Denken Sie eine Weile darüber nach. Wir kommen bald darauf zurück. Versuchen Sie es dann mit dieser Übung (Salzberg 2003):

Anleitung

Suchen Sie sich einen ruhigen Ort und nehmen Sie eine bequeme Meditationshaltung ein. Beruhigen Sie sich über Ihre Atmung und sagen Sie laut zu sich selbst: „Für jedes Leid oder Unrecht, das ich mir selbst oder anderen bewusst oder unbewusst zugefügt habe, biete ich mir Vergebung an." Lassen Sie diese Intention auf sich wirken und erspüren Sie, wie sich das in Ihrem Körper anfühlt. Sagen Sie freundlich bei jedem Unrecht, das Ihnen einfällt, „Ich vergebe mir", und verfolgen Sie Ihre Körperempfindungen und Emotionen.

Manche finden es hilfreich, über Unrecht, das sie anderen in der Vergangenheit zugefügt haben, Tagebuch zu führen, niederzuschreiben, was sie taten oder versäumten, welche Gedanken und Gefühle sie deswegen hatten und wie es sich auf ihr Leben auswirkte. Schreiben Sie drei oder vier Tage lang 15 bis 30 Minuten täglich Tagebuch. Erklären Sie zum Schluss schriftlich die Absicht: „Ich entscheide mich jetzt, meine

Schuldgefühle loszulassen und mir zu vergeben, damit ich ein produktiveres Leben führen kann."

Denken Sie daran, dass diese Übung Ihnen helfen soll, ein Unrecht zu erkennen, angemessene Schuldgefühle und Traurigkeit zu empfinden, aus der Erfahrung zu lernen und daran zu wachsen und dann die Schuldgefühle hinter sich zu lassen. All das geschieht mit dem Mitgefühl einer liebevollen Mutter oder eines besten Freundes – nicht mit Scham, die keinen konstruktiven Zweck erfüllt.

25.4 Eltern oder Fürsorgepersonen vergeben

Dominic hatte Ärger am Arbeitsplatz, geriet häufig in Streit mit seinem Chef und seinen Kollegen. Zu Hause war er wütend und kritisierte ständig seine Partnerin und seine Kinder. Es wurde so schlimm, dass er wegen seiner Wut therapeutische Hilfe suchte. Dominic war mit einem sehr kritischen, emotional missbrauchenden Vater aufgewachsen. Nachdem er einiges über Vergebung gelernt hatte, ging er auf seinen Vater zu und sagte: „Ich will, dass du weißt, dass ich dir vergebe, wie du mich behandelt hast." Die Augen seines Vaters füllten sich mit Tränen und er umarmte seinen Sohn steif und unbeholfen. Ihre Beziehung veränderte sich nicht, aber Dominic veränderte sich. Er war nicht mehr wütend und konnte seine Beziehungen am Arbeitsplatz und zu Hause verbessern.

Mitglieder der Anonymen Alkoholiker schrieben, dass Genesende zu der Erkenntnis gelangen, dass diejenigen, die „uns unrecht taten, wohl seelisch krank waren … Wir baten Gott, uns zu helfen, für sie die Toleranz, das Mitgefühl und die Geduld aufzubringen, die wir bereitwillig einem kranken Freund entgegenbringen würden. Wenn jemand uns unrecht tat, sagten wir uns: ‚Das ist ein kranker Mensch. Wie kann ich ihm helfen? Gott, bewahre mich davor, wütend zu sein. Dein Wille geschehe.'" (Anonymous Press 1992, S. 67)

Anleitung

1. Richten Sie sich darauf ein, zu meditieren oder etwas aufzuschreiben, und suchen Sie sich dafür einen ruhigen Platz.
2. Setzen Sie sich bequem hin und lassen Sie Ruhe einkehren. Denken Sie kurz über den Schmerz und die Verletzung nach, die Ihnen ein Elternteil oder eine andere Fürsorgeperson zufügte, der / die Ihnen unrecht tat. Das Verletzendste war, dass Sie sich ungeliebt und wertlos fühlten. Erinnern Sie sich auch an die Traurigkeit,

Angst, Scham oder Wut, die Sie empfanden. Sehen Sie diese Fürsorgeperson in einiger Entfernung vor sich sitzen. Nehmen Sie den Schmerz wahr, der im Gesicht, in der Körperhaltung, der Redeweise oder den Gesten dieses Menschen zum Ausdruck kommt. Wie geht er mit Schmerz um? Woher kam dieser Schmerz? Stellen Sie sich diesen erwachsenen Menschen als einst unschuldiges Kind vor, das litt. Sehen Sie ihn von Licht und Liebe umgeben vor sich. Denken Sie nun über diesen erwachsenen Menschen nach:

- Warum verhält er sich so? Was treibt ihn um? Was hat er im Leben durchgemacht? Denken Sie daran, wie traurig es ist, dass er sein Herz verschlossen hat. Was könnte seinem Glück im Weg gestanden haben?
- Gehen Sie in seine Kindheit zurück. Falls Sie die nicht kennen, stellen Sie sich vor, was ihn möglicherweise so werden ließ.
- Bedenken Sie, dass sein verletzendes Verhalten nichts mit Ihnen persönlich zu tun hatte, dass es seinen Schmerz widerspiegelte, nicht Ihren Wert.
- Stellen Sie sich vor, dass Sie ihn fragen: „Warum hast du mich so behandelt?" Schauen Sie, was hochkommt. War dieser Mensch glücklich? Oder war er verbittert und litt?

3. Überlegen Sie sich: Bewirkte Ihre schwierige Erfahrung auch irgendetwas Gutes? Machte sie Sie in irgendeiner Hinsicht stärker oder klüger? (Führte sie beispielsweise dazu, dass Sie beschlossen, Menschen freundlicher zu behandeln und zu versuchen, deren Schmerz zu verstehen? Wurde Ihnen bewusst, dass Sie stark genug waren, um zu überleben? Waren nicht nur die guten, sondern auch die schlechten Eigenschaften Ihrer Fürsorgeperson lehrreich für Sie? Klopften Sie sich auf die Schulter, weil Sie manches besser machten als Ihre Mutter oder Ihr Vater?)

4. Sagen Sie sich im Stillen oder laut (so gut Sie es können): „Ganz gleich, durch welches Verhalten du mich bewusst oder unbewusst verletzt hast, ich vergebe dir."

5. Wiederholen Sie mit einem weichen Herzen für jedes Unrecht, das Ihnen einfällt: „Ich vergebe dir."

6. Entspannen Sie Ihren Körper. Lassen Sie beim Ausatmen jede Anspannung los. Konzentrieren Sie sich weiterhin auf Ihre Atmung und achten Sie auf Ihre Körperempfindungen.

25.5 Andere um Vergebung bitten

Hinter Süchten steckt oft unverarbeiteter Schmerz. Während der Genesung wird ehemaligen Suchtkranken meist klar, dass ihre Reaktionen auf Schmerz andere verletzen und dass sie die Menschen, die sie bereits durch ihr Verhalten verletzt haben, um Vergebung bitten sollten. Auf einem Treffen ehemaliger Suchtkranker sprachen wir darüber, dass die Bitte um Vergebung sowohl dem Bittenden hilft als auch dem, der verletzt wurde. AnnaMarie fragte irritiert: „Warum sollte ich meine Eltern um Vergebung bitten, wenn sie diejenigen sind, die mich verletzen?“ Ein verständlicher Einwand. Im Idealfall bitten natürlich diejenigen, die uns verletzt haben, um Vergebung. Es ist sehr viel leichter, Menschen zu vergeben, die ihre Fehler ehrlich eingestehen und um Verzeihung bitten. Doch diejenigen, die uns verletzt haben, waren zu der Zeit nicht eins mit sich, sonst hätten sie sich anders verhalten. Vielleicht sind sie bis heute nicht heil genug, um uns um Vergebung zu bitten. Warum sollten wir dann diejenigen um Vergebung bitten, die uns verletzten?

Wenn Sie andere um Vergebung bitten, bewirkt das zweierlei: Erstens kommen Sie mit sich selbst ins Reine. Ohne Ausflüchte zu machen, übernehmen Sie die Verantwortung für Ihr Fehlverhalten und versuchen Ihr Bestes, um den angerichteten Schaden wiedergutzumachen. (Manchmal sind eine aufrichtige Entschuldigung und ein ernsthaftes Bemühen um Besserung alles, was Sie tun können. Sie könnten auch beschließen, ein möglichst gutes Leben zu führen, andere zu unterstützen, sich für eine gute Sache einzusetzen oder Geld für gute Zwecke zu spenden.) Zweitens kann Ihre Bitte um Vergebung das Herz der anderen erweichen und sie befähigen, Kummer, den sie vielleicht mit Ihnen haben, hinter sich zu lassen.

Es ist ein wichtiger Schritt in Ihrem Heilungsprozess, dass Sie versuchen, Fehler wiedergutzumachen und zur Heilung anderer beizutragen. Manchmal heilen zwei Herzen, wenn um Vergebung gebeten wird. Als AnnaMarie fähig war, ihre Eltern um Vergebung dafür zu bitten, dass sie so zornig und aufsässig war, wurden die beiden weich, entschuldigten sich und bedauerten, dass sie so unvollkommene Eltern waren. Aber seien Sie gewarnt: Es kann sein, dass manche Leute Ihre Entschuldigung nicht akzeptieren oder nicht konstruktiv darauf zu reagieren wissen.

Anleitung

1. Denken Sie darüber nach, auf welche Arten Sie andere Menschen verletzt haben, ohne dabei nach Entschuldigungen für Ihr Verhalten zu suchen. Planen Sie ein Treffen mit der verletzten Person, falls das sicher ist. Geben Sie demütig zu, was Sie getan oder zu tun versäumt haben. Sie könnten beispielsweise einfach zu der anderen Person sagen: „Ich habe dich verletzt. Ich hatte unrecht. Es tut mir leid." Sagen Sie das, ohne Ihr Verhalten zu rechtfertigen oder die andere Person anzugreifen.
2. Wenn Sie sich nicht mit dieser Person verabreden können, weil das nicht sicher wäre oder weil sie nicht zu sprechen ist, können Sie sich überlegen, ihr einen Brief mit Ihrer Entschuldigung zu schreiben. Ob Sie ihn dann auch abschicken oder nicht, ist Ihre Entscheidung.

25.6 Kombinierte Vergebungsmeditation

Manche Menschen finden es sehr heilsam, in derselben Sitzung die von der Meisterheilerin Sharon Salzberg (2003, S. 88 f.) vorgeschlagenen Intentionen zu wiederholen. Wie andere Anleitungen in diesem Arbeitsbuch können Sie auch diese Schritt für Schritt lesen und umsetzen oder sich das Audio online abrufen.

Anleitung

Setzen Sie sich bequem hin, schließen Sie die Augen, wenn das angenehm ist, und atmen Sie in den Bauch. Lassen Sie Ihren Geist zur Ruhe kommen. Geben Sie sich Zeit, um in Ruhe nachzudenken, wenn Sie in Gedanken oder laut (wie Sie wollen) die folgenden Intentionen wiederholen. Machen Sie nach jeder Intention eine Pause und schauen Sie, was hochkommt. Wenn Ihnen verschiedene Ereignisse, Menschen oder Bilder in den Sinn kommen, wiederholen Sie einfach die passende Intention: „Möge ich Vergebung empfinden", „Ich biete mir Vergebung an", „Ich vergebe dir / euch" oder „Ich bitte dich / euch um Vergebung".

1. Möge ich Vergebung empfinden für jedes Verhalten oder Versäumnis, durch das ich, bewusst oder unbewusst, anderen oder mir selbst Schmerz oder Schaden zugefügt habe. (Wiederholen Sie für jedes Fehlverhalten, das Ihnen einfällt: „Möge ich Vergebung empfinden.")

2. Ich biete mir Vergebung für jedes Verhalten an, durch das ich, bewusst oder unbewusst, mir selbst oder anderen Leid oder Schaden zugefügt habe. (Wiederholen Sie für jedes Fehlverhalten: „Ich vergebe mir.")

3. Ich vergebe allen, die mir, bewusst oder unbewusst, Leid oder Schaden zugefügt haben. (Wiederholen Sie für jedes Fehlverhalten: „Ich vergebe dir / euch.")

4. Ich bitte alle um Vergebung, denen ich, bewusst oder unbewusst, Leid oder Schaden zugefügt habe. (Wiederholen Sie für jedes Fehlverhalten: „Ich bitte dich / euch um Vergebung.")

Protokollieren Sie Ihre Ergebnisse

Machen Sie jede der Übungen zu den vier Phasen von Vergebung *(Vergebung empfinden, sich selbst vergeben, anderen vergeben* und *um Vergebung bitten)* an drei aufeinanderfolgenden Tagen, bevor Sie zur nächsten Phase übergehen. Praktizieren Sie dann die kombinierte Vergebungsmeditation drei Tage lang täglich. Halten Sie Ihre Erfahrungen mit den vier Übungen und der Meditation zum Thema Vergebung in Ihrem Übungsprotokoll (siehe Anhang A) fest.

Im 17. Jahrhundert schrieb der französische Schriftsteller François de La Rochefoucauld: „Wir vergeben, solange wir lieben." Wir vergeben, weil wir uns selbst und andere lieben und weil wir uns selbst und anderen Frieden wünschen. In Übereinstimmung mit der Forschung könnten Sie feststellen, dass Vergebung zu mehr Selbstachtung und Glück, einer besseren geistigen Gesundheit, weniger emotionalem Stress sowie zu weniger und schwächeren PTBS-Symptomen führt (siehe zum Beispiel Cerci & Colucci 2017, Weinberg 2013, Worthington et al. 2007). Doch schwere Straftaten zu vergeben ist schwierig. Lassen Sie sich Zeit. Vergebung ist ein Prozess, der sich in der Regel nicht schnell oder ein für alle Mal abschließen lässt. Üben Sie immer wieder geduldig und mit großem Mitgefühl.

26. | Die Seele nähren

Ralph Waldo Emerson erklärte 1837: „Das Einzige von Wert auf der Welt ist die aktive Seele ... jeder trägt sie in sich, wenngleich – in fast allen Fällen – blockiert und noch ungeboren.“ Schließen Sie die Augen und denken Sie an Ihre Seele. Nehmen Sie wahr, was hochkommt, denken Sie eine Weile darüber nach und schreiben Sie es dann nieder:

____

____

____

____

____

____

____

Für viele Menschen ist die Seele das Tiefgründigste in uns – die Essenz unseres Seins, der Kern dessen, was wir sind. Vielleicht ähneln Ihre Notizen den folgenden:

- Die Seele reagiert mit tiefen und innigen Gefühlen – innerem Frieden, Liebe, Freude, Hoffnung – auf Schönheit und Güte. Sie hat Ehrfurcht vor der Herrlichkeit der Natur und wird von freundlichen Gesten und guten Taten zu Tränen gerührt. Wenn sie die süße Unschuld eines Kindes sieht, schmilzt sie dahin.
- Mutiges oder anständiges Verhalten inspiriert die Seele.
- Die Seele ist intuitiv. Oft spielen Gefühle eine größere Rolle als die Logik, wenn sie uns zu Menschen oder Orten zieht, zum Handeln bewegt oder zu Entschlüssen gelangen lässt.
- Die Seele macht uns aus und ist existenzieller als unser richtiges oder falsches Verhalten, unser unvollkommener Körper oder eine unfreundliche Behandlung durch andere.
- Die Seele spürt unser unendliches Potenzial und treibt uns an, unsere momentanen Beschränkungen zu überwinden und nach Höherem zu streben.
- Die Seele ist resilient. Sie triumphiert innerlich, auch wenn die Widrigkeiten des Lebens nicht zu ändern sind.
- Die Seele besitzt ein Gewissen, das Gut und Böse unterscheidet und uns antreibt, besser zu werden.

- Die Seele ist der reinste Teil von uns, in dem wir uns am meisten zu Hause fühlen. Wie eine Blume sucht die erleuchtete Seele das Licht, und sie scheut das Böse, das unser Glück trübt und uns von uns selbst, anderen und dem Göttlichen entfremdet.
- Die Seele spürt, dass es mehr gibt als die materielle Welt und dass in uns etwas Starkes und Beständiges ist.
- Die Seele sehnt sich danach, zu lieben und geliebt zu werden. Sie sehnt sich nach einer tiefen Verbindung zu etwas, das größer und besser ist als wir selbst, zum Göttlichen. Sie sehnt sich auch nach einer Verbindung mit unserem höheren Selbst und verbindet sich freudig mit dem tief verankerten Guten in anderen.
- Die Seele träumt und ist schöpferisch.
- Unsere Lebenserfahrung macht unsere Seele weiser, wenn unser Herz offen für Liebe ist.

In *Die unbändige Seele* (2009) erinnert uns Michael Singer daran, dass die Seele umfassender ist als das, was uns widerfährt, und zudem noch unabhängig davon. Die Seele ist Bewusstsein, das beobachtet, aber sie ist getrennt von unseren Gedanken und Emotionen und von unserem Körper. „Ich bin nicht gut genug“ ist nur ein Gedanke, nur etwas, das empfunden und erlebt wird. Trotz schmerzlicher Lebenserfahrungen bleibt unser Kern intakt und fähig, zu heilen und zu wachsen.

Der Westen befindet sich zurzeit in einer interessanten Phase seiner Geschichte. Das Interesse an Spiritualität ist groß, während die Teilnahme an religiösen Veranstaltungen sinkt. Doch die Forschung hat festgestellt, dass sowohl Spiritualität als auch das Praktizieren einer Religion Vorteile haben. Lassen Sie uns versuchen, diese Begriffe zu definieren.

Spiritualität ist die Suche nach Sinn und dem Heiligen. Spiritualität bedeutet in der Regel eine Verbindung zu etwas Größerem, zu etwas, das das Selbst und das materielle Universum transzendiert. Für den Psychiater George Vaillant (2008), den Leiter der Grant-Studie (einer Langzeitstudie der Harvard-Universität zur Erwachsenenentwicklung), geht es bei Spiritualität um die „Sprache des Herzens“ (S. XI), „ein Amalgam der positiven Emotionen, die uns mit anderen Menschen – und mit unserer Erfahrung von ‚Gott‘ – verbinden … Liebe, Hoffnung, Freude, Vergebung, Mitgefühl, Glaube, Ehrfurcht und Dankbarkeit sind die spirituell wichtigen positiven Emotionen“ (S. 4 f.) … wobei Liebe „die kürzeste Definition von Spiritualität“ (S. 16) ist. Sowohl Liebe als auch Spiritualität führen zu „Respekt, Wertschätzung, Akzeptanz, Wohlwollen, Empathie, Mitgefühl, Engagement, Zärtlichkeit … Dankbarkeit“, Verbundenheit, Ehrfurcht und der Anerkennung von Schönheit. Schließlich weist Vaillant noch auf die Tatsache hin, dass „Vertrauen in eine Macht, die größer ist als wir selbst, in Kulturen rund um die Welt zu finden ist“ (S. 20).

Unter *Religion* versteht man Überzeugungen und Bräuche, die darauf abzielen, eine größere Spiritualität zu fördern. Die wissenschaftliche Forschung misst Religiosität gewöhnlich am Engagement in Religionsgemeinschaften oder an der Religionsausübung (durch Gottesdienstbesuche, Gebete, die Lektüre heiliger Schriften, das Streben nach einem ethischen und wohltätigen Leben etc.) und an gehegten Überzeugungen, die in schweren Zeiten Trost spenden (wie die Überzeugung, dass Gott allmächtig ist, vergibt und uns in Leid und Not beisteht).

26.1 Was die Forschung sagt

Der Psychiater Harold Koenig ist ein führender Vertreter der spirituellen und religiösen Forschung. Er berichtet, dass die meisten der Hunderten von Studien positive Zusammenhänge zwischen Religion / Spiritualität und Wohlbefinden / Gesundheit feststellen (Koenig, King & Carson 2012).

Studien zeigen, dass religiöse oder spirituelle Menschen im Durchschnitt glücklicher, resilienter, geistig und körperlich gesünder und nachsichtiger mit sich selbst und anderen sind und auch ein größeres Selbstwertgefühl haben. Zum Beispiel wurde in einer Studie mit fast 2000 australischen Jugendlichen bei denjenigen, die an Gott glaubten, ein größeres Selbstwertgefühl und Wohlbefinden festgestellt als bei den AtheistInnen und AgnostikerInnen (Huuskes et al. 2016). Und eine umfangreiche prospektive Studie der Harvard-Universität konstatierte bei religiösen Teenagern, die täglich beteten oder meditierten oder wöchentliche Gottesdienste besuchten, ein besseres emotionales Wohlbefinden und eine bessere Resilienz als bei nicht religiösen Teenagern (Chen & VanderWeele 2018).

Bei Erwachsenen hatten diejenigen, die sich als sehr spirituell einstuften, wozu auch eine Beziehung zu Gott zählte, bessere Ergebnisse bei der Messung des Selbstwertgefühls, der Hoffnungslosigkeit und des Substanzmissbrauchs (Hammermeister & Peterson 2001). In einer anderen Studie war „religiöses Coping“ (wohlwollende religiöse Neubewertungen, eine gemeinschaftliche religiöse Bewältigung und die Suche nach spiritueller Unterstützung) mit einem größeren Selbstwertgefühl verbunden, während die Vorstellung von einem strafenden Gott mit einer schlechteren psychologischen Anpassung und mehr Depressionen, Ängsten und Stress einherging (Ano & Vasconcelles 2005).

Von Veteranen mit einer schweren Posttraumatischen Belastungsstörung sprachen diejenigen, die vor Behandlungsbeginn bei der Bewertung adaptiver Aspekte von Spiritualität höher eingestuft wurden, besser auf die Behandlung an als diejenigen, bei denen die adaptive Spiritualität als niedrig eingestuft wurde. Adaptive Spiritualität wurde folgendermaßen definiert:

- Die Person pflegt ein privates spirituelles Ritual wie regelmäßiges Beten oder Meditieren.
- Die Person engagiert sich in einer Kirchengemeinde oder einer anderen Religionsgemeinschaft.
- Die Person macht täglich spirituelle Erfahrungen. Beispielsweise spürt sie Gottes Gegenwart oder Liebe, findet Trost in ihrer Religion oder Spiritualität, empfindet Dankbarkeit für das Glück, das ihr widerfährt.
- Die Person vergibt sich selbst und anderen und spürt die Vergebung Gottes (oder einer höheren Macht).
- Die Person wendet positive religiöse Coping-Strategien an – sie bittet Gott um Kraft und Hilfe bei der Lösung von Problemen.

Statistiken zeigen Muster auf, aber nicht unbedingt die Gründe für diese Muster. Es ist daher interessant, über die Gründe zu spekulieren. McKenzie und Wright (1996) stellten fest, dass Gott das sicherste Liebesobjekt darstellt. Vorstellungen, die in den meisten Weltreligionen zu finden sind, wie der unbegrenzte Wert der Seele, die unendliche und heilende göttliche Liebe, Mitgefühl und Vergebung können Bindungsstörungen lindern und die leidende Seele trösten. Koenig (1997) schreibt, dass Religion an sich zwar Schuldgefühle verursachen kann, aber auch die Möglichkeit bietet, Schuldgefühle hinter sich zu lassen und einen neuen Anfang zu machen. Und die meisten religiösen und spirituellen Glaubensrichtungen ermutigen zur Übernahme persönlicher Verantwortung für das eigene Verhalten, was tendenziell inneren Frieden fördert.

Das soll nicht heißen, dass spirituelle oder religiöse Menschen nicht leiden. Doch vieles spricht dafür, dass sie gewisse Ressourcen haben, die ihnen helfen, schwierige Zeiten durchzustehen. Nach der Durchsicht der vielen Studien über Religion und Spiritualität gelangte Koenig (2012) zu dem Schluss, dass Religion und Spiritualität unterm Strich zwar keine Allheilmittel sind, aber in der Regel nicht nur mit größerem Wohlbefinden und einer besseren Stressbewältigung verbunden sind, sondern auch mit einer besseren geistigen Gesundheit, das heißt (unter anderem) mit einem größeren Selbstwertgefühl, mehr Zufriedenheit, Optimismus, Sinn- und Zweckhaftigkeit, Altruismus und Stabilität in Paarbeziehungen und weniger Depressionen und Ängsten, einer niedrigeren Selbstmordrate und weniger Drogen- und Alkoholmissbrauch.

Die Forschungsergebnisse legen nahe, dass es ein paar Einschränkungen gibt. Einen negativen Einfluss auf das emotionale Wohlbefinden scheint Religion nur unter den folgenden Voraussetzungen zu haben:

- Bei einem negatives Gottesbild. Vielleicht hegen wir Vorstellungen von einem strafenden, lieblosen Gott, den Gebete kaltlassen. Das kann dazu führen, dass wir uns für unwichtig halten und gar nicht erst versuchen, auf spirituelle Ressourcen zurückzugreifen. Beachten Sie, dass Störungen der Bindung zu den Eltern das Gottesbild negativ färben können. Das zu verstehen kann uns helfen, geduldig und mitfühlend zu bleiben, während wir uns bemühen, Spiritualität zu kultivieren.
- Bei spiritueller Ambivalenz. Überzeugungen zu haben, aber nicht zu leben, kann den inneren Frieden und die spirituelle Sicherheit untergraben. Spirituelle Unsicherheit kann auch beunruhigend sein. Zum Beispiel sind AgnostikerInnen weniger glücklich als AtheistInnen, die wiederum weniger glücklich sind als Gläubige (Brooks 2008).

26.2 Die Seele nähren – eine Imagination von spiritueller Heilung

Für viele Menschen ist Nahrung für die Seele ebenso wichtig wie Nahrung für den Körper. Die Anonymen Alkoholiker betonen, dass wir eine spirituelle Basis für unser Leben finden müssen, sonst würden wir in Süchten (oder Ablenkungen) Frieden und Trost suchen. Doch dieser Frieden und dieser Trost sind nur von kurzer Dauer. Weder Süchte noch Ablenkungen bescheren uns das beständige Glück, das wir suchen. Der letzte Teil dieses Kapitels enthält Vorschläge und Anregungen, wie Sie Ihre Seele nähren können. Er beginnt mit der nachfolgenden Imagination von spiritueller Heilung. Wie andere Anleitungen in diesem Arbeitsbuch können Sie auch diese Schritt für Schritt lesen und umsetzen oder die Audiodatei online abrufen.

Anleitung

1. Begeben Sie sich in eine bequeme Meditationshaltung. Entspannen Sie sich über Ihre Atmung.
2. Achten Sie darauf, ob Sie irgendein emotionales Unbehagen empfinden … (Pause). Falls ja, wo in Ihrem Körper spüren Sie dieses Unbehagen? … (Pause)
3. Geben Sie diesem Unbehagen eine Größe, eine Form und eine Farbe. Mit anderen Worten, nehmen Sie die Grenzen des Unbehagens wahr und dann seine Farbe.
4. Schieben Sie dann das Unbehagen von Ihrem Körper weg. Nun bildet es eine Barriere vor Ihnen. Nehmen Sie die Größe, die Form, die Farbe und die Grenzen dieser Barriere wahr.

5. Stellen Sie sich nun vor, dass Sie um die Barriere herumlaufen. Und wenn Sie auf der anderen Seite ankommen, sehen Sie eine liebevolle Gestalt, eine freundliche, warme und einladende Präsenz. Diese Gestalt könnte Gott, eine höhere Macht oder eine reale oder imaginäre spirituelle Gestalt sein.
6. Sehen Sie sich langsam auf diese freundliche liebevolle Gestalt zugehen. Dabei spüren Sie, dass sie Liebe und Mitgefühl ausstrahlt, die nun Ihren Körper durchdringen. Sie breiten die Arme aus, umarmen diese liebevolle Gestalt und fühlen sich von ihr umarmt. Und in dieser Umarmung fühlt Ihr Herz sich von Frieden erfüllt … zu Hause … sicher.
7. Bleiben Sie mit diesen Gefühlen eine Weile ruhig sitzen.

26.3 Reflexionen über die Seele

Die folgenden Zitate helfen Ihnen vielleicht beim Reflektieren über die Natur der Seele.

- „Kannst du mit all deiner Wissenschaft sagen, wie und woher das Licht in die Seele gelangt?“ (Henry David Thoreau)
- „Wissenschaft und Technik können nicht die uralten spirituellen Werte ersetzen, die den wirklichen Fortschritt der Weltzivilisation, wie wir sie heute kennen, erst ermöglicht haben.“ Dalai Lama)
- „Wissenschaft ohne Religion ist lahm, Religion ohne Wissenschaft ist blind.“ (Albert Einstein)
- „Alle Seelen sind fähig zu lieben.“ (Heilige Teresa von Avila)
- „Die Pracht der Rose und der weiße Glanz der Lilie rauben weder dem kleinen Veilchen seinen Duft noch dem Gänseblümchen seinen schlichten Charme … Nicht anders verhält es sich in der Welt der Seelen, dem lebendigen Garten des Herrn.“ (Heilige Therese von Lisieux)
- „Der Wille Gottes wird dich nirgendwo hinführen, wo die Gnade Gottes dich nicht behüten kann.“ (Michael Catt)
- „Um fähig zu sein, anderen Menschen Gottes Frieden, Freude und Liebe zu bringen, müssen wir sie selbst erhalten haben, denn wir können nichts geben, was wir nicht haben. Dazu müssen wir Zeit mit Gott verbringen, ihn anschauen, ihm unser Herz öffnen und unser Herz von allem frei machen, was nicht Gott ist.“ (Mutter Teresa)
- „Gott spricht in der Stille unseres Herzens, und wir lauschen.“ (Mutter Teresa)
- „Unser Schöpfer ist derselbe und ändert sich nie, trotz der Namen, die ihm die Menschen hier und in allen Teilen der Welt gegeben haben. Selbst wenn wir ihm

überhaupt keinen Namen geben würden, würde er immer noch in uns sein und darauf warten, uns Gutes auf dieser Erde zu geben." (George Washington Carver)

- „Das Leben in Ravensbrück [Konzentrationslager] fand auf zwei getrennten Ebenen statt, die unvereinbar waren. Die eine, das sichtbare äußere Leben, wurde jeden Tag schrecklicher. Die andere, unser Leben mit Gott, wurde täglich besser, Wahrheit über Wahrheit, Herrlichkeit über Herrlichkeit." (Corrie ten Boom)
- „Alles, was ich gesehen habe, lehrt mich, dem Schöpfer für alles zu vertrauen, was ich nicht gesehen habe." (Ralph Waldo Emerson)
- „Der tiefste Trost kommt aus der Beziehung zum Göttlichen." (Arthur Ashe)
- „Frieden ist nicht Freiheit von Konflikten und Schwierigkeiten, sondern eine ruhige Gewissheit, dass wir vor Gott gut dastehen." (D. Kelly Ogden)

Manche Menschen können am besten nachdenken, wenn sie ihre Ideen und Gefühle niederschreiben. Der folgende Arbeitsbogen soll Ihnen helfen, über spirituelle Quellen nachzudenken, aus denen Sie in schwierigen Zeiten Kraft und Zuversicht schöpfen können. Eine Kopie dieses Arbeitsbogens finden Sie online.

Schriftliche Überlegungen

Denken Sie über die untenstehenden Fragen nach und notieren Sie dann die Gedanken, die Ihnen in den Sinn kommen.

1. Wo finden Sie Trost, Sinn oder Zuversicht?

___

___

___

2. Gibt es spirituelle oder religiöse Aktivitäten, die Ihre Seele nähren könnten? Manche Menschen überlegen sich, zu meditieren, heilige Schriften zu lesen, zu beten, sich einer Glaubensgemeinschaft anzuschließen, Gottesdienste zu besuchen, Zeit in der Natur zu verbringen, an Heilungsritualen teilzunehmen, sich Zeit zu nehmen, um Gottes Gegenwart zu spüren, und so weiter.

___

___

___

3. Michael Singer (2009) schrieb: „Das größte Geschenk, das man Gott machen kann, ist, sich an seiner Schöpfung zu erfreuen." Wie könnten Sie als Geschöpf Gottes – oder als Mensch, der wie all seine Mitmenschen wertvoll und auf der Reise ist – mehr Freude darüber empfinden, dass Sie Sie sind?

____

____

____

4. Oft ist unsere Spiritualität davon gefärbt, wie unsere Eltern mit uns interagiert haben. Gehen Sie vielleicht von irgendwelchen Annahmen aus, die von Ihren Eltern oder Fürsorgepersonen beeinflusst wurden und die es Ihnen erschweren, aus Ihren spirituellen / religiösen Überzeugungen Trost zu ziehen? Vielleicht denken Sie zum Beispiel: „Gott ist gemein, genau wie meine Eltern. Niemand mag mich wirklich. Meine Fehler werden nicht vergeben oder vergessen. Ich muss perfekt sein." Was könnte geschehen, wenn Sie solche Annahmen in Frage stellen würden?

____

____

____

Oft öffnen Leid und Not Menschen für eine tiefere Spiritualität. Doch manchmal betäubt toxischer Stress alle Gefühle, auch die spirituelle Sensibilität. Selbst wenn ACEs Ihre Gefühle blockieren, können Sie zuversichtlich sein. Sie *können* emotional heilen. Und auf dem Weg zur Heilung könnten Sie feststellen, dass Ihr Herz sich für sanfte spirituelle Erfahrungen öffnet. Doch wie das Erlernen vieler Skills aus diesem Arbeitsbuch ist die Suche nach einer tieferen Spiritualität in der Regel ein allmählicher Prozess. Sie brauchen Zeit, Geduld und Mitgefühl, um zu entdecken, was Ihre Seele am besten nährt.

27. | Freude ins Leben bringen

Eine der wichtigsten Lernaufgaben im Leben ist, es trotz seiner unvermeidlichen Widrigkeiten zu genießen.

Erinnern Sie sich, dass eine kompetente Fürsorgeperson dem Kind nicht nur beibringt, sich zu beruhigen, sondern auch, Spaß zu haben – zu spielen und sich am Leben zu erfreuen. Wenn Sie keine Fürsorgeperson hatten, die Ihnen half zu lernen, wie man das Leben genießt, indem sie lächelte, lachte und mit Ihnen spielte und die einfachen Freuden des Lebens zu schätzen wusste, haben Sie nun Gelegenheit, sich neu zu beeltern – das Leben mit all seinen gesunden Genüssen zu feiern.

Wenn wir Freude in unser Leben bringen, hilft uns das, Widrigkeiten auszugleichen – es senkt den Cortisolspiegel (Speer & Delgado 2017), hebt die Stimmung und verringert unser Risiko für Depressionen (Askelund et al. 2019). Bei Menschen, die Probleme mit Substanzmissbrauch hatten, trug es zur erfolgreichen Genesung bei, nur vier Minuten täglich „Glücksübungen" zu machen (Hoeppner et al. 2019). (Freude und Glück sind eng verwandt. Glück bedeutet, dass Sie relativ regelmäßig positive Gefühle wie Freude und Zufriedenheit erfahren und sich selbst und Ihr Leben als wertvoll empfinden. Kulturübergreifend ist Glück eng mit Selbstachtung verbunden.)

Sie könnten sich selbst mit einem Hauch von Stolz als eine/n Überlebende/n auf dem Weg der Genesung von ACEs betrachten. Nachdem Sie Skills zur Selbstheilung erlernt haben, eignen Sie sich nun Skills an, die Ihnen helfen, Freude und Glück in Ihr Leben zu bringen, was Sie vielleicht nicht konnten, während Sie damit beschäftigt waren, ACEs zu überleben.

Es ist nie zu spät, „eine glückliche Kindheit zu schaffen" oder, anders ausgedrückt, immer besser darin zu werden, sich zu heilen und am Leben zu erfreuen. Wie jede andere Fertigkeit erfordern auch die Skills zur Steigerung der Lebensfreude Übung. Mit der Zeit werden Sie immer mehr von ihnen profitieren. Dieses Kapitel lädt Sie ein, sich die Zeit zu nehmen, sich zu freuen. Es enthält sieben einfache Freude-Übungen. Machen Sie zunächst jede davon ein Mal.

27.1 An gute Zeiten zurückdenken

1. Es folgen positive Stichworte oder Ausdrücke, die angenehme Erinnerungen wachrufen: Begeisterung, Frieden, Zufriedenheit, Gelassenheit, Liebe, Dankbarkeit, Freude, Zärtlichkeit, Vergnügen, Neugier, Zuversicht, Erstaunen, Glaube an das Gute in sich selbst, gesunder Stolz auf eine gute Tat oder Leistung.
2. Wählen Sie ein Wort oder einen Ausdruck aus und rufen Sie sich eine damit verbundene Erinnerung eine Minute lang detailliert ins Gedächtnis. Denken Sie an eine konkrete Situation und Örtlichkeit zurück und an ein Geschehnis, das nicht länger als einen Tag dauerte (Askelund et al. 2019).
3. Erspüren Sie, wie es sich in Ihrem Körper anfühlt, sich an diesen angenehmen Augenblick zu erinnern. Achten Sie auch auf Ihre Emotionen.
4. Wiederholen Sie diese Übung mit zwei oder drei anderen Stichworten oder Ausdrücken.

27.2 Glückliche Augenblicke erneut erleben

Holen Sie ein oder zwei Fotos hervor, die glückliche Augenblicke in Ihrem Leben eingefangen haben – oder betrachten Sie welche auf Ihrem Handy. Fügen Sie jedem Foto eine schriftliche Beschreibung des darauf abgebildeten Geschehens hinzu. Wenn Sie damit fertig sind, kosten Sie den Augenblick ein oder zwei Minuten lang aus (Hoeppner et al. 2019).

27.3 Mit Dankbarkeit genießen

Beschreiben Sie am Ende des Tages schriftlich zwei positive Erfahrungen, die Sie an diesem Tag gemacht haben und für die Sie dankbar waren. Beschreiben Sie kurz, was geschehen ist, was Sie gedacht und was Sie gefühlt haben – sowohl Ihre Emotionen als auch Ihre Körperempfindungen. Was war für Sie das Besondere an diesen Erfahrungen?

27.4 Erinnerungen an Lieblingsaktivitäten wachrufen

Diese Übung orientiert sich an Ogden und Fisher (2015).

1. Erinnern Sie sich an ein paar Lieblingsbeschäftigungen aus der Vergangenheit, die mit körperlicher Aktivität verbunden waren. Es können Kindheitserinnerungen oder auch Erinnerungen aus jüngerer Zeit sein – vielleicht kommen Ihnen Spiele, Vergnügungen, lustige Albernheiten oder andere Dinge, die Spaß machten, in den Sinn. (Zu meinen Lieblingsaktivitäten gehörten Kinderspiele mit Freunden wie „Dosenfußball“ oder „Rotes Licht / Grünes Licht“).
2. Wählen Sie zwei Erinnerungen an Lieblingsaktivitäten aus.
3. Beschreiben Sie sie schriftlich oder im Geiste. Erinnern Sie sich an Bilder, Sinneseindrücke, Emotionen und Gedanken.
4. Wenn Sie damit fertig sind, erspüren Sie Ihre Körperempfindungen und Emotionen und verfolgen Sie Ihre Gedanken über Sie selbst, andere und die Welt.

Sich an vollbrachte Leistungen und innere Ressourcen erinnern

Diese Übung ist an Fouts (1990) angelehnt. Eine Kopie dieses Arbeitsbogens finden Sie online.

1. Zählen Sie *alle* großen und kleinen Leistungen auf, die Sie in Ihrem Leben vollbracht haben. Vergessen Sie dabei nicht die Leistungen aus den frühen Lebensjahren, zum Beispiel morgens aufstehen, sich von den Eltern trennen, um zur Schule zu gehen, büffeln, das Fahrradfahren lernen, höflich sein oder mit schwierigen Familienmitgliedern auskommen. Listen Sie alles auf, was Sie als besonders schwierig empfanden oder wofür Sie Anerkennung von anderen erhielten.

____

____

____

____

____

____

____

2. Prüfen Sie als Nächstes jede Leistung und zählen Sie die Qualitäten (die inneren Ressourcen) auf, die nötig waren, um sie zu vollbringen. Die Tabelle 27.1 listet diverse Qualitäten auf und soll Ihnen als Anregung dienen. Bitte beschränken Sie sich nicht auf diese Liste, sondern fügen Sie in die Leerzeilen weitere Qualitäten ein, die in der jeweiligen Situation hilfreich waren.

Kunstfertigkeit	Ehrgeiz	Kreativität
Gleichgewichtssinn	Neugier	Soziale Kompetenzen
Koordination	Risikobereitschaft	Kommunikationsfähigkeiten
Erinnerungsvermögen	Mut	Empathie
Intelligenz	Entschlossenheit	Engagement
Mitgefühl	Selbstdisziplin	Verantwortungsbewusstsein
Humor	Zuverlässigkeit	Loyalität
Verhandlungsgeschick	Gute Arbeitsmoral	Hoffnung
Durchsetzungsvermögen	Fantasie	Intuition
Beobachtungsgabe	Unabhängigkeit	Führungsqualitäten
Teamfähigkeit	Respekt	Integrität
Gutes Urteilsvermögen	Durchhaltevermögen	Ruhige Gelassenheit oder Geduld
Flexibilität	Resilienz	Enthusiasmus
Weitere Qualitäten:		

Tabelle 27.1: Liste von Qualitäten

Zum Beispiel können Sie Ihre Leistungen und Qualitäten folgendermaßen auflisten (Tabelle 27.2):

Leistungen	Qualitäten
Ich trennte mich von meinen Eltern und ging in den Kindergarten	Unabhängigkeit, Mut
Ich lernte Fahrradfahren	Gleichgewichtssinn, Koordination, Mut, Erinnerungsvermögen
Ich lernte in der zweiten Klasse tanzen	Soziale Kompetenzen, Mut, Erinnerungsvermögen, Gleichgewichtssinn, Koordination

Tabelle 27.2: Beispiele für Leistungen und Qualitäten

Benutzen Sie die folgende Leertabelle, um Ihre Liste zu organisieren:

Leistungen	Qualitäten

3. Sie werden feststellen, dass bestimmte Qualitäten immer wieder in Ihrer Liste auftauchen. Zählen Sie, wie oft Sie eine Qualität in Ihrer Liste aufgeführt haben, und machen Sie für jede Nennung in Tabelle 27.1 ein Häkchen neben diese Qualität. Die Qualitäten mit den meisten Häkchen nutzen Sie nicht nur besonders oft, sondern wahrscheinlich auch am liebsten und erfolgreichsten. In schwierigen Zeiten helfen Ihnen diese Qualitäten am meisten. Sie sind Ihre größten inneren Ressourcen.
4. Vielleicht stellen Sie fest, dass einige Qualitäten nur wenige oder gar keine Häkchen haben. Das können Qualitäten sein, die Sie nicht zu nutzen brauchten, oder Qualitäten, die Sie gerne verbessern würden. Wenn Sie möchten, kreisen Sie in Tabelle 27.1 die Qualitäten ein, die Sie gerne mit der Zeit ausbauen würden. Wenn Sie eine Qualität als ausbaufähig markieren, ist das wohlgemerkt keine Kritik oder Beleidung. Vielmehr spiegelt es einen gesunden Wunsch, zu wachsen, wider. Es ist immer eine gute Entscheidung, Ihr Leben zu verbessern. Das tun Menschen mit einem gesunden Selbstwertgefühl. Wer sich gegen eine Weiterentwicklung entscheidet, also in passive Stagnation verfällt, gibt sich selbst auf und bleibt ein Opfer seiner Vergangenheit.

27.5 Vorfreude empfinden

Erstellen Sie eine Liste von Freuden, die Sie voraussichtlich morgen erleben werden. Das können große oder kleine Freuden aller Art sein – lächelnde Gesichter, Freundschaft, etwas Amüsantes oder Unterhaltsames, die Natur, etwas Gutes zu essen oder zu trinken, Fahrrad fahren, spontan mit den Kindern Eis essen gehen, ein freundliches Selbstgespräch, ein schön dekorierter Raum und so weiter. Wählen Sie zwei oder drei Freuden aus und stellen Sie sich ein paar Augenblicke lang vor, wie es sich emotional und körperlich anfühlen wird, sie morgen zu erleben.

27.6 Angenehme Erlebnisse planen

Listen Sie Dinge auf, die Sie früher zum Vergnügen taten und die Ihnen immer noch Spaß machen könnten. Planen Sie, im nächsten Monat jede Woche eines dieser Dinge zu tun. Da zwischen den Sinnen und Erinnerungen eine Verbindung besteht, achten Sie bei jedem neu erlebten Vergnügen besonders darauf, was Sie sehen, hören, riechen, schmecken oder auf der Haut spüren. Das erhöht das Vergnügen und gleichzeitig werden viele angenehme Erinnerungen gespeichert, die Sie sich später ins Gedächtnis zurückrufen können. Erspüren Sie nach jedem dieser angenehmen Erlebnisse, was Sie emotional und in Ihrem Körper empfinden.

Protokollieren Sie Ihre Ergebnisse

Wählen Sie nach dem Ausprobieren der sechs Freude-Übungen diejenigen aus, die Sie bevorzugen. Versuchen Sie, jede an mindestens drei aufeinanderfolgenden Tagen zu machen, damit sie sich einprägt und neue neuronale Vernetzungen entstehen, die mit Freude verbunden sind. Halten Sie Ihre Erfahrungen mit jeder Übung in Ihrem Übungsprotokoll (siehe Anhang A) fest.

28. Eine neue Zukunft aufbauen

Marcus Tullius Cicero sagte vor langer Zeit: „Wo Leben ist, ist Hoffnung." Das Leben, das Sie geführt haben, muss nicht das Leben sein, das Sie jetzt und in Zukunft führen. Selbst wenn ACEs Ihnen schwer zugesetzt haben, ist Ihr Kernselbst intakt, und Ihr Gehirn können Sie dank seiner Neuroplastizität auf positive Weise neu vernetzen. Wahrscheinlich haben Sie beim Durcharbeiten dieses Arbeitsbuches bereits Wachstumsfortschritte bemerkt. Machen Sie weiter und bauen Sie sich die Zukunft auf, die Sie sich wünschen. Wenn Ihre Fürsorgepersonen schädliche generationsübergreifende Muster wiederholt haben, können Sie die Übergangsperson sein, die diese Muster verändert.

Sie können mehr und mehr ein lebensfroher resilienter Mensch werden und Ihre Vergangenheit, Gegenwart und Zukunft ins Gleichgewicht bringen. Sie können mit Ihrer Vergangenheit ins Reine kommen, nachdem Sie alte Wunden geheilt, Ihr Gehirn neu vernetzt, Vergebung geübt und aus den Erfahrungen der Vergangenheit gelernt haben. Dann können Sie auch mit Vergnügen an die guten Zeiten zurückdenken. (Heilung ist ein fortlaufender Prozess. Interessanterweise werden betäubte Gefühle allmählich wieder spürbar, während Sie alte Wunden heilen. Ihre Empfindungsfähigkeit kehrt zurück und Sie können sich wieder mit Freude und anderen positiven Emotionen erinnern.) Sie können einen wünschenswerten Kurs für die Zukunft im Kopf haben – ohne strikt an diesem Plan festzuhalten. (Flexibilität hilft Ihnen, Ärger und Enttäuschung zu vermeiden, wenn das Leben Sie zum Umdisponieren zwingt.) Wenn Sie Frieden mit der Vergangenheit schließen und eine Richtung für die Zukunft haben, können Sie befreit und zufrieden in der Gegenwart leben.

Die Übungen in diesem Kapitel sollen Ihnen helfen, eine neue, positive Zukunft zu schaffen. Alle drei sind von den renommierten Psychotherapeutinnen Pat Ogden und Francine Shapiro inspiriert. Probieren Sie jede Übung einmal aus und fahren Sie dann mit den Übungen fort, die Sie am wirksamsten finden, um die neue Vernetzung in Ihrem Gehirn zu verstärken.

Ein imaginierter Spaziergang in die Zukunft

So seltsam es erscheinen mag, Ihr Spaziergang beginnt damit, dass Sie vor Ihrem geistigen Auge einfach sich selbst sehen, wie Sie sich körperlich vorwärtsbewegen (Ogden & Fisher 2015).

1. Stellen Sie sich vor, dass Sie in die Zukunft spazieren. Sie sind entspannt und gelassen.
2. Ihre Füße landen weich, während Sie anmutig voranschreiten. Ihre Gelenke sind gelockert. Ihre Arme schwingen frei und in einem gleichmäßigen Rhythmus. Ihr Rücken ist gerade und Ihr Kopf erhoben. Sie fühlen sich energiegeladen und wach und achten auf alles um Sie herum – auf alles Angenehme und alles, was Vorsicht erfordert. Sie fühlen sich stark und selbstbewusst.
3. Sie sind sich Ihres Wertes als Mensch sicher. Sie wissen, dass Sie genauso viel wert sind wie all Ihre Mitmenschen. Ihr Gang hat etwas Federndes. Das Leben ist gut. Sie empfinden Dankbarkeit für das Leben mit all seinen Möglichkeiten.
4. Wenn Sie das nächste Mal draußen herumlaufen, entspannen Sie sich und atmen Sie bewusst. Versuchen Sie, so weiterzulaufen, und spüren Sie in sich hinein, was geschieht.

Die nächste Übung, die von Pat Ogden und Janina Fisher (2015) sowie von Francine Shapiro (2013) inspiriert ist, durchbricht alte negative Muster und schafft neue neuronale Pfade. Sie können zum Beispiel in Imaginationen neue Muster einüben, wie Sie ein/e verantwortungsbewusste/r und liebevolle/r Vater oder Mutter, Partner/in oder Freund/in sein können. Sie können sich auch überlegen, mit dieser Übung Ihre Leistungsfähigkeit bei der Arbeit oder beim Spielen zu steigern. Eine Kopie dieses Arbeitsbogens finden Sie online.

Neue Muster schaffen

Finden Sie eine bequeme Körperhaltung. Beruhigen Sie Ihren Geist über Ihre Atmung und beginnen Sie dann mit der Übung.

1. Beschreiben Sie ein Muster, das Sie gerne ändern würden. (Zum Beispiel: „Ich bin in sozialen Situationen ängstlich und unsicher.“)

   ____

   ____

   ____

2. Benennen Sie Bilder, Emotionen, Körperempfindungen und Gedanken, die zu diesem Muster beitragen. (Zum Beispiel: „Ich sehe Vaters kritischen Blick. Ich fühle mich eingeschüchtert. Ich befürchte, dass die Leute mich nicht mögen werden. Meine Muskeln spannen sich an und meine Schultern verkrampfen sich.")

   ____

   ____

   ____

3. Reagieren Sie achtsam. Bezeichnen Sie ruhig, selbstbewusst und freundlich Ihre Gedanken, Emotionen, Körperempfindungen und Bilder einfach als das, was sie sind. (Sagen Sie sich zum Beispiel: „Da ist Angst – das ist nur ein Gefühl. Es definiert nicht, wer ich im Kern bin. Gefühle kommen und gehen. Was ich auch empfinde, es ist in Ordnung. Möge ich es empfinden.") Notieren Sie Ihre achtsamen Reaktionen.

   ____

   ____

   ____

4. Beschreiben Sie kurz, wie Sie sich gerne fühlen würden. (Zum Beispiel: „Ich wäre gerne gelassen und selbstbewusst.")

   ____

   ____

   ____

5. Bestimmen Sie, wie Sie gerne reagieren würden. Konzentrieren Sie sich auf neue Bilder, Emotionen, Körperempfindungen und Gedanken. (Zum Beispiel: „Ich akzeptiere meine Angst und gehe freundlich mit ihr um. Mein Körper und mein Gesicht sind entspannt. Ich bin ruhig. Meine Haltung ist anmutig, selbstbewusst und offen. Mein Gesicht hat einen liebenswürdigen Ausdruck. Ich stelle mich mit neugierigem Interesse auf andere Menschen ein und bemerke ihre freundlichen Mienen. Ich denke, dass es völlig in Ordnung ist, sich manchmal ein bisschen unbehaglich zu fühlen. Das gehört zum Menschsein dazu.")

   ____

   ____

   ____

6. Üben Sie im Geiste ein neues Muster ein. Sehen Sie sich selbst in der Zukunft auf eine herausfordernde Situation mit diesem neuen Muster von Emotionen, Körperempfindungen, Gedanken und Bildern reagieren. Sie könnten Ihre Haltung Ihrem neuen Selbstvertrauen anpassen. Sie könnten sich auch daran erinnern: „Das ist ein Lernprozess. Ein Schritt nach dem anderen. Ich bringe Freundlichkeit in diesen unvollkommenen Augenblick und genieße es." Schreiben Sie alle Gedanken nieder, die Ihnen in den Sinn kommen.

____

____

____

7. Wiederholen Sie diese Zukunftsimagination mit den neuen Körperempfindungen, Emotionen und Gedanken mindestens noch zwei Mal. Achten Sie darauf, dass die Imagination einen Anfang, eine Mitte und ein Ende hat. Erspüren Sie dann Ihre Körperempfindungen und Emotionen und achten Sie darauf, ob sie sich verändert haben. Notieren Sie sie unten.

____

____

____

Die folgende Übung ermutigt Sie, positive Bindungsbeziehungen als innere Ressource zu nutzen, auf die Sie jederzeit zugreifen können, besonders in schwierigen Zeiten (Ogden & Fisher 2015). Eine Kopie dieses Arbeitsbogens finden Sie online.

Positive Bezugspersonen immer in sich tragen

1. Denken Sie über positive Beziehungen nach, die Sie hatten. Wer fällt Ihnen ein?

____

____

____

2. Können Sie sich an Zeiten oder Situationen erinnern, in denen jemand Ihnen das Gefühl gab, sicher, geborgen, geliebt, beschützt, geschätzt oder wichtig zu sein? Beschreiben Sie diese Zeiten/Situationen und die Menschen, die Ihnen dieses Gefühl gaben. Beschreiben Sie ihre Gesichter. (Möglicherweise sind Personen darunter, die Ihnen bereits in Schritt 1 einfielen.)

____

____

____

3. Wählen Sie einen der Menschen aus, die Ihnen in Schritt 1 oder 2 einfielen. Stellen Sie sich vor, dass dieser Mensch mit Ihnen im Raum ist. Beschreiben Sie, was Sie vor sich sehen sowie Ihre Emotionen, Gedanken und körperlichen Reaktionen. Gibt es Kerngedanken, die dieser Mensch Ihnen vermittelte und die einen positiven Unterschied machten? (Gedanken wie „Ich bin wertvoll“, „Ich bin liebenswert“, „Ich bin sicher und werde beschützt“)?

____

____

____

4. Wenn Sie in Zukunft schwierige Zeiten erleben, in denen Sie aus dem Gleichgewicht geraten sind, wissen Sie, dass Sie sich vorstellen können, dass dieser Mensch als Unterstützung bei Ihnen ist. Wie wäre es, sich an die Präsenz dieses Menschen in schwierigen Zeiten zu erinnern?

____

____

____

Protokollieren Sie Ihre Ergebnisse

Nach dem Ausprobieren dieser Übungen möchten Sie vielleicht Ihre Lieblingsübungen auswählen und sie mehrere Tage hintereinander oder über einen längeren Zeitraum machen. Halten Sie Ihre Erfahrungen mit jeder Übung in Ihrem Übungsprotokoll (siehe Anhang A) fest.

Nachwort

Wachstum ist ein Prozess. Während Sie heilen und sich weiterentwickeln, werden Sie sich immer sicherer, wer Sie sind. Sie werden einen berechtigten Stolz empfinden, dass Sie bisher alle Widrigkeiten in Ihrem Leben durchgestanden haben, und begreifen, dass Sie so wertvoll sind wie jeder andere Mensch. Sie werden sich authentisch fühlen – als derselbe Mensch, egal, mit wem Sie zusammen sind, was Sie tun oder was Sie empfinden. Sie werden sich selbst schätzen und entsprechend mit sich umgehen. Sie werden Ihre Schwächen ehrlich eingestehen und Ihre Stärken mit der Zeit ausbauen. Und Sie werden mit Optimismus und Zuversicht in die Zukunft blicken.

Ich hoffe, dass dieses Arbeitsbuch für Sie eine reiche Quelle von Erkenntnissen und Fertigkeiten war, die Ihnen geholfen haben, Wunden zu heilen, die durch belastende Kindheitserfahrungen entstanden sind, und das gesunde Selbstgefühl, das durch diese Erfahrungen beschädigt wurde, wieder aufzubauen. Vielleicht haben Sie festgestellt, dass sich Ihr Verhältnis zu emotionalem Schmerz geändert hat und dass Sie mehr Mitgefühl mit sich selbst und anderen empfinden.

Beim Durcharbeiten dieses Buches haben Sie sich wahrscheinlich eine Reihe von Prinzipien und Fertigkeiten angeeignet, die Ihnen Ihr ganzes Leben lang von Nutzen sein werden. Die Herausforderung ist, daran zu denken, sie auch anzuwenden. Bitte blättern Sie als letzte Übung, um Ihre Fortschritte zu festigen, das ganze Arbeitsbuch noch einmal durch und notieren Sie sich die Ideen und Fertigkeiten oder Übungen, an die Sie sich besonders erinnern wollen. Ihr Übungsprotokoll wird Ihnen dabei eine Hilfe sein. Die folgende Übung wird Sie an die Werkzeuge erinnern, die Ihnen nun zur Verfügung stehen, besonders in schwierigen Zeiten. Eine Kopie dieses Arbeitsbogens finden Sie online.

> Die schönsten Menschen, die ich kennengelernt habe, sind die, die Niederlagen einstecken mussten, die Leid, Schicksalsschläge und Verluste erfahren haben, und die es dennoch schafften, immer wieder ihren Weg aus der Tiefe herauszufinden. Ihre Erfahrungen gaben ihnen eine Wertschätzung, eine Empfindsamkeit und ein Verständnis vom Leben, die sie mit Mitgefühl, Sanftheit und tiefer Liebe auf andere Menschen zugehen lassen. Ein schöner Mensch wird nicht geboren. Ein Mensch wird schön durch die Kraft, sich über seine Tiefschläge zu erheben und daran zu reifen.
>
> Elisabeth Kübler-Ross

Liste mit Ideen und Skills / Übungen

Ideen, an die ich mich erinnern will:

Skills / Übungen, an die ich mich erinnern will:

ANHANG A | Übungsprotokoll

Bei Bedarf können Sie den nachfolgenden Arbeitsbogen fotokopieren oder eine Kopie von der Website ↗ https://www.junfermann.de/titel/belastende-kindheitserlebnisse-hinter-sich-lassen/1540 herunterladen.

Übung / Skill	Datum	Zeit	Wirksamkeitsgrad (von 0 bis 10)		Kommentar
			körperlich	emotional	

ANHANG B | Checkliste der Schamsymptome

Scham, das quälende Gefühl der Unzulänglichkeit, kann sich implizit oder explizit eingeprägt haben. Menschen zeigen Scham recht unterschiedlich, manchmal auf extreme Art, die viel mit unsicherer Bindung gemeinsam hat. Der folgende Arbeitsbogen orientiert sich an Borysenko (1992), Bradshaw (2006), Flowers & Stahl (2012), Herman (2014), Potter-Efron & Potter-Efron (1992), Schore (2007) sowie William & Poijula (2020). Eine Kopie finden Sie online.

Kreuzen Sie ohne zu urteilen an, welche der aufgelisteten Beschreibungen auf Sie zutreffen.

Emotionaler Gesamtzustand

- ☐ ängstlich, selbst wenn ich relativ sicher bin
- ☐ negativ (kritisch gegenüber mir selbst, anderen oder Situationen; sarkastisch)
- ☐ reizbar, zornig, wachsam
- ☐ nachtragend, neidisch. Ich will haben, was andere haben und mir fehlt.
- ☐ hochempfindlich bei Kritik, Ablehnung oder Zurückweisung
- ☐ schnell überwältigt oder überfordert
- ☐ traurig, verschlossen, gescheitert, passiv, erstarrt, festgefahren

Körperliche Anzeichen

- ☐ Abwenden des Blickes – gesenkter Blick, Vermeidung von Augenkontakt, wegschauen, wenn ein schmerzhaftes Thema zur Sprache kommt
- ☐ gekrümmte Körperhaltung – gesenkter Kopf, hängende Schultern, gebeugter Rücken, verdrehtes Becken durch verspannten Psoas-Muskel; oder das Gegenteil: steife aggressive hyperwachsame Haltung (hochgezogene Schultern)
- ☐ das Gesicht mit den Händen verdecken („Gesichtsverlust“)
- ☐ sich winden, herumzappeln
- ☐ erröten
- ☐ aufeinandergepresste Lippen, heruntergezogene Mundwinkel
- ☐ zusammengebissene Zähne
- ☐ falsches Lächeln, freudloses Lachen
- ☐ gerunzelte Stirn

Somatische (körperliche) Veränderungen

- ☐ Kribbeln
- ☐ Frösteln
- ☐ Zittern, Beben
- ☐ trockener Hals
- ☐ Übelkeit
- ☐ Bauchkrämpfe
- ☐ Druck- oder Engegefühl in Hals oder Brust
- ☐ Durchfall oder Verstopfung
- ☐ Drang, sich zu bewegen, oder Schwächeanfall
- ☐ extreme Stresserregung – Herzklopfen, schnelle Atmung und hoher Blutdruck können sich mit der Zeit ins Gegenteil verkehren, also eine Verlangsamung von Herz und Atmung und niedrigen Blutdruck zur Folge haben, begleitet von Energielosigkeit und dem Gefühl, innerlich tot zu sein.

Sprechweise

- ☐ leise, nuschelnd
- ☐ zusammenhanglos
- ☐ stotternd
- ☐ zögernd, sich selbst unterbrechend
- ☐ lange Pausen
- ☐ inkohärent (Verwirrung der Gedanken)
- ☐ tiefe monotone Stimme

Schmerzhafte Gefühle

- ☐ Selbsthass, Selbstverachtung, Selbstablehnung, geringes Selbstwertgefühl
- ☐ verunglimpft, blamiert, schmutzig, entehrt, nicht respektiert
- ☐ angewidert von mir selbst, meinem Körper oder sexueller Intimität
- ☐ innerer Schmerz wegen Unzulänglichkeiten
- ☐ Mangel an Selbstachtung
- ☐ Selbstzweifel
- ☐ klein, unbedeutend
- ☐ unzulänglich

- ☐ lächerlich, ausgeliefert, anderen unterlegen oder minderwertig
- ☐ Demütigung, ich will mich verstecken, um unbemerkt zu bleiben, oder im Boden versinken
- ☐ Angst, dass die eigenen Unzulänglichkeiten von anderen erkannt werden; besorgt, was andere denken
- ☐ Angst, verlassen oder abgelehnt zu werden
- ☐ Angst vor Intimität
- ☐ nicht liebenswert
- ☐ hilflos, machtlos, hoffnungslos
- ☐ zerbrechlich, labil
- ☐ falsch
- ☐ Selbstverurteilung
- ☐ wie ein Objekt
- ☐ schlecht, wertlos
- ☐ einsam, als würde ich nicht dazugehören oder dazupassen
- ☐ ignoriert, übergangen
- ☐ verwirrt, durcheinander
- ☐ Freudlosigkeit
- ☐ unglücklich (obwohl ich „erfolgreich" bin), zu ernst, humorlos
- ☐ emotional taub, hohl, leer oder flach
- ☐ übermäßige Schuldgefühle (weil ich für mich eintrat, wegen begangener Fehler, weil ich andere enttäuscht habe und so weiter)
- ☐ Angst vor Autoritätspersonen
- ☐ lebensmüde, suizidal (eine verständliche Reaktion, wenn man keine Möglichkeit kennt, unerträglichen Schmerz zu lindern)

Bewältigungsstrategien

Um akzeptiert zu werden, neige ich zu folgenden Verhaltensweisen:

- ☐ Ich bin anderen gefällig, um nicht abgelehnt zu werden.
- ☐ Ich lächle, um anderen zu gefallen.
- ☐ Ich entschuldige mich ständig oder auf überzogene Weise.
- ☐ Ich bin übertrieben unterwürfig.
- ☐ Ich vermeide es, anderen zu widersprechen.

- ☐ Ich vermeide es, für mich selbst einzustehen, eigene Vorlieben oder Wünsche zu äußern oder durchzusetzen.
- ☐ Ich suche die Zustimmung anderer – als Bestätigung, dass ich etwas wert bin.
- ☐ Ich suche auf ungesunde Arten nach Liebe und Aufmerksamkeit.
- ☐ Ich binde mich an verletzende Menschen, um Bindungsbedürfnisse zu befriedigen.
- ☐ Ich bleibe bei verletzenden Menschen, um mich vor dem Verlassenwerden zu schützen.
- ☐ Ich benehme mich aufreizend.

Wie ich mein fehlerhaftes Selbst verberge:

- ☐ Ich halte vieles geheim (Beispiele: Ich stelle meine Familie als normal dar. Ich rede nicht über mich selbst).
- ☐ Ich meide Menschen, isoliere mich, bin zurückhaltend, scheu.
- ☐ Ich verstecke mich vor anderen, verschwinde aus ihrem Blickfeld.
- ☐ Ich bin unfähig, zu entspannen und zuzulassen, dass andere mich kennenlernen.
- ☐ Ich ziehe mich aus Beziehungen zurück, um mich vor Ablehnung zu schützen.
- ☐ Ich vermeide Herausforderungen aus Angst, zu versagen.
- ☐ Ich verhalte mich defensiv, reagiere hochempfindlich auf Kritik und bestreite Fehlverhalten.
- ☐ Ich verleugne schmerzhafte Gefühle (was meine Heilung verhindert).
- ☐ Ich konzentriere mich darauf, andere zu „therapieren" und zu kontrollieren, statt mich selbst zu lieben und zu akzeptieren.

Wie ich mich selbst erziehe (auch, um mich in Zukunft vor möglicher Ablehnung zu schützen):

- ☐ Ich bin äußerst selbstkritisch, streng mit mir oder wütend auf mich (Wut ist weniger schmerzhaft als Scham).
- ☐ Ich beobachte und beurteile mich ständig.
- ☐ Ich sehe nur meine Schwächen.

Wie ich überkompensiere (um den Schmerz der Scham zu vermeiden):

- ☐ Ich baue eine falsche Fassade auf, um andere zu beeindrucken. Ich akzeptiere meine eigenen Unvollkommenheiten nicht.
- ☐ Ich bin arrogant, überheblich.
- ☐ Ich bin narzisstisch, großspurig, egozentrisch.
- ☐ Ich betrachte mich als unverwundbar (eine Illusion).

- ☐ Ich gebe mich selbstbewusst, um einen Mangel an Selbstvertrauen zu überspielen.
- ☐ Ich versuche, mehr aus mir zu machen (ich strebe hartnäckig nach Perfektion, bemühe mich unaufhörlich und humorlos um Selbstoptimierung, auch durch kosmetische Operationen, exzessives Fitnesstraining, ein ehrgeiziges Streben nach Reichtum und gesellschaftlichem Status).
- ☐ Ich bin ein/e Überflieger/in (beispielsweise versuche ich, eine Supermutter zu sein, und setze meine Kinder unter Druck, möglichst perfekt zu sein).
- ☐ Ich versuche, jeden und alles zu kontrollierten.
- ☐ Ich bin übermäßig ordentlich, reinlich.
- ☐ Ich lüge andere an, um mir ihre Kritik oder Missbilligung zu ersparen.
- ☐ Ich verhalte mich defensiv oder übermäßig aggressiv („Angriff ist die beste Verteidigung“).

Wie ich meinen Schmerz verberge oder vor ihm flüchte:

- ☐ Ich betäube schmerzhafte Gefühle (zum Beispiel durch Süchte oder indem ich viel von meiner Kindheit vergesse, leugne, dass sie schmerzt, oder dissoziiere).
- ☐ Ich übernehme übertrieben viel Verantwortung für andere, um nicht in mich selbst hineinschauen zu müssen (Co-Abhängigkeit). Ich bemitleide oder rette andere, statt zu lieben. Ich setze andere an die erste Stelle, ungeachtet des Preises, den ich dafür zahle.
- ☐ Ich füge mir selbst Schaden zu (das ist Ausdruck einer Abneigung gegen sich selbst; Opioide betäuben nicht nur körperlichen, sondern auch emotionalen Schmerz, beispielsweise wegen einer Trennung oder Zurückweisung).
- ☐ Ich isoliere mich von anderen.
- ☐ Ich versuche vieles gar nicht erst oder gebe schnell auf, um nicht den Schmerz des Versagens spüren zu müssen.
- ☐ Ich kämpfe mit anderen um den Respekt, den ich mir selbst nicht entgegenbringe.
- ☐ Ich versuche, eine Beurteilung durch andere zu vermeiden, indem ich mich unsichtbar mache.
- ☐ Ich bin anderen gefällig, um keine Missbilligung zu riskieren.
- ☐ Ich bitte nicht um das, was ich brauche oder gerne hätte.
- ☐ Ich versuche, perfekt zu sein, um Zustimmung zu gewinnen.
- ☐ Ich leugne die Schuld, wenn ich etwas falsch gemacht habe.

Wie ich meinen eigenen Schmerz auf andere projiziere (ich greife andere an, um mich überlegen zu fühlen und Gefühle der Bedeutungslosigkeit zu bekämpfen):

- ☐ Ich gebe anderen die Schuld und nehme die Opferrolle ein (so muss ich auch keine Verantwortung übernehmen).
- ☐ Ich bin destruktiv, weil ich mich für einen Gesichtsverlust rächen will. Ich schlage vor Schmerz oder Wut wild um mich.
- ☐ Ich kritisiere andere.

Mangelnde Selbstfürsorge (eine logische Folge eines geringen Selbstwertgefühls)

- ☐ Ich vernachlässige oder ignoriere meine eigenen Bedürfnisse.
- ☐ Ich sabotiere, malträtiere oder schädige mich selbst.
- ☐ Ich gebe mich Süchten oder anderen vorübergehenden Ablenkungen hin, zum Beispiel Drogen, Nervenkitzel oder leerem Sex.
- ☐ Ich bleibe in schlechten Beziehungen – ich lasse mich von anderen schlecht behandeln und klammere mich aus Angst, verlassen zu werden, an schlechte Beziehungen.

Schema (tief verwurzelte Ansichten oder ein *Felt Sense* als treibende Kraft hinter vielen der oben genannten Symptome)

- ☐ Ich gehöre nicht in diese Welt. Ich passe nicht hinein.
- ☐ Ich bin ein schwarzes Schaf in der Familie.
- ☐ Irgendetwas stimmt ganz und gar nicht mit mir. Ich bin im Grunde schlecht.
- ☐ Ich bin kaputt, schwach, widerlich, verachtenswert, schmutzig.
- ☐ Ich habe zu viele Fehler, um geliebt zu werden.
- ☐ Ich bin unfähig, unzulänglich.
- ☐ Die Leute werden mich tolerieren, aber nicht umarmen.
- ☐ Ich bin nicht liebenswert (deshalb wurde ich verlassen).
- ☐ Andere sind mehr wert als ich.
- ☐ Ich werde es nie auf die Reihe kriegen.
- ☐ Entweder ich habe alles im Griff und bin perfekt, ein Superstar, oder ich bin wertlos.
- ☐ Ich bin voller Fehler, und das ist schrecklich.
- ☐ Ich bin eine Enttäuschung für die Menschen, die mir etwas bedeuten, und für mich selbst.
- ☐ Ich tauge nichts oder bin nicht gut genug.
- ☐ Ich bin ein/e Versager/in (ein nagendes verunsicherndes Gefühl, das trotz äußerer Erfolge weiterbesteht).

- ☐ Schlechtes passiert schlechten Menschen. Weil mir Schlechtes passiert ist, bin ich ein schlechter Mensch.
- ☐ Es ist schrecklich, kritisiert zu werden.
- ☐ Mein Vater / meine Mutter war ein nichtsnutziger Mensch. Ich bin sein / ihr Fleisch und Blut, darum bin ich auch ein Nichtsnutz.
- ☐ Meine Gefühle, Gedanken oder Wünsche interessieren niemanden.
- ☐ Meine Gefühle sind zu schmerzhaft, um sie zuzulassen. Es ist besser, sie zu betäuben.
- ☐ Ich bin selbst schuld an allem, was in meinem Leben falsch läuft.
- ☐ Ich werde besser werden, wenn ich mich scharf kritisiere oder fertigmache.
- ☐ Ich bin Müll am Straßenrand.
- ☐ Ich verdiene es nicht, erfolgreich zu sein, ein gutes Leben zu haben. Vielleicht verdiene ich es nicht einmal, überhaupt zu leben.
- ☐ Ich bin ein/e Blender/in.
- ☐ Ich darf keinerlei Risiken eingehen.

Spirituelle Verzweiflung

- ☐ Ich frage mich: „Wo stehe ich vor Gott? Wird Gott mich verlassen? Bin ich ein hoffnungsloser Fall, für den es keine Erlösung gibt?“
- ☐ Ich fühle mich von Gott und anderen Menschen abgeschnitten.
- ☐ Ich glaube, dass die Unschuld verloren ging und nicht wiedererlangt werden kann.
- ☐ Ich spüre Gottes Gegenwart / Nähe / Liebe nicht. Ich glaube nicht, dass ich Gott näherkommen oder mich mit ihm verbinden kann.
- ☐ Ich fühle mich von Trost, Frieden und einer schützenden höheren Macht abgeschnitten.
- ☐ Ich fühle mich unrein und jenseits von Vergebung.

Danksagungen

Beim Schreiben dieses Arbeitsbuches hatte ich wirklich das Gefühl, auf den Schultern von Riesen zu stehen. Anerkennung gebührt zuallererst Prof. Dr. Vincent Felitti, der (zusammen mit dem Kollegen Dr. Robert Anda) die Studie über belastende Kindheitserfahrungen (ACEs) konzipierte und unermüdlich daran arbeitete, das Bewusstsein für den Zusammenhang zwischen ACEs und späteren gesundheitlichen Problemen zu schärfen. Ich möchte auch das anhaltende Engagement von Jane Ellen Stevens würdigen, die über das von ihr gegründete soziale Netzwerk *PACEsConnection* (ehemals *ACEs Connection Network*) die Welt über ACEs und Heilung aufklärt. Trotz einer enormen Arbeitsbelastung schaffen sie und ihr Team es immer, bei der Arbeit einen freundlichen, persönlichen Umgangston zu bewahren. Sehr verbunden bin ich auch Dr. Nadine Burke Harris, die aus einer gesundheitspolitischen Perspektive immer wieder die Notwendigkeit betont, sich mit ACEs auseinanderzusetzen.

Ich wurde stark von Dr. Allan Schore beeinflusst, der während seiner langjährigen geduldigen und sorgfältigen Forschungsarbeit, bei der er Erkenntnisse aus der Bindungspsychologie und der Entwicklungsneurobiologie miteinander verband, die bahnbrechende Arbeit der Pioniere der Bindungsforschung Dr. John Bowlby und Dr. Mary Ainsworth ergänzte und weiterentwickelte.

Dr. Pat Ogden leistete unschätzbar wertvolle Beiträge auf dem Gebiet der Heilung traumatischer seelischer Wunden durch körperbasierte Therapien – das fehlende Stück des Trauma-Puzzles. Ich schätze besonders die von ihr entwickelten Übungen zur Regulation von Stresserregung und zur Änderung der Schamprogrammierung sowie die von ihr (und der inzwischen verstorbenen Dr. Francine Shapiro) konzipierten Übungen zum Aufbau einer neuen Zukunft.

Ich danke allen, von denen die Imaginationsübungen in diesem Arbeitsbuch inspiriert sind, unter anderen den Doktoren Henry Cloud, Daniel Siegel, Kent Hoffman, Alicia Lieberman, Clancy McKenzie, Ruth Newton und Allan Schore, und besonders April Steele für ihre brillante Arbeit mit Selbstfürsorge-Imaginationen.

Dank und Anerkennung verdienen auch Dr. William Zangwill, der die wichtige *Floatback*-Technik erfand, sowie Cindy Browning und Dr. Francine Shapiro, die sie weiterentwickelten.

Ich schätze auch das von Dr. Wendy Ulrich stammende Konzept, Unzulänglichkeiten zu relativieren, das in Kapitel 28 besprochen wird.

Ein herzliches Dankeschön an Tesilya Hanauer und die anderen Mitglieder des Redaktions- und Produktionsteams von New Harbinger Publications für ihre geduldige und beständige Ermutigung und freundliche Unterstützung.

All die Menschen, die ACEs und andere Arten von Traumata überlebt haben, inspirieren mich ständig. Ich danke Ihnen allen für den Mut und das Durchhaltevermögen, mit dem Sie daran arbeiten, Ihre schwierigen Zeiten zu überwinden. Ich bin Ihnen auch dankbar dafür, dass Sie mir während unserer Zusammenarbeit geholfen haben zu lernen, wie ich Sie besser stärken und unterstützen kann. Die Bekanntschaft mit Ihnen hat mich zu einem besseren Menschen gemacht.

Und nicht zuletzt geht mein besonderer und tief empfundener Dank an meine Frau Dori, die für die Kinder und mich eine so perfekte, sichere und liebevolle Bezugsperson ist.

Empfohlene Informationsquellen

Belastende Kindheitserfahrungen (ACEs)

PACEsConnection (ehemals ACEs Connection Network), gegründet von der Journalistin Jane Ellen Stevens (jstevens@acesconnection.com) mit dem Ziel, die Anwendung von Erkenntnissen aus der ACEs-Forschung zu beschleunigen, um unsere hartnäckigsten Probleme zu lösen. Unterstützung und Informationen (auf Englisch) sind erhältlich über:

Das weltweite soziale Netzwerk PACEsConnection (PACEsConnection.com). Es verbindet Zehntausende von Menschen und Tausende von Organisationen und Gemeinschaften, die daran interessiert sind, ACEs zu verstehen, zu verhindern und zu heilen. Diese wichtigste Informationsplattform der ACEs-Bewegung unterstützt Hunderte von lokalen ACEs-Initiativen auf der ganzen Welt mit Arbeitsmitteln und Ratschlägen zur Ausweitung ihrer Aktivitäten. Dort findet man Neuigkeiten, wissenschaftliche Informationen, Forschungsergebnisse, traumabezogene und resilienzfördernde Übungen und Techniken, ACEs-Fragebögen und andere Hilfsmittel.

Die Nachrichten-Website ACEs Too High (ACEsTooHigh.com). Sie verbreitet aktuelle Meldungen aus der ACEs-Forschung, Berichte über die neuesten Entwicklungen etc. sowie Informationen darüber, wie in verschiedenen Bereichen – z. B. im Bildungswesen, im Gesundheitswesen, im Justizvollzug oder in religiösen Gemeinschaften – traumabezogene Übungen, die auf Erkenntnissen aus der ACEs-Forschung basieren, eingesetzt werden.

Posttraumatische Belastungsstörung (PTBS)

Eine spezielle Traumatherapie finden

Erwachsene, die ihre traumatischen Wunden verstanden und geheilt haben, leiden weniger und sind besser in der Lage, sichere Bindungen zu ihren Kindern aufzubauen.

EMDRIA Deutschland e. V. (↗ http://www.emdria.de): Dies ist der wissenschaftliche Fachverband für Anwender der psychotherapeutischen Methode Eye Movement Desensitization and Reprocessing (EMDR). Die Website umfasst u. a. ein Verzeichnis von EMDR-geschulten Klinikern und Klinikerinnen und kann Ihnen helfen, einen EMDR-Therapeuten oder eine EMDR-Therapeutin zu finden.

Unter ↗ https://www.therapie.de/psyche/info gelangen Sie zur Online-Therapeut*innensuche der **Pro Psychotherapie e. V.**, die sich seit 2004 für eine bessere Versorgung von Menschen mit psychischen Problemen und ihren Angehörigen einsetzt. Sie können Ihre Suche nach Wohnort und Spezialgebiet differenzieren (↗ https://www.therapie.de/therapeutensuche).

Mit der Therapeut*innen-Suche der **Deutschsprachigen Gesellschaft für Psychotraumatologie** können Sie nach qualifizierten Therapeut*innen für Erwachsene, Kinder und Jugendliche mit Traumafolgestörungen suchen. Alle angezeigten Therapeut*innen haben das Zertifikat Spezielle Psychotraumatherapie (DeGPT) oder Spezielle Psychotraumatherapie mit Kindern und Jugendlichen (DeGPT) erworben. Mithilfe der Datenbanksuche können Sie nach Ort und Postleitzahl qualifizierte Therapeut*innen suchen (↗ https://www.degpt.de/therapeutinnen-suche).

National Child Traumatic Stress Network (919-682-1552, nctsn.org). Hier finden Sie unter anderem Literatur und Informationsmaterial (englischsprachig) für traumatisierte Kinder, ihre Eltern und Psychotherapeut*innen. Weitere Möglichkeiten, professionelle psychotherapeutische Hilfe zu erhalten, finden Sie, wenn Sie auf der Homepage zuerst „GET HELP NOW“ und dann „Seeking Mental Health Guidance and Referrals“ anklicken. Die Website enthält auch Informationsmaterial und Videos über Bindung, Traumata, Traumatherapien und deren Wirksamkeit. Zudem werden Schulungen und Weiterbildungen für professionelle Traumatherapeut*innen angeboten.

Der Verein **Somatic Experiencing (SE)® Deutschland e. V.** wurde 2003 als gemeinnütziger Verein gegründet. Zweck des Vereins ist es, zur umfassenden Versorgung von Menschen beizutragen, die von Traumafolgen betroffen sind. Diese Aufgabe erfüllt der Verein u. a. durch Aufklärung in der Bevölkerung und durch die Vermittlung qualifizierter SE-Anwender*innen.

Darüber hinaus fördert er die kontinuierliche fachliche Weiterbildung mit Somatic Experiencing (SE)® für Angehörige verschiedener Berufe, die mit Traumatisierten arbeiten (↗ https://www.somatic-experiencing.de).

Über Traumabehandlungen

Berg, F. (2014): *Übungsbuch Resilienz: 50 praktische Übungen, die der Seele helfen, vom Trauma zu heilen.* Mit CD. Paderborn: Junfermann.
Die Autorin hat 50 Übungen zusammengestellt, die traumatisierten Menschen helfen sollen, vom Trauma zu genesen und die eigene Widerstandsfähigkeit zu stärken.

Courtois, C. A. & J. D. Ford (2013): *Treatment of Complex Trauma: a Sequenced, Relationship-Based Approach.* New York.
Bei Menschen, die in ihrer frühen Kindheit schwer und wiederholt missbraucht und vernachlässigt wurden, reichen einzelne oder kurze Behandlungsmodalitäten oft nicht aus.

Romanus-Ludewig, A. (2022): *Trauma bewältigen: Übungen zur Selbsthilfe und für die Therapie.* Paderborn: Junfermann.
Verständlich und behutsam vermittelt das Buch, was man unter einem Trauma versteht, welche körperlichen und seelischen Veränderungen ein Trauma bewirkt, Kriterien dafür, ob eine sogenannte Traumafolgestörung vorliegt, sowie Wege, auf denen ein Trauma überwunden werden kann.
Es bietet Hilfe zur Selbsthilfe und unterstützt den Therapieprozess, indem es Ihnen – orientiert an den traumatherapeutischen Leitlinien – aufzeigt, wo Sie gerade stehen und was Sie selbst tun können, um die Bewältigung des Trauma zu fördern.

Schiraldi, G. R. (2016): *The Post-Traumatic Stress Disorder Sourcebook.* New York.
Darin wird erklärt, was eine Posttraumatische Belastungsstörung (PTBS) ist und welche Behandlungsmöglichkeiten es gibt. Die möglichen Auslöser einer PTBS reichen von ACEs bis zu einer Vergewaltigung und Kampfeinsätzen.

Shapiro, R. (2010): *The Trauma Treatment Handbook.* New York.
Das Werk gibt ebenfalls einen guten Überblick über die verschiedenen Behandlungsmöglichkeiten von traumatischem Stress.

Körperorientierte Behandlungen

EFT-Technik (↗ https://www.official-eft.de). Gut zur Beruhigung. Kann nützlich sein, wenn man mit EMDR nicht mehr weiterkommt. Das EFT-„Grundrezept" ist auf der Website kostenlos erhältlich.

Härle, D. (2016): *Praxisbuch traumasensitives Yoga: Über die heilende Wirkung von Yoga bei komplexen Traumata.* Mit DVD. Paderborn: Junfermann.
Traumasensitives Yoga ermöglicht es, selbst aktiv zu werden, um zu einem entspannten, sicheren und selbstgesteuerten Lebensgefühl (zurück) zu finden.

Levine, P. A. (2011): *Sprache ohne Worte: Wie unser Körper Trauma verarbeitet und uns in die innere Balance zurückführt.* München: Kösel. Levines *Somatic Experiencing* (SE) liefert einen Ansatz, um Überlebenden zu helfen, das Trauma im Körper zu erspüren und die blockierte Energie auf eine wohldosierte Weise zu lösen. Siehe auch Levine, P. A. & M. Kline (2010): *Kinder vor seelischen Verletzungen schützen.* München: Kösel.

Miller-Karas, E. (2015): *Building Resilience to Trauma: The Trauma and Community Resiliency Models.* New York: Routledge.
Praktische körperbasierte Interventionen für Kliniker*innen und Laien. Besuchen Sie auch die Website https://www.traumaresourceinstitute.com, um sich die kostenlose iChill-App herunterzuladen. Diese vermittelt sehr nützliche körperbasierte Selbsthilfe-Skills, um in den Resilienzbereich zurückzukehren (z. B. *Tracking, Resourcing* und „Erste Hilfe für schwierige Zeiten").

Ogden, P., Minton, K. & C. Pain (2009): *Trauma und Körper: Ein sensumotorisch orientierter psychotherapeutischer Ansatz.* Paderborn: Junfermann.
Als eine führende Expertin für körperorientierte Therapien präsentiert Ogden einen integrierten Ansatz zur Traumaheilung, der die Kognition, Emotionen und den Körper einbezieht. Wenn (kognitive) Top-down-Ansätze erfolglos bleiben, bietet sie Bottom-up-Alternativen an. Siehe auch das begleitende Arbeitsbuch: Ogden, P. & J. Fisher (2015): *Sensorimotor Psychotherapy: Interventions for Trauma and Attachment.* New York: Norton.

Hinweis: Sie können potenzielle Therapeut*innen auch nach anderen gut erforschten Traumabehandlungen fragen, zum Beispiel nach der kognitiven Verarbeitungstherapie (Cognitive Processing Therapy, CPT), der verlängerten Exposition (Prolonged Exposure, PE) oder einer individuellen kognitiven Verhaltenstherapie. Fragen Sie sie nach ihrer Erfahrung in der Behandlung von Kindheitstraumata, die von manchen auch Entwicklungstraumata oder komplexe Traumata genannt werden. Außerdem legen neue Erkenntnisse nahe, dass selbstständige internetbasierte Interventionen zur Traumabewältigung für manche Menschen von Nutzen sein können.

Heilungsfördernde Imaginationen

Reddemann, L. (2016): *Imagination als heilsame Kraft: Ressourcen und Mitgefühl in der Behandlung von Traumafolgen.* Stuttgart: Klett-Cotta.
Luise Reddemann gehört zu den maßgeblichen Pionierinnen der Traumatherapie. Aus ihrer Erfahrung heraus hat sie zahlreiche Imaginationsübungen entwickelt und gesammelt, die Patient*innen helfen, stabiler zu werden und zu lernen, sich selbst zu trösten.

Bindungsbasierte Paar- und Familientherapie

Emotionsfokussierte Therapie für Paare (EFT, ↗ https://www.eftcd.de oder ↗ http://www.iceeft.com). Wenn Bindungsunsicherheiten intime Beziehungen beeinträchtigen, helfen Ihnen EFT-Therapeut*innen, Schwachpunkte aufzudecken, die Ihnen nicht voll bewusst sind, und tiefer liegende emotionale Probleme auf eine Weise anzugehen, die Bindungen stärkt. Die Therapie basiert auf dem Buch von Susan M. Johnson, *Bindungstheorie in der Praxis* (2020). Die Partner*innen werden angeleitet, wie sie Bindungsstörungen angehen und durch beruhigende und unterstützende Reaktionen heilen können. Diese Therapie ist wirkungsvoller als der Aufbau von traditionellen Paarkompetenzen. Über 70 Prozent der Paare stellen fest, dass ihre Beziehung sich ständig verbessert. Im Kern geht es darum, Bindungsbedürfnisse ehrlich zum Ausdruck zu bringen und gemeinsam einen sicheren Hafen und eine sichere Basis zu schaffen. Johnson hat auch eine emotionsfokussierte Familientherapie (EFFT) entwickelt.

Übungen zur Lösung von Stress und Traumata

Berceli, D. (2016): *Körperübungen für die Traumaheilung und zur Stressreduktion im Alltag.* Norddeutsches Institut für Bioenergetische Analyse e.V. Der Psoas-Muskel verbindet die untere Wirbelsäule mit dem Becken und dem Oberschenkelknochen. Er zieht sich instinktiv zusammen, wenn wir als Reaktion auf eine Bedrohung zusammenzucken oder uns auf Kampf oder Flucht vorbereiten. Die sieben leicht zu erlernenden TRE-Übungen helfen diesem großen Muskel, unbemerkte Anspannung zu lösen, die zusammen mit traumatischen Erinnerungen, auch an sexuellen Missbrauch, gespeichert wurde und im Körper festsitzt, während das Gehirn immer noch versucht, der Person zu helfen, zu überleben. Diese chronische Anspannung verursacht oft Schmerzen im Rücken, in den Schultern und im Nacken sowie Verdauungsbeschwerden. Das Zulassen eines natürlichen Körperzitterns (des sogenannten neurogenen Zitterns) wirkt in der Regel beruhigend. Die Übungen, die etwa 15 Minuten dauern, sind eine nützliche Selbsthilfe, um Stress abzubauen, oder können andere Traumatherapien ergänzen.

Ping Shuai Gong – Händeschwingübung (englisches YouTube-Video von Meister Li Feng Shan, 33 Minuten). Eine sehr entspannende und belebende Übung, um den Körper zu regulieren. Einzusehen unter ↗ https://www.youtube.com/watch?v=QuHuJ-4JjcU (letzter Aufruf am 14.02.2022).

Das Gehirn optimal versorgen

Oldways (↗ https://oldwayspt.org). Eine angesehene gemeinnützige Organisation, die Menschen helfen will, durch Ernährung ihre Gesundheit zu verbessern. Auf ihrer Website finden Sie u. a. mediterrane Speisepläne (auf Englisch).

Relevante Lektüre

Neff, K. (2012): *Selbstmitgefühl: Wie wir uns mit unseren Schwächen versöhnen und uns selbst der beste Freund werden.* München: Kösel.
Selbstmitgefühl ist für die Genesung von ACEs von zentraler Bedeutung. Besuchen Sie auch die Website ↗ https://self-compassion.org. Dort finden Sie u. a. Übungen und einen Fragebogen, um Ihr Selbstmitgefühl einzuschätzen.

Schiraldi, G. R. (2008): *Arbeitsbuch Selbstachtung: Ein wirksames Programm, sich selbst mehr zu mögen.* Paderborn: Junfermann.
Übungen, um ein gesundes Selbstwertgefühl aufzubauen, das hilft, stressbedingten Störungen vorzubeugen oder von ihnen zu genesen. Eine wichtige Ergänzung zu diesem Arbeitsbuch, weil ACEs typischerweise das Selbstwertgefühl beschädigen.

Schiraldi, G. R. (2017): *The Resilience Workbook.* Oakland, Kalifornien.
Eine Reihe von Übungen, um sich von Widrigkeiten zu erholen und die geistige Gesundheit und Leistungsfähigkeit zu optimieren. Es wurde festgestellt, dass Resilienz ein wirksames Gegenmittel gegen ACEs ist.

Shapiro, F. (2013): *Frei werden von der Vergangenheit: Trauma-Selbsthilfe nach der EMDR-Methode.* München: Kösel.
Die Erfinderin von EMDR präsentiert viele nützliche Erkenntnisse und Übungen, um von früheren belastenden Erfahrungen zu genesen.

Gemeinsame Traumatherapien für Kinder, Jugendliche und Fürsorgepersonen

Für die Behandlung von betroffenen Familien steht in Deutschland ein dreistufiges Versorgungskonzept zur Verfügung.

Auf der untersten Stufe steht die in der Regel nur temporär angelegte Begleitung. Grundkenntnisse im Umgang mit dem Kind und Alltagsbewältigung stehen im Vordergrund. Begleitung kann unter anderem Elternschulung oder Betreuungsangebote beinhalten.

Auf der zweiten Stufe steht die Beratung. Sie orientiert sich an der Entwicklungsphase des Kindes, ist meist fallbezogen und bezieht sich auf die Wahrnehmung und angemessene Interpretation kindlicher Signale durch die Eltern, auf adäquate Verhaltensweisen und auf die konkrete Lösung von Belastungssituationen.

Auf der dritten Stufe steht die Psychotherapie mit Eltern und Säuglingen beziehungsweise Kleinkindern. Sie ist notwendig, wenn alle bisherigen Maßnahmen versagt haben und/oder die Gefahr der Vernachlässigung und Misshandlung des Kindes besteht.

Persönlichen Rat und Hilfe finden Sie in kinder- und jugendärztlichen Praxen. Bei Bedarf können dort Fachärzte und Fachärztinnen, Therapieeinrichtungen, Fachleute der Kinder- und Jugendpsychotherapie und Beratungsstellen empfohlen werden. Auch Sozialpädiatrische Zentren und Einrichtungen der Frühförderung, Familienzentren, Familienberatungsstellen und Selbsthilfegruppen bieten zu vielen Fragen und Problemen Informationen und Unterstützung an.

Traumafokussierte kognitive Verhaltenstherapie (TF-KVT, ↗ https://tfcbt.org). In vielen Ländern gut erforscht. Hilft Kindern und Jugendlichen im Alter von drei bis 18 Jahren, von Einzeltraumata und von multiplen oder komplexen Traumata sowie von Depressionen, Ängsten und Verhaltensproblemen zu genesen. Meistens zeigt sich eine erhebliche Verbesserung innerhalb von 16 Sitzungen, die Einzelsitzungen für das Kind und die Eltern sowie gemeinsame Sitzungen mit schuldlosen Eltern/Fürsorgepersonen umfassen. Bestandteile der Therapie sind die Förderung von elterlichen Kompetenzen, die Stressbewältigung und Emotionsregulation, die Traumaverarbeitung, das Erzählen der Traumageschichte, das Ersetzen schädlicher Gedanken, die In-vivo-Konfrontation mit nicht mehr gefährlichen Triggern sowie Zukunftsstrategien, um Selbstverletzungen zu verhindern, Selbstmordgedanken zu überwinden und Beziehungen aufzubauen.

Die **GAIMH (German Speaking Association for Infant Mental Health)** setzt sich ein für die Förderung seelischer Gesundheit in der frühen Kindheit sowie für die Früherkennung und Vermeidung von Fehlentwicklungen. Die GAIMH engagiert sich in Deutschland, Österreich und der Schweiz (↗ https://www.gaimh.org).

Eltern, Kinder und Gruppenangebote

Informationsquellen für Eltern

EFFEKT – Entwicklungsförderung in Familien: Eltern- und Kinder-Training. Es dient der Förderung von Erziehungskompetenzen der Eltern sowie der sozialen Kompetenz der Kinder. EFFEKT richtet sich an Eltern von Kindern im Alter von drei bis zehn Jahren, es gibt eine eigene Version für Grundschulkinder (Training im Problemlösen TIP), für emotional belastete Eltern (EFFEKT-E) und Familien mit Migrationshintergrund (EFFEKT Interkulturell) sowie ein Onlinekurs / e-learning (IMPACT).

(↗ https://www.effekt-training.de)

Triple P – Positive Parenting Program. Triple P stärkt Eltern von Kindern bis zwölf Jahre in ihrer Beziehungs- und Erziehungskompetenz sowie ihrer Selbstwirksamkeit.

Verschiedene Triple P-Angebote sind zurzeit in Deutschland verfügbar:

- *Triple P-Kurzberatung:* Bis zu vier individuelle, persönliche oder telefonische, Kontakte à ca. 30 Min. zur Bewältigung einzelner Schwierigkeiten.
- *Triple P-Einzeltraining:* Acht bis 15 Sitzungen im Einzelkontakt à 60–90 Min., beinhalten neben Diagnostik, Wissensvermittlung, dem aktiven Training von Erziehungsfertigkeiten und Übungen für zu Hause auch Hausbesuche.
- *Triple P Plus:* Vertiefendes Unterstützungsangebot in circa vier bis zehn intensiven, individuell angepassten Trainingseinheiten.
- *Triple P Wege:* Vertiefendes Unterstützungsangebot für Eltern, deren Fortschritt im Erlernen grundlegender Erziehungsfertigkeiten durch dysfunktionale Zuschreibungen oder andere kognitive Verzerrungen sowie durch anhaltende Probleme im Umgang mit Wut und Ärger erschwert ist und die daher ein erhöhtes Risiko aufweisen, überzureagieren oder ihr Kind zu misshandeln.
- *Triple P-Vortragsreihe:* Drei Vorträge à 60 Min. zu Themen der Entwicklung und Erziehung von Kindern, in deren Anschluss Fragen gestellt und Diskussionen geführt werden können.

- *Triple P Gruppentraining* (Elternkurs): Vier Gruppensitzungen à zwei Stunden, drei Telefonkontakte à ca. 20 Minuten und eine Abschlusssitzung in der Gruppe über acht Wochen mit aktivem Training von Erziehungsfertigkeiten sowie Übungen für zu Hause.
- *Triple P Online:* Online-Elternkurs in acht Modulen à ca. 30–60 Minuten mit Videoausschnitten, interaktiven Übungen und Downloadmöglichkeit allgemeiner sowie personalisierter Materialien.

Brisch, K. H. (2020). SAFE® – *Sichere Ausbildung für Eltern: Sichere Bindung zwischen Eltern und Kind.* Stuttgart: Klett-Cotta.
SAFE ist ein Präventionsprojekt, das für alle Eltern ab der 20. Schwangerschaftswoche bis zum ersten Lebensjahr entwickelt wurde und ihnen helfen soll, eine sichere Eltern-Kind-Bindung aufzubauen. Im Buch behandelte Themen: Fantasien, Ängste und Erwartungen der Eltern, elterliche Kompetenzen, Stressabbau, Geburtserfahrung, Wochenbettdepression, Stillen, Schlaf, Beobachtung der Eltern-Kind-Bindung, Signale des Babys erkennen und angemessen auf sie reagieren, was zu tun ist, wenn das Baby nicht schlafen will oder sich nicht trösten / beruhigen lässt, mögliche unverarbeitete Kindheitstraumata oder spätere Traumata der Eltern und ihre Behandlung. Siehe auch: ↗ https://www.khbrisch.de/safe.

Kindern Empathie vermitteln

B.A.S.E.® Babywatching (↗ https://docplayer.org/79004005-B-a-s-e-babywatching.html oder ↗ https://www.base-babywatching.de/en). Das Präventionsprogramm B.A.S.E. fördert die gesunde emotionale Entwicklung von Kindern im Alter von drei bis zwölf Jahren und bereitet sie aufs Erwachsenwerden vor, indem es ihr Einfühlungsvermögen, ihre Empathie und ihre Bindungsfähigkeit fördert und Ängsten und Aggressionen entgegenwirkt. Die Kinder beobachten einmal wöchentlich eine Mutter oder einen Vater mit Baby während dessen erstem Lebensjahr. Sie beschreiben, was die Mutter / der Vater und das Baby tun und warum, und wie die beiden interagieren und einander emotional beeinflussen. Schließlich werden die Kinder gefragt, wie sie sich fühlen, wenn sie sich vorstellen, sie wären in der Situation der Mutter / des Vaters oder des Babys. Bisherige Ergebnisse zeigen, dass die teilnehmenden Kinder weniger aggressiv, trotzig, ängstlich, deprimiert, reserviert und hyperaktiv werden und weniger Schlafstörungen haben. Das Programm wird in Tagespflegeeinrichtungen, Schulen, Justizvollzugsanstalten und Traumakliniken durchgeführt. Eltern, LehrerInnen und ältere Menschen profitieren ebenfalls von der positiven emotionalen Erfahrung.

Kontext Schule

Kriebs, S. (2019): *Resilienz in der Schule: Wie Kinder stark werden.* Paderborn: Junfermann.

Resilienz, die psychische Widerstandsfähigkeit, ist unerlässlich, um schwierige Situationen und Herausforderungen im Leben bewältigen zu können. Resilienz setzt sich unter anderem aus den Aspekten Optimismus und Fehlerfreundlichkeit, Lösungsorientierung, persönliche Verantwortungsübernahme, Selbstwirksamkeit und soziale Kompetenzen zusammen. Pädagog*innen, die ihren Schüler*innen diese Werte vorleben, unterstützen sie in einer gesunden Persönlichkeitsentwicklung – und vermitteln über das reine Schulwissen hinaus grundlegende Ressourcen für ein selbstbestimmtes und verantwortungsvolles Leben. Mit neurobiologischem Hintergrundwissen und vor allem praktischen Übungen unterstützt dieses Buch Lehrer*innen wie Schüler*innen.

Krämer, S. (2019): *Wache Schule – Mit Achtsamkeit zu Ruhe und Präsenz.* Paderborn: Junfermann.

Basierend auf ihrer langjährigen Praxiserfahrung gibt Susanne Krämer Antworten auf Fragen rund um das Thema Achtsamkeit in der Schule. Sie zeigt, wie die Haltung der Achtsamkeit kultiviert, im Schulalltag gelebt und altersstufengerecht vermittelt werden kann. Anhand von Fallbeispielen, Übungsanleitungen und Hinweisen zur Umsetzung gibt sie einen konkreten Leitfaden zur Schaffung einer achtsamen Schulkultur: für ein harmonisches Miteinander und eine lernfördernde Umgebung.

Brezinka, V. (2006). „Das Incredible Years Training in der Schule“. In: Steinhausen, H.-C. (Hg.), *Schule und psychische Störungen,* Stuttgart 2006.

Die evidenzbasierten *Incredible-Years*-Programme für Eltern, Kinder und Lehrer*innen sollen Verhaltensproblemen von jungen Kindern vorbeugen helfen, den Umgang mit Störungen wie ADHS oder Autismus erleichtern und die soziale, emotionale und schulische Kompetenz fördern.

Literaturverzeichnis

ALLEN, J. G., COYNE, L. & HUNTOON, J. (1998): Complex Posttraumatic Stress Disorder in Women from a Psychometric Perspective. *Journal of Personality Assessment* 70, S. 277–298.

ANNAND, K. J. S. & HICKEY, P. R. (1987): Pain and Its Effects in the Human Neonate and Fetus. *The New England Journal of Medicine* 317, S. 1321–1329.

ANO, G. G. & VASCONCELLES, E. B. (2005): Religious Coping and Psychological Adjustment to Stress: A Meta-Analysis. *Journal of Clinical Psychology* 61, S. 461–480.

ANONYMOUS PRESS (1992): *Mini Edition of AA*. Washington: The Anonymous Press.

ASKELUND, A. D., SCHWEIZER, S., GOODYER I. M. & VAN HARMELEN, A. L. (2019): Positive Memory Specificity Is Associated with Reduced Vulnerability to Depression. *Nature Human Behaviour* 3, S. 265–73.

BANDELOW, B., SPÄTH, C., TICHAUER, G. A., BROOCKS, A., HAJAK, G. & RÜTHER, E. (2002): Early Traumatic Life Events, Parental Attitudes, Family History, and Birth Risk Factors in Patients with Panic Disorder. *Comprehensive Psychiatry* 43, S. 269–278.

BANDELOW, B., CHARIMO TORRENTE, A., WEDEKIND, D., BROOCKS, A., HAJAK, G. & RÜTHER, E. (2004): Early Traumatic Life Events, Parental Rearing Styles, Family History of Mental Disorders, and Birth Risk Factors in Patients with Social Anxiety Disorder. *European Archives of Psychiatry and Clinical Neuroscience* 254, S. 397–405.

BERLIN, L. J., CASSIDY, J. & APPLEYARD, K. (2008): The Influence of Early Attachments on Other Relationships. In: Cassidy, J. & Shaver, P. R (Hrsg.): *Handbook of Attachment* (2. Auflage). New York.

BLUMENTHAL, J. A., SMITH, P. J., MABE, S., HINDERLITER, A., LIN, P., LIAO, L., WELSH-BOHMER, K. A., BROWNDYKE, J. N., KRAUS, W. E., DORAISWAMY, P. M., BURKE, J. R. & SHERWOOD, A. (2019): Lifestyle and Neurocognition in Older Adults with Cognitive Impairments: A Rondomized Trial. *Neurology* 92, e212–e223.

BORYSENKO, J. (1992): *Ich bin, wie ich bin. Wie man sich von falschen Schuldgefühlen befreit und ein gesundes Selbstwertgefühl entwickelt*. München.

BRADSHAW, J. (2006): *Wenn Scham krank macht: Verstehen und Überwinden von Schamgefühlen*. München.

BRAY, R. L. (2017): *Thought Field Therapy Center of San Diego*. Einzusehen unter: ↗ https://rlbray.com (letzter Aufruf 10.02.2022).

BRISCH, K. H. (2020): *Bindungsstörungen: Von der Bindungstheorie zur Therapie*. Stuttgart.

BROOKS, A. (2008): *Gross National Happiness: Why Happiness Matters for America – and How We Can Get More of It*. New York.

BROWNING, C. (1999): Floatback and Float Forward: Techniques for Linking Past, Present and Future. *EMDRIA Newsletter* 4, S. 12f.

CASSIDY, J. (2008): The Nature of the Child's Ties. In: Cassidy, J. & Shaver, P. R. (Hrsg.): *Handbook of Attachment: Theory, Research, and Clinical Applications*. New York.

CERCI, D. & COLUCCI, E. (2017): Forgiveness in PTSD After Man-Made Traumatic Events: A Systematic Review. *Traumatology* 24, S. 47–54.

CHEN, Y. & VANDERWEELE, T. J. (2018): Associations of Religious Upbringing with Subsequent Health and Wellbeing from Adolescence to Young Adulthood: An Outcome-wide Analysis. *American Journal of Epidemiology* 187, S. 2355–2364.

Childre, D. L. & Rozman, D. (2014): *Stressfrei mit Herzintelligenz®: Gelassen und voller Energie in 5 Schritten (Heartmath – Herzintelligenz).* Kirchzarten.

Craig, G. (2013): *The EFT Basic Recipe by Founder Gary Craig.* Einzusehen unter: ↗ http://www.youtube.com/watch?v=1wG2FA4vfLQ (letzter Aufruf 11.02.2022).

Currier, J. M., Holland, J. M. & Drescher, K. D. (2015): Spirituality Factors in the Prediction of Outcomes of PTSD Treatment for U. S. Military Veterans. *Journal of Traumatic Stress* 28, S. 57–64.

Davidson, R. J. (2009): Eröffnungsrede auf der Konferenz *Investigating and Integrating Mindfulness in Medicine, Health Care, and Society*, Worcester, Massachusetts.

Eidhof, M. B., Djelantik, A. A. A. M. J., Klaassens, E. R., Kantor, V., Rittmansberger, D., Sleijpen, M., Steenbakkers, A., Weindl, D. & Ter Heide, J. J. (2019): Complex Posttraumatic Stress Disorder in Patients Exposed to Emotional Neglect and Traumatic Events: Latent Class Analysis. *Journal of Traumatic Stress* 32, S. 23–31.

Emerson, R. W. (2007): Der amerikanische Gelehrte (am 31. August 1837 gehaltene Rede, Originaltitel: The American Scholar). In: *Ralph Waldo Emerson, Drei Ansprachen – Über Bildung, Religion und Henry David Thoreau.* Freiburg 2007.

Engel, B. (2006): *Healing Your Emotional Self.* New York.

Enright, R. (2012): *The Forgiving Life: A Pathway to Overcoming Resentment and Creating a Legacy of Love.* Washington.

Epstein, L. J. (2010): The Surprising Toll of Sleep Deprivation. *Newsweek* vom 28. Juni und 5. Juli 2010.

Farnsworth, J. K. & Sewell, K. W. (2011): Fear of Emotion as a Moderator Between PTSD and Firefighter Social Interactions. *Journal of Traumatic Stress* 24, S. 444–450.

Farrell, W. & Gray, J. (2018): *The Boy Crisis: Why Our Boys Are Struggling and What We Can Do About It.* Dallas, Texas.

Felitti, V. (2002): The Relation Between Adverse Childhood Experiences and Adult Health: Turning Gold into Lead. *Permanente Journal* 6, S. 44–47.

Felitti, V. & Anda, R. F. (2014): The Lifelong Effects of Adverse Childhood Experiences. *Child Maltreatment: Sexual Abuse and Psychological Maltreatment*, Bd. 2, hg. von D. L. Chadwick et al., St. Louis.

Figley, C. R. (1995): Schreiben an unter traumatischem Stress leidende Kollegen vom 27. Juni 1995.

Flowers, S. & Stahl, B. (2012): *Weites Herz, gelassener Geist: Wie Achtsamkeit und Mitgefühl uns helfen, Gefühle von Minderwertigkeit, Unzulänglichkeit und Scham zu überwinden.* Freiburg.

Foa, E. B., Ehlers, A., Clark, D. M., Tolin, D. F. & Orsillo, S. M. (1999): The Posttraumatic Cognitions Inventory (PTCI): Development and Validation. *Psychological Assessment* 11, S. 303–314.

Follette, V. M. & Pistorello, J. (2012): *Zurück ins Leben finden. Mit ACT posttraumatische Belastungsstörungen und traumabedingte Probleme bewältigen.* Paderborn.

Fouts, J. D. (1990): *Life's Accomplishments and Internal Resources.* Handout.

Francis, H. M., Stevenson, R. J., Chambers, J. R., Gupta, D., Newey, B. & Lim, C. K. (2019): A Brief Diet Intervention Can Reduce Symptoms of Depression in Young Adults – A Randomised Controlled Trial. *PLoS One* 14, e0222768.

George, C., Kaplan, N. & Main, M. (1985): *Adult Attachment Interview Protocol*, unveröffentlichtes Manuskript, Abteilung für Psychologie der University of California, Berkeley.

Gilbert, P. & Procter, S. (2006): Compassionate Mind Training for People with High Shame and Self-Criticism: Overview and Pilot Study of a Group Therapy Approach. *Clinical Psychology and Psychotherapy* 13, S. 353–379.

Goddard, A. W. (2017): The Neurobiology of Panic: A Chronic Stress Disorder. *Chronic Stress* 1, S. 1–14.

Granqvist, P., Ivarsson, T., Broberg, A. G. & Hagekull, B. (2007): Examining Relations Among Attachment, Religiosity, and New Age Spirituality Using the Adult Attachment Interview. *Developmental Psychology* 43, S. 590–601.

Grossman, K., Grossman, K. E., Kindler, H. & Zimmermann, P. (2008): A Wider View of Attachment and Exploration: The Influence of Mothers and Fathers on the Development of Psychological Security from Infancy to Young Adulthood. In: *Handbook of Attachment: Theory, Research, and Clinical Applications*, hg. von J. Cassidy und P. R. Shaver, New York.

Hammermeister, J. J. & Peterson, M. (2001): Does Spirituality Make a Difference? Psychosocial and Health-Related Characteristics of Spiritual Well-Being. *American Journal of Health Education* 32, S. 293–297.

Harrison, C. C. (2012): *He Did Deliver Me from Bondage*. Hyrum, Utah.

Harvard University (undatiert): Center on the Developing Child, ↗ https://developingchild.harvard.edu (letzter Aufruf am 11.02.2022).

Harvey, S. T. & Taylor, J. E. (2010): A Meta-Analysis of the Effects of Psychotherapy with Sexually Abused Children and Adolescents. *Clinical Psychology Review* 30, S. 517–535.

Haug, W. & Wanner, P. (2000): The Demographic Characteristics of Linguistic and Religious Groups in Switzerland. In: *The Demographic Characteristics of National Minorities in Certain European States*, Bd. 2, hg. von W. Haug, P. Compton und Y. Courbage.

Hayes, S. C. & Smith, S. (2007): *In Abstand zur inneren Wertmaschine. Ein Selbsthilfe- und Therapiebegleitbuch auf der Grundlage der Akzeptanz- und Commitment-Therapie (ACT)*. Tübingen.

Hayes, S. C., Strosahl, K. D. & Wilson, K. G. (2004): *Akzeptanz- und Commitment-Therapie. Ein erlebnisorientierter Ansatz zur Verhaltensänderung*. Gießen.

Heller, L. & LaPierre, A. (2013): *Entwicklungstrauma heilen. Alte Überlebensstrategien lösen – Selbstregulierung und Beziehungsfähigkeit stärken*. München.

Hendel, H. J. (2018): *It's Not Always Depression*. London.

Herman, J. L. (2014): *PTSD as a Shame Disorder: A Work in Progress*. Webinar der International Society for Traumatic Stress Studies (ISTSS), 15. Oktober 2014.

Hoeppner, B. B., Schick, M. R., Carlon, H. & Hoeppner, S. S. (2019): Do Self-Administered Positive Psychology Exercises Work in Persons in Recovery from Problematic Substance Use? An Online Randomized Survey. *Journal of Substance Abuse Treatment* 99, S. 16–23.

Huttunen, M. O. & Niskanen, P. (1978): Prenatal Loss of Father and Psychiatric Disorders. *Archives of General Psychiatry* 35, S. 429ff.

Huuskes, L. M., Heaven, P. C. L., Ciarrochi, J., Parker, P. & Caltabiano, N. (2016): Is Belief in God Related to Differences in Adolescents' Psychological Functioning? *Journal for the Scientific Study of Religion* 55, S. 40–53.

Imrie, S. & Troop, N. A. (2012): A Pilot Study of the Effects and Feasibility of Compassion-Focused Expressive Writing in Day Hospice Patients. *Palliative & Supportive Care* 10, S. 115–122.

Johnson, S. M. (2020): *Bindungstheorie in der Praxis: Emotionsfokussierte Therapie mit Einzelnen, Paaren und Familien*. Paderborn.

KAREN, R. (1994): *Becoming Attached: First Relationships and How They Shape Our Capacity to Love*. New York.

KAUFMAN, G. (1996): *The Psychology of Shame*. New York.

KEARNEY, D.J., MALTE, C.A., MCMANUS, C., MARTINEX, M.E., FELLEMAN, B. & SIMPSON, T.L. (2013): Loving-kindness Meditation for Posttraumatic Stress Disorder: A Pilot Study. *Journal of Traumatic Stress* 26, S. 426–434.

KENDRICK, S. & KENDRICK, A. (2011): *The Resolution for Men*. Nashville.

KIRSCHBAUM, C., PRÜSSNER, J.C., STONE, A.A., FEDERENKO, I., GAAB, J., LINTZ, D., SCHOMMER, N. & HELLHAMMER, D.H. (1995): Persistent High Cortisol Responses to Repeated Psychological Stress in a Subpopulation of Healthy Men. *Psychosomatic Medicine* 57, S. 468–474.

KOENIG, H.G. (1997): *Is Religion Good for Your Health? The Effects of Religion on Physical and Mental Health*. New York.

KOENIG, H.G. (2012): Religion, Spirituality, and Health: The Research and Clinical Implications. *International Scholarly Research Network Psychiatry*, 278730.

KOENIG, H., KING, D.E. & CARSON, V.B. (2012): *Handbook of Religion and Health*. New York.

LEVINE, P.A. (2011): *Sprache ohne Worte: Wie unser Körper Trauma verarbeitet und uns in die innere Balance zurückführt*. München.

LEVY-SHIFF, R., HOFFMAN, M.A., MOGILNER, S., LEVINGER, S. & MOGILNER, M.B. (1990): Fathers' Hospital Visits to Their Preterm Infants as a Predictor of Father-Infant Relationship and Infant Development. *Pediatrics* 86, S. 289–293.

LEWIS, T., AMINI, F. & LANNON, R. (2000): *A General Theory of Love*. New York.

LIPSITT, L.P. (2012): Long-term Consequences of Perinatal Trauma. In: *Encyclopedia of Trauma: An Interdisciplinary Guide*, hg. von C.R. Figley. Thousand Oaks, Kalifornien.

LITZ, B.T., LEBOWITZ, L., GRAY, M.J. & NASH, W.P. (2016): *Adaptive Disclosure: A New Treatment for Military Trauma, Loss, and Moral Injury*. New York.

MASLOW, A. (1973): *Psychologie des Seins. Ein Entwurf*. München.

MCEWEN, B.S. (2017): Neurobiological and Systemic Effects of Chronic Stress. *Chronic Stress (Thousand Oaks)* 1 (August 2017).

MCKENZIE, C.D. & WRIGHT, L.S. (1996): *Delayed Posttraumatic Stress Disorders from Infancy: The Two Trauma Mechanism*. New York.

MEEWISSE, M., OLFF, M., KLEBER, R., KITCHINER, N.J. & GERSONS, B.P.R. (2011): The Course of Mental Health Disorders After a Disaster: Predictors and Comorbidity. *Journal of Traumatic Stress* 24, S. 405–413.

MELLIN, L. (2010): *Wired for Joy: A Revolutionary Method for Creating Happiness from Within*. New York.

MICHIGAN DEPARTMENT OF HEALTH AND HUMAN SERVICES (DHHS), Pub. 806 (2017): *Fatherhood: Give your Child the Dadvantage*. Einzusehen unter: https://www.michigan.gov/childsupport (letzter Aufruf am 11.02.2022).

MIKULINCER, M. & SHAVER, P.R. (2008): Adult Attachment and Affect Regulation. In: *Handbook of Attachment*, hg. von J. Cassidy and P.R. Shaver, New York.

MILLER-KARAS, E. (2015): *Building Resilience to Trauma: The Trauma and Community Resiliency Model*. New York.

NAKAZAWA, D.J. (2019): *Wenn die Kindheit krank macht: Frühe seelische Verletzungen – die wahre Ursache für Übergewicht, Herz-Kreislauferkrankungen und Co*. München.

NAKAZAWA, D.J. (2020): *The Angel and the Assassin: The Tiny Brain Cell that Changed the Course of Medicine*. New York.

Neff, K. (2012): *Selbstmitgefühl: Wie wir uns mit unseren Schwächen versöhnen und uns selbst der beste Freund werden*. München.

Newberg, A. & Waldman, M. R. (2010): *Der Fingerabdruck Gottes: Wie religiöse und spirituelle Erfahrungen unser Gehirn verändern*. München.

Ogden, P. & Fisher, J. (2015): *Sensorimotor Psychotherapy: Interventions for Trauma and Attachment*. New York.

Ogden, P., Minton, K. & Pain, C. (2009): *Trauma und Körper: Ein sensumotorisch orientierter psychotherapeutischer Ansatz*. Paderborn.

Pelletier, K. R. (2019): *Change Your Genes, Change Your Life*. San Rafael, Kalifornien.

Phan Thi, K. P. (2018): *Ins Herz gebrannt: Wie ich die Schrecken des Krieges hinter mir ließ und Frieden, Vergebung und Hoffnung fand*. Aßlar.

Popenoe, D. (1996): *Life Without Father: Compelling New Evidence That Fatherhood and Marriage Are Indispensable for the Good of Children and Society*. New York.

Potter-Efron, R. & Potter-Efron, P. (1992): *Schamgefühle verstehen und überwinden*. München.

Price, M., Connor, J. P. & Allen, H. C. (2017): The Moderating Effect of Childhood Maltreatment on the Relations Among PTSD Symptoms, Positive Urgency, and Negative Urgency. *Journal of Traumatic Stress* 30, S. 432–437.

Raeburn, P. (2014): *Väter! Warum sie trotzdem wichtig sind*. Freiburg.

Ridout, K. K., Khan, M. & Ridout, S. J. (2018): Adverse Childhood Experiences Run Deep: Toxic Early Life Stress, Telomeres and Mitochondrial DNA Copy Number, the Biological Makers of Cumulative Stress. *BioEssays* 40, e1800077.

Rothschild, B. (2011): *Der Körper erinnert sich: Die Psychophysiologie des Traumas und der Traumabehandlung*. Essen.

Salzberg, S. (2003): *Metta Meditation – Buddhas revolutionärer Weg zum Glück*. Freiburg.

Satchidananda, S. S. (2003): *Erkenne dein Selbst: Die wesentlichen Lehren von Swami Satchidananda*, hg. von Philip Mandelkorn, Gladenbach.

Schiraldi, G. R. (2016): *The Post-Traumatic Stress Disorder Sourcebook: A Guide to Healing, Recovery, and Growth*. New York.

Schiraldi, G. R. (2008): *Arbeitsbuch Selbstachtung: Ein wirksames Programm, sich selbst mehr zu mögen. Selbstzweifel überwinden*. Paderborn.

Schiraldi, G. R. (2017): *The Resilience Workbook: Essential Skills to Recover from Stress, Trauma, and Adversity*. Oakland, Kalifornien.

Schore, A. N. (1994): *Affect Regulation and the Origin of the Self: The Neurobiology of Emotional Development*. Hillsdale, New Jersey.

Schore, A. N. (1997): Early Development of the Nonlinear Right Brain and Development of a Predisposition to Psychiatric Disorders. *Development and Psychopathology* 9, S. 595–631.

Schore, A. N. (2007): *Affektregulation und die Reorganisation des Selbst*. Stuttgart.

Schore, A. N. (2009): Relational Trauma and the Developing Right Brain: An Interface of Psychoanalytic Self Psychology and Neuroscience. *Annals of the New York Academy of Sciences* 1159, S. 189–203.

Schore, A. N. (2012): *The Science of the Art of Psychotherapy*. New York.

Shapiro, F. (2013): *Frei werden von der Vergangenheit: Trauma-Selbsthilfe nach der EMDR-Methode*. München.

Shariful, A. S. & Nemeroff, C. B. (2017): Early Life Stress, Mood, and Anxiety Disorders. *Chronic Stress* 1, S. 1–16.

Siegel, D. J. (2006): *Wie wir werden, die wir sind: Neurobiologie und die Entwicklung des Menschen in Beziehungen*. Paderborn.

Singer, M. A. (2009): *Die unbändige Seele. Ein Weg der Befreiung*. Winterthur 2009. (Auch erschienen unter dem Titel *Die Seele will frei sein: Eine Reise zu sich selbst*. Berlin 2016.)

Sloan, D. M., Marx, B. P., Lee, D. J. & Resick, P. A. (2018): A Brief Exposure-Based Treatment vs. Cognitive Processing Therapy for Posttraumatic Stress Disorder: A Randomized Noninferiority Clinical Trial. *JAMA Psychiatry* 75, S. 233–239.

Slobodin, O., Caspi, Y., Klein, E., Berger, B. D. & Hobfall, S. E. (2011): Resource Loss and Posttraumatic Response in Bedouin Members of the Israeli Defense Forces. *Journal of Traumatic Stress* 24, S. 54–60.

Snyder, C. R. & Lopez, S. J. (2007): *Positive Psychology: The Scientific and Practical Explorations of Human Strengths*. Thousand Oaks, Kalifornien.

Speer, M. E. & Delgado, M. R. (2017): Reminiscing About Positive Memories Buffers Acute Stress Responses. *Nature Human Behaviour* 1, S. 93.

Steele, A. (2007): *Developing a Secure Self: An Attachment-Based Approach to Adult Psychotherapy*, CD und gedrucktes Handbuch. Gabriola, Britisch-Kolumbien, Kanada. ↗ https://www.april-steele.ca.

Syed, S. A. & Nemeroff, C. B. (2017): Early Life Stress, Mood, and Anxiety Disorders. *Chronic Stress* (Thousand Oaks) 1 (Februar 2017). Einzusehen unter: https://journals.sagepub.com/doi/full/10.1177/2470547017694461 (letzter Aufruf am 11.02.2022).

Takikawa, D. (2004): *What Babies Want: An Exploration of the Consciousness of Infants*, DVD. Los Olivos, Kalifornien.

Thompson, R. A. (2018): *Social-Emotional Development in the First Three Years*. Edna Bennett Pierce Prevention Research Center, Penn State University, 11. April 2018. Einzusehen unter: ↗ http://www.prevention.psu.edu/news/social-emotional-development-in-the-first-three-years (letzter Aufruf am 11.02.2022).

Tinnin, L. & Gantt, L. (2013): *The Instinctual Trauma Response and Dual-Brain Dynamics: A Guide for Trauma Therapy*. Morgantown, West Virginia.

Tobin, R. L., Adrian, A. L., Hoge, C. W. & Adler, A. B. (2018): Energy Drink Use in U.S. Service Members After Deployment: Associations with Mental Health Problems, Aggression, and Fatigue. *Military Medicine* 183, e364–e370.

Ulrich, W. L. (1992): The Temple, Psychotherapy, and the Traditions of the Fathers. *Issues in Religion and Psychotherapy* 18, Artikel 5.

Vaillant, G. E. (2008): *Spiritual Evolution: A Scientific Defense of Faith*. New York.

van Bruggen, V., ten Klooster, P. M., van der Aa, N., Smith, A. J. M., Westerhof, G. J. & Glas, G. (2018): Structural Validity of the World Assumption Scale. *Journal of Traumatic Stress* 31, S. 816–825.

Van der Kolk, B. A. (2019): *Verkörperter Schrecken: Traumaspuren in Gehirn, Geist und Körper und wie man sie heilen kann*. Lichtenau/Westfalen.

Van der Kolk, B. A. (2015): *The Body Keeps the Score*. Walden Behavioral Care Conference, 29. Oktober 2015, Bentley University, Waltham, Massachusetts.

Van der Kolk, B. A. (2015): *Developmental Trauma Panel*, Changing the Paradigm. 2015 Conference on Developmental Trauma: Where Trauma Meets Attachment, Echo Parenting and Education, 5.–6. März 2015, Los Angeles, Kalifornien, ↗ https://www.echoparenting.org.

Van der Kolk, B. A. (2019): *Healing Trauma: How to Start Feeling Safe in Your Own Body*. Science-of-Success-Podcast mit Gastgeber Matt Bodnar, 19. April 2019. ↗ http://www.successpodcast.com.

WEINBERG, M. (2013): The Bidirectional Dyadic Association Between Tendency to Forgive, Self-Esteem, Social Support, and PTSD Symptoms Among Terror-Attack Survivors and Their Spouses. *Journal of Traumatic Stress* 26, S. 744–752.

WILKINSON, M. (2010): *Changing Minds in Therapy: Emotion, Attachment, Trauma, and Neurobiology*. New York.

WILLIAMS, M. B. & POIJULA, S. (2013): *The PTSD Workbook*, 2nd ed. Oakland, CA: New Harbinger Publications.

WOLIN, S. J. & WOLIN, S. (1993): *The Resilient Self: How Survivors of Troubled Families Rise Above Adversity*. New York: Villard Books.

WORTHINGTON, E. L., WITVLIET, C. V. O., PIETRINI, P. & MILLER, A. J. (2007): Forgiveness, Health, and Well-being: A Review of Evidence for Emotional Versus Decisional Forgiveness, Dispositional Forgivingness, and Reduced Unforgiveness. *Journal of Behavioral Medicine* 30, S. 291–302.

YOUNG-WOLFF, K. C., ALABASTER, A., MCCAW, B., STOLLER, N., WATSON, C., STERLING, S., RIDOUT, K. K. & FLANAGAN, T. (2019): Adverse Childhood Experiences and Mental Health and Behavioral Health Conditions During Pregnancy: The Role of Resilience. *Journal of Women's Health* 4, S. 452–461.

ZEIGLER-HILL, V. (2011): The Connections Between Self-Esteem and Psychopathology. *Journal of Contemporary Psychotherapy* 41, S. 157–164.

ZINSMEISTER, L. (1992): The Murphy Brown Question: Do Children Need Fathers? *Crisis* vom 1. Oktober 1992.

Über den Autor

Dr. Glenn R. Schiraldi arbeitete als Experte für Stressbewältigung in Einrichtungen des Pentagon sowie für die International Critical Incident Stress Foundation. Er lehrt an der Universität von Maryland, wo er neben anderen Auszeichnungen den Outstanding Teaching Award erhielt. Seine Bücher über stressbezogene Themen wurden in 16 Sprachen übersetzt. Dr. Schiraldi schult und berät weltweit Kliniker*innen und Laien zu verschiedenen Aspekten von Stress, Resilienz und Traumata mit dem Ziel, die geistige Gesundheit und Leistungsfähigkeit zu optimieren sowie stressbedingten Erkrankungen vorzubeugen und deren Heilung zu fördern. Er gründete Resilience Training International, um Menschen, die unter großem Stress stehen, ihren Familien und allen, die ihnen helfen, Unterstützung anzubieten.

Weitere Informationen erhalten Sie unter ↗ http://www.resiliencefirst.com.

Notizen

Notizen

Notizen

Notizen

Notizen

Notizen

Die Widerstandfähigkeit stärken

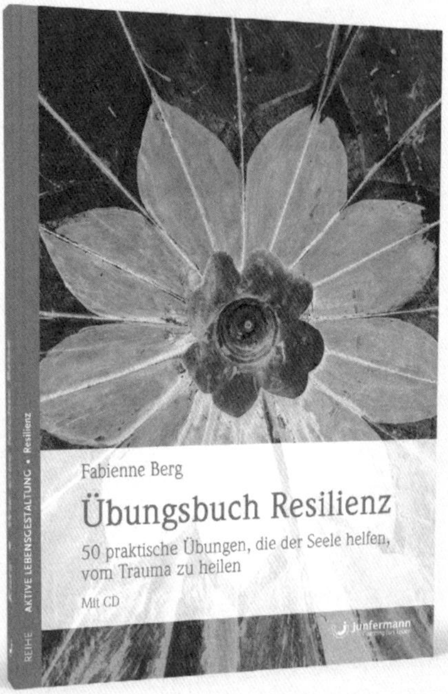

Fabienne Berg

Übungsbuch Resilienz

50 praktische Übungen, die der Seele helfen, vom Trauma zu heilen.

Mit CD

Warum schaffen es einige Menschen, selbst mit schlimmsten traumatischen Erfahrungen fertig zu werden, während andere daran zerbrechen?

Nach dem Konzept der Resilienz helfen die innere Einstellung und praktische psychische Fähigkeiten dabei, Krisen zu überstehen und an ihnen zu wachsen. Zu den meist genannten Resilienz-Faktoren zählen: Optimismus, Akzeptanz, Verantwortung übernehmen und die Opferrolle verlassen, Lösungsorientierung, Loslassen, Neuorientierung, Eingebunden-Sein / Vernetzung, Glauben. Diese Faktoren kann man trainieren und so hat die Autorin 50 ganz praktische Übungen zusammengestellt, die traumatisierten Menschen helfen sollen, vom Trauma zu genesen und die eigene Widerstandsfähigkeit zu stärken.

128 Seiten, kart. • € (D) 20,00 • ISBN 978-3-95571-005-7
Auch als E-Book und Audiodownload erhältlich.

Fabienne Berg hat Sprach- und Sozialwissenschaften mit dem Schwerpunkt außeruniversitäre Erwachsenenbildung studiert. Sie befasst sich vor allem mit den Auswirkungen seelischer Verletzungen sowie mit den Zusammenhängen von Heilung und Selbstfindung.

Weitere erfolgreiche Titel:

Resilienz: Modelle, Fakten & Neurobiologie
ISBN 978-3-95571-421-5

Mut, Kraft und Liebe wünsche ich dir
ISBN 978-3-87387-914-0

Das bin ich!?
ISBN 978-3-95571-770-4

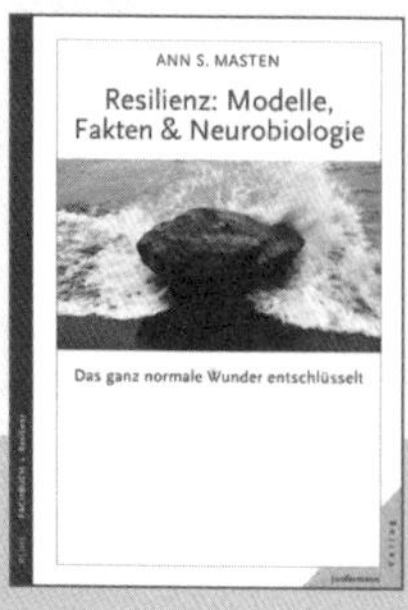

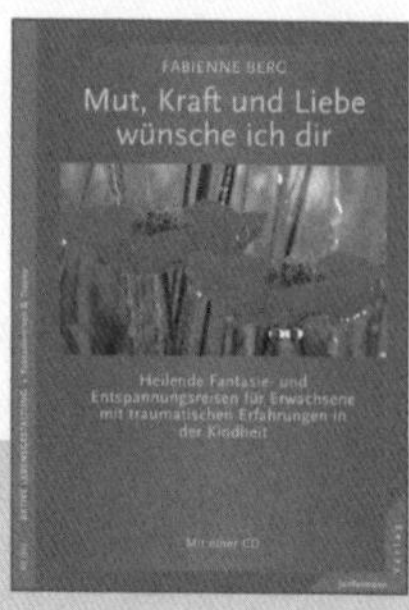

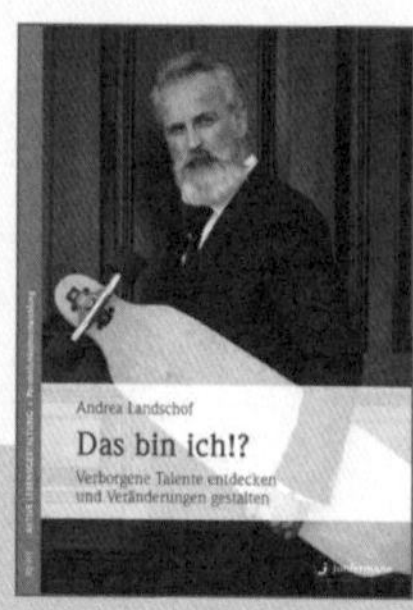

www.junfermann.de

Jetzt packe ich es an!

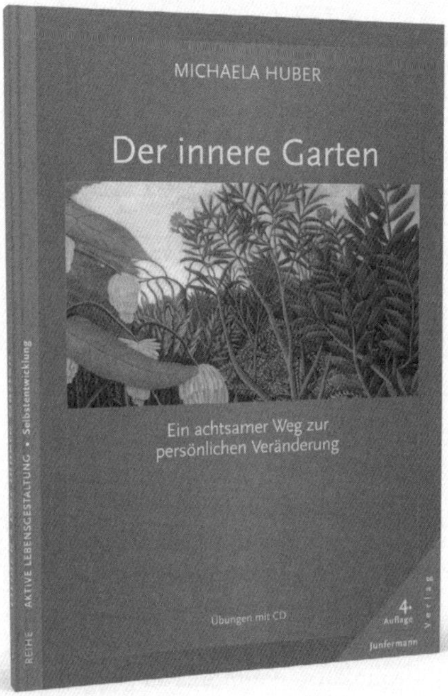

Michaela Huber

Der innere Garten

Ein achtsamer Weg zur persönlichen Veränderung

Das richtige Buch für alle, die sich verändern möchten, aber noch einen Anstoß suchen. In 14 Übungen – von denen sich sechs auf einer beiliegenden CD befinden – leitet Michaela Huber ihre LeserInnen durch einen Prozess der persönlichen Veränderung. Wesentlich dabei ist, erlernte Hilflosigkeit zu überwinden und eigene Fähigkeiten und Ressourcen wieder zu entdecken oder weiter zu entwickeln.

„Michaela Huber hat die Fähigkeit, in lebendiger und verständlicher Sprache das Verhalten und Erleben von Menschen zu erklären, umsetzbare Tipps zu geben, wirklich tröstende Worte zu finden – und das ganze Durcheinander in einem selbst vom Kopf wieder auf die Füße zu stellen …“ – Monika Gerstendörfer, Lobby für Menschenrechte

112 Seiten, kart. • € (D) 20,00 • ISBN 978-3-87387-582-1
Auch als E-Book erhältlich.

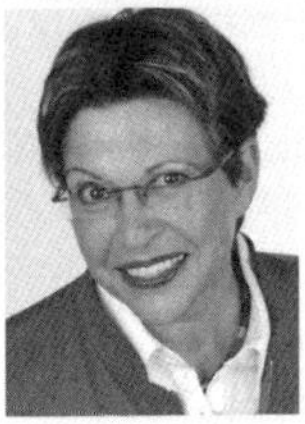

Michaela Huber,
Jahrgang 1952, ist psychologische Psychotherapeutin, Supervisorin und Ausbilderin in Traumabehandlung.

Ausführliche Informationen, E-Books sowie weitere erfolgreiche Titel zum Thema finden Sie auf unserer Website:

www.junfermann.de

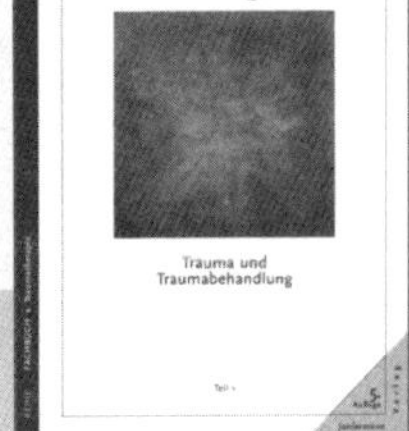

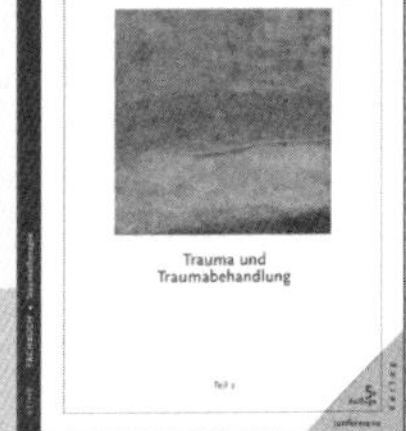

www.junfermann.de

Veränderung ist machbar

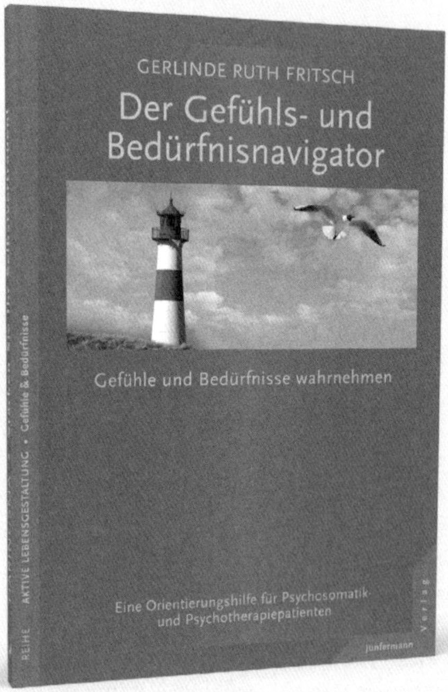

Gerlinde Ruth Fritsch

Der Gefühls- und Bedürfnisnavigator

Gefühle und Bedürfnisse wahrnehmen

Gefühle sind wertvoll. Sie verweisen auf Bedürfnisse des Körpers und der Seele.

Wir übergehen sie nur gern, weil wir etwa Ärger, Trauer oder Wut zuweilen als störend empfinden, scheinen sie uns doch daran zu hindern, in unserer Leistungsgesellschaft unsere Aufgaben zu erfüllen und zu funktionieren. Wenn wir unsere Gefühle und Bedürfnisse allerdings fortwährend ignorieren, geraten wir aus dem Gleichgewicht, und Körper und Seele beginnen Krankheitssymptome zu entwickeln. Die Folge können psychosomatische und seelische Leiden sein, wie chronischer Schmerz, Burnout und Depression. Das Buch nimmt all jene Menschen an die Hand, die besser als bisher auf sich achtgeben und ihre Gefühle und Bedürfnisse deutlicher wahrnehmen möchten. Es zeigt, wie wir Gefühle spüren, wie sie von unseren Gedanken beeinflusst werden und welche Rolle unser Körper dabei spielt. Verständliche Übersichten helfen dabei, emotionale Zustände präzise wahrzunehmen und zu erkennen, mit welchen Bedürfnissen sie zu tun haben.

96 Seiten, kart. • € (D) 14,00 • ISBN 978-3-87387-769-6
Auch als E-Book erhältlich.

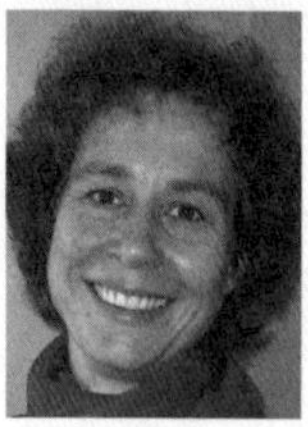

Gerlinde Ruth Fritsch, Dipl. Psych., ist niedergelassene Psychotherapeutin (Hamburg und Dresden). Eines ihrer Anliegen ist, die Ergebnisse der Neurowissenschaften in die Psychotherapie zu integrieren.

Weitere erfolgreiche Titel:

»Raus aus den Lebensfallen!«
ISBN 978-3-95571-404-8

»Mein allerbestes Jahr«
ISBN 978-3-95571-420-8

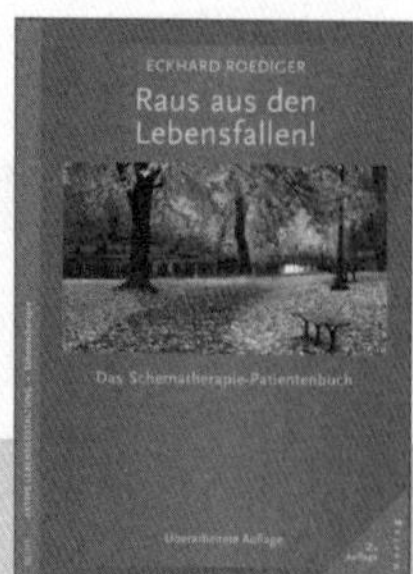

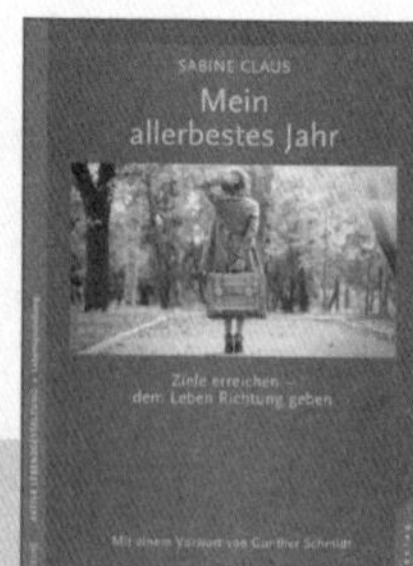

www.junfermann.de

Selbstakzeptanz statt Selbstoptimierung

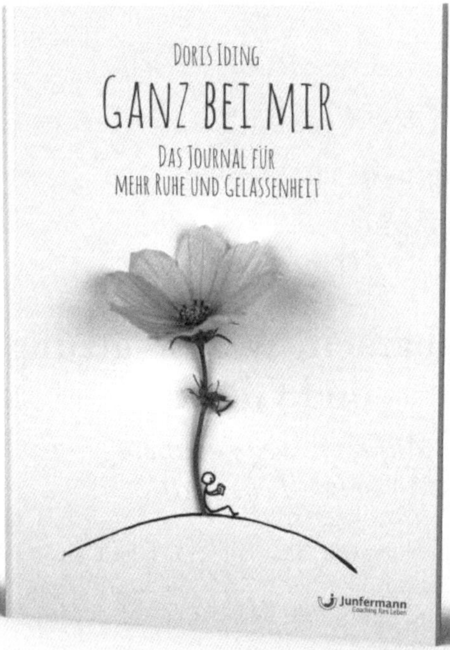

Doris Iding

Ganz bei mir

Das Journal für mehr Ruhe und Gelassenheit

Wäre es nicht schön, wenn wir wieder mehr bei uns selbst und unseren Bedürfnissen ankommen könnten, statt äußeren Idealen hinterherzulaufen? In diesem Journal werden Aspekte wie Selbstmitgefühl, innere Entwicklung, Inspirationen, Dankbarkeit und Achtsamkeit in Form von Impulsen und Übungen vermittelt und regen den Leser dazu an, der eigenen inneren Stimme wieder mehr zu vertrauen.

- Selbstreflexionsübungen unterstützen dabei, den eigenen Weg klarer zu sehen.
- Meditationen beschreiben, wie es möglich wird, den inneren Kompass zu finden.
- Wochen-, Monats- und Jahresreflexionen helfen bei der Umsetzung.
- Es gibt Raum für kleine Inspirationen und große Visionen.
- Erkenntnisse aus der Hirnforschung, dem Buddhismus und der Positiven Psychologie sind integriert.
- Inklusive mp3-Meditationen.

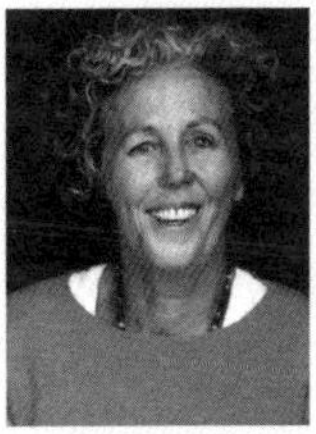

Doris Iding ist Meditations-, MBRS-, Achtsamkeits- und Yogalehrerin. Sie arbeitet als Seminarleiterin und gibt Achtsamkeitsseminare in Firmen und mit Privatpersonen.

ca. 192 Seiten, kart. • ca. € (D) 19,00 • ISBN 978-3-95571-889-3

PRAXIS KOMMUNIKATION

Das Magazin für Profis. Und solche, die es werden wollen.

- Für Coaches, Trainer, Berater und alle, die in der Weiterbildung tätig sind.
- Für Studenten und Auszubildende, die wissen möchten, was in Training und Beratung geschieht.
- Für alle, die aus der Praxis für die Praxis lernen möchten. Veränderungsarbeit pur!

PK gibt's nur im Abo unter www.junfermann.de

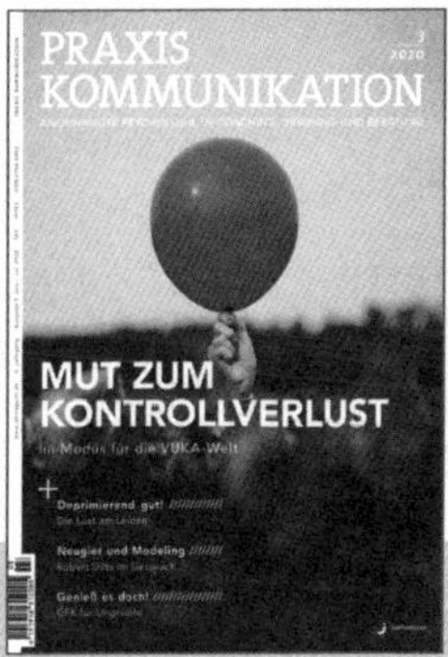

Dankbarkeit als Lebensstil

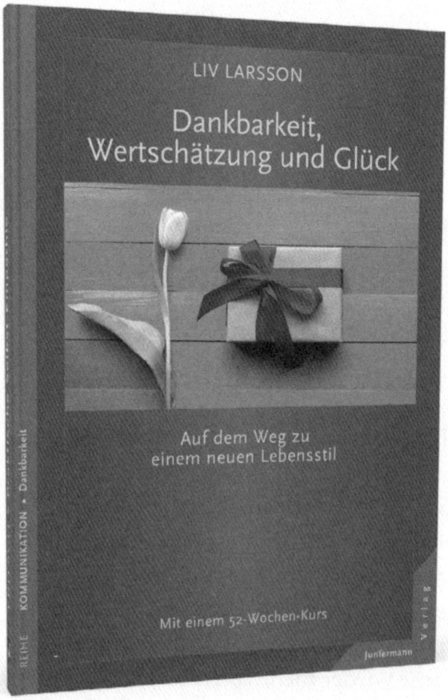

Liv Larsson

Dankbarkeit, Wertschätzung und Glück

Auf dem Weg zu einem neuen Lebensstil

In unverfälschter, von Herzen kommender Dankbarkeit liegt eine ungeheure Kraft. Sie nährt unsere Beziehungen, verdeutlicht uns, was im Leben wichtig ist und worauf wir verzichten können. Allerdings haben die meisten Menschen eine Denkweise verinnerlicht, die dem natürlichen Dankbarkeitsfluss im Weg steht. So denken wir, wir verdienen etwas und es sei nicht mehr als recht und billig, das zu bekommen, was uns zusteht. Durch eine solche Haltung gehen uns die Fähigkeit zur Dankbarkeit und ihr produktives Potenzial immer mehr verloren.

In diesem Buch ist ein 52-wöchiges Übungsprogramm enthalten, das u. a. auf Ansätzen aus der Gewaltfreien Kommunikation und der Positiven Psychologie basiert.

176 Seiten, kart. • € (D) 20,00 • ISBN 978-3-95571-486-4
Auch als E-Book erhältlich.

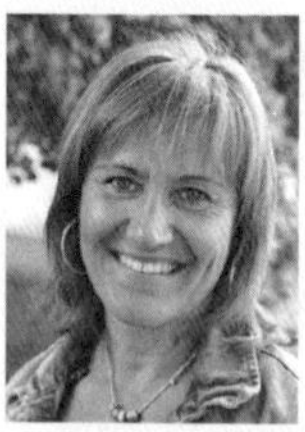

Liv Larsson ist CNVC-zertifizierte GFK-Trainerin. In Schweden sowie in europäischen und asiatischen Ländern gibt sie ihre GFK-Kenntnisse an viele Menschen weiter.

Ausführliche Informationen, E-Books sowie weitere erfolgreiche Titel zum Thema finden Sie auf unserer Website:

www.junfermann.de

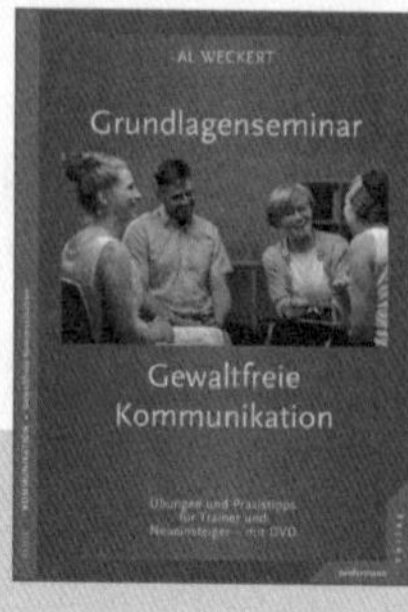

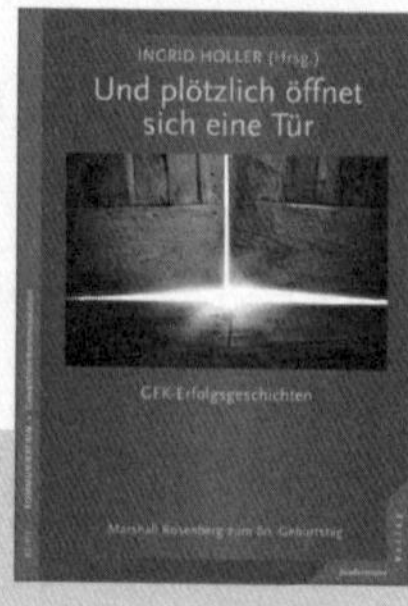

www.junfermann.de

Schematherapie ganz praktisch

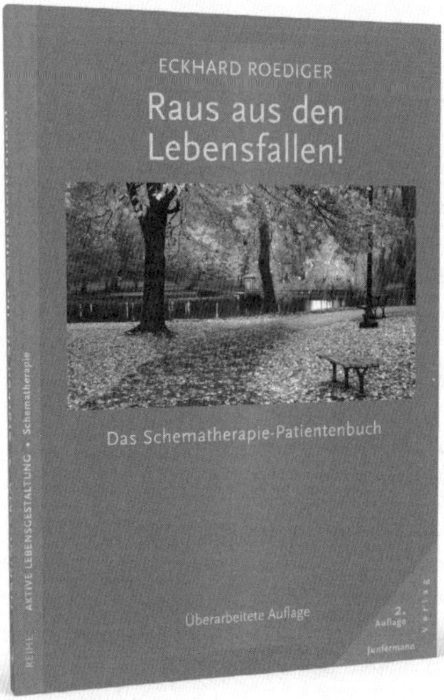

Eckhard Roediger

Raus aus den Lebensfallen!

Das Schematherapie-Patientenbuch

Wenn Sie sich fragen: »Warum passiert mir das immer wieder?!«, dann sitzen Sie vermutlich in einer Lebensfalle. Lebensfallen sind Erlebens- und Verhaltensmuster, die sich seit Kindheit und Jugend in uns einprägen, unser Bild der Welt verzerren und uns unbewusst nach den alten Regeln handeln lassen. Eine Schematherapie macht diese Muster bewusst und löst »alte Knoten« auf, so dass wir eine neue Sicht auf die Dinge bekommen und uns freier verhalten können. Dieses Buch stellt das aktuelle Modell der Schematherapie und den Ablauf leicht verständlich dar.

136 Seiten, kart. • € (D) 15,00 • ISBN 978-3-95571-404-8
Auch als E-Book erhältlich.

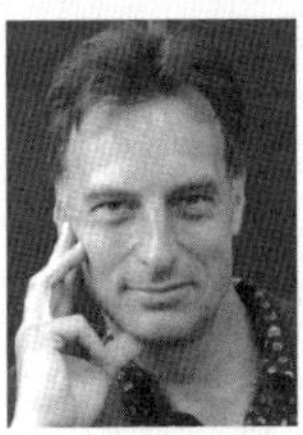

Eckhard Roediger, Dr. med., ist Neurologe, Psychiater und Arzt für psychotherapeutische Medizin und Dozent und Supervisor für Verhaltenstherapie und Schematherapie.

Ausführliche Informationen, E-Books sowie weitere erfolgreiche Titel zum Thema finden Sie auf unserer Website:

www.junfermann.de

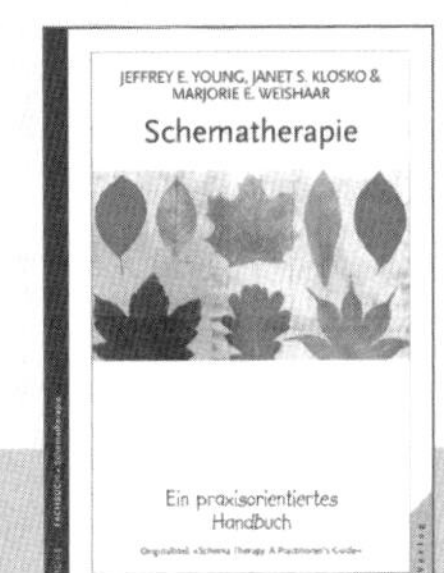

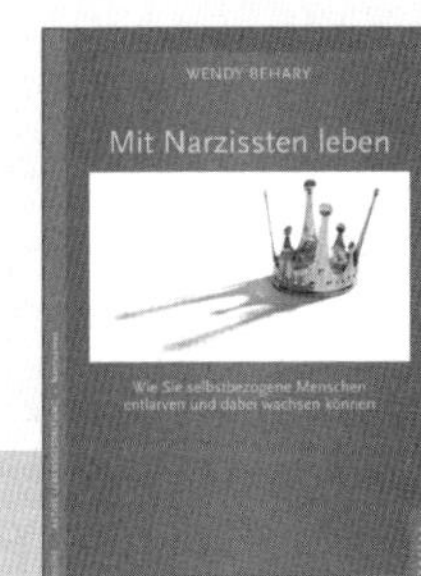

www.junfermann.de

Frei sein von aufdringlichen Gedanken

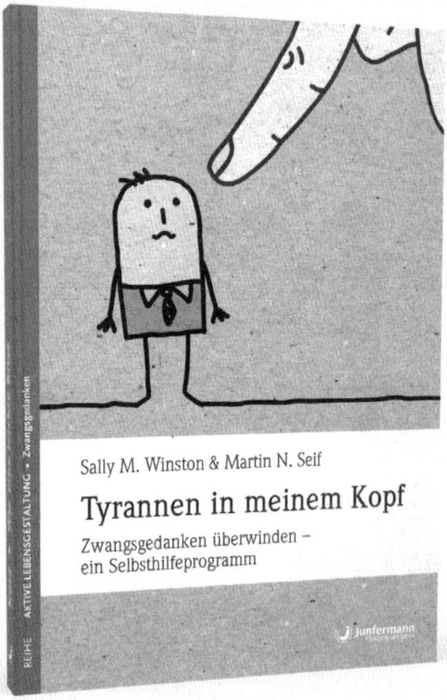

Sally M. Winston & Martin N. Seif

Tyrannen in meinem Kopf

Zwangsgedanken überwinden – ein Selbsthilfeprogramm

Beinahe jeder Mensch denkt unwillkürlich Dinge, die er gar nicht denken will. Doch einigen Menschen gehen diese Gedanken nicht wieder aus dem Kopf. An der Bahnsteigkante kommt ihnen in den Sinn: „Und wenn ich jetzt springe?" Sie springen nicht, grübeln aber fortan darüber nach, ob sie selbstmordgefährdet sind.

Unwillkürliche Gedanken sind keine bewussten Entscheidungen und ihr Inhalt lässt keine Rückschlüsse auf den Charakter eines Menschen zu. Die Autoren entlarven viele Annahmen über zwanghafte Gedanken und stellen in diesem Selbsthilfeprogramm wirkungsvolle Techniken vor, sie zu überwinden.

176 Seiten, kart. • € (D) 20,00 • ISBN 978-3-95571-720-9
Auch als E-Book erhältlich.

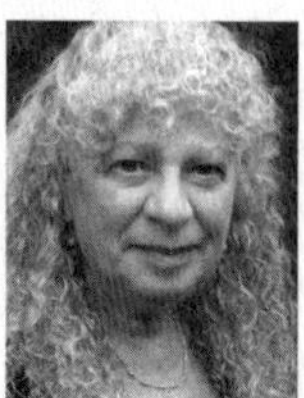

Sally M. Winston ist Gründerin des Anxiety and Stress Disorders Institute of Maryland mit langjähriger Erfahrung in der Weiterbildung von Therapeuten.

Martin N. Seif ist stellvertretender Direktor des Anxiety and Phobia Treatment Center in New York und arbeitet in eigener Praxis.

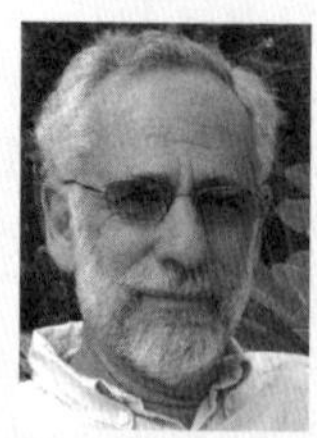

Weitere erfolgreiche Titel:

You are here
ISBN 978-3-95571-719-3

Gedanken verändern Gefühle
ISBN 978-3-95571-614-1

Emotionale Erste Hilfe
ISBN 978-3-95571-485-7

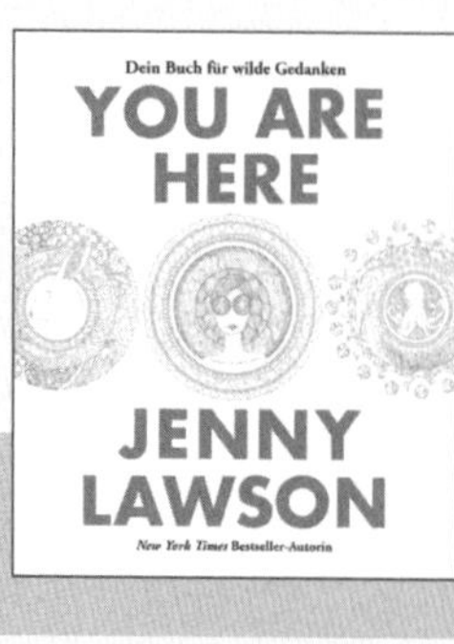

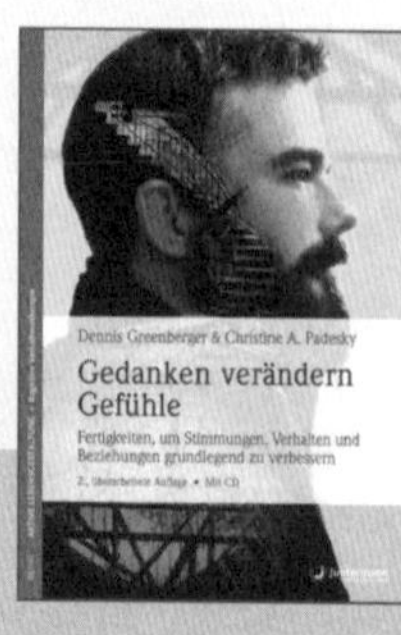

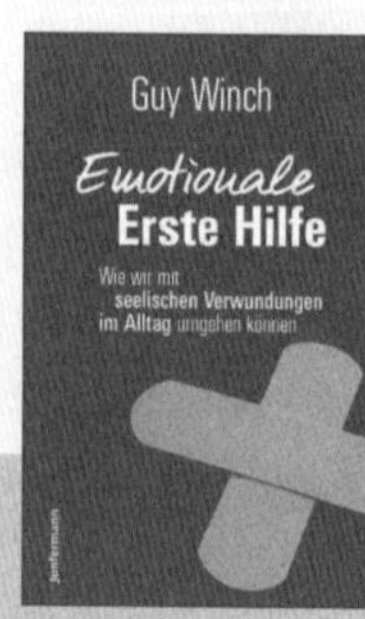

www.junfermann.de